Braun

Schilddrüse im Gleichgewicht

Thieme
QUALITÄTS-
GARANTIE

Liebe Leserin, lieber Leser,

wenn es um die eigene Gesundheit geht, darf man nichts dem Zufall überlassen. »Für eine bessere Medizin und mehr Gesundheit im Leben«: So lautet das Qualitätsversprechen der Marke Thieme. Ärztlich Tätige, Pflegekräfte, Physiotherapeuten oder Hebammen – sie alle verlassen sich darauf, dass sie von Thieme, dem führenden Anbieter von medizinischen Fachinformationen und Services, die entscheidenden Informationen zur richtigen Zeit am richtigen Ort bekommen. So können sie die Menschen, die sich ihnen anvertrauen, bestmöglich unterstützen. Auch Sie können sich auf die TRIAS Ratgeber mit dem Thieme Qualitätssiegel verlassen! Diese Informationsangebote helfen Ihnen dabei, die richtigen Entscheidungen zu treffen, wenn es um Ihre Gesundheit geht, selbst daran mitzuwirken, gesund zu werden, sich gesund zu erhalten oder das Fortschreiten einer Erkrankung zu vermeiden. Mit einem TRIAS Titel aus dem Hause Thieme überlassen Sie Ihre Gesundheit nicht dem Zufall!

Ihr TRIAS Team

Dr. med. Wolfgang Braun

Schilddrüse im Gleichgewicht

Hashimoto, Schilddrüsenunterfunktion & Co.: Hormonchaos, Stimmungsschwankungen, Übergewicht und Zyklusstörungen in den Griff bekommen

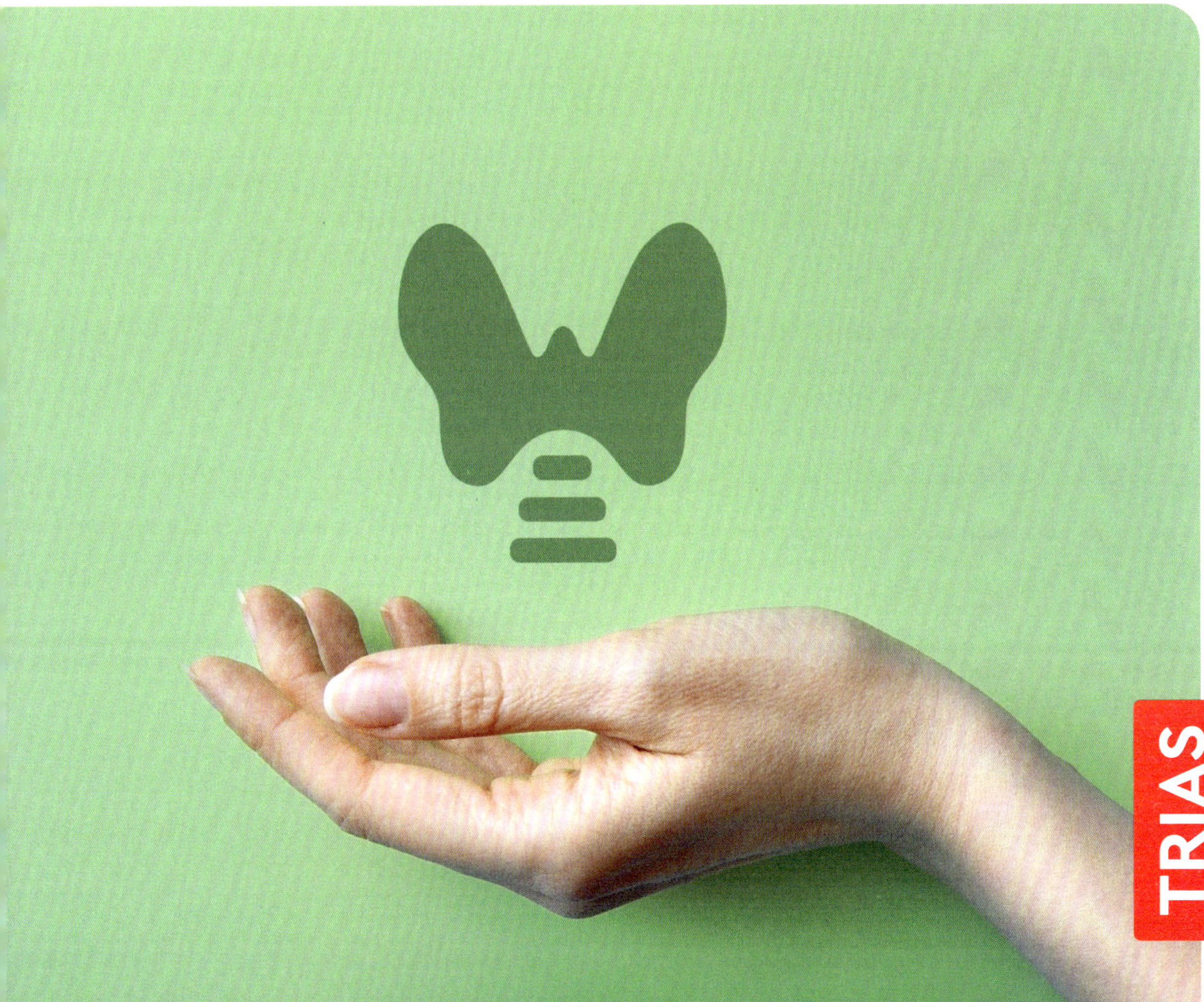

TRIAS

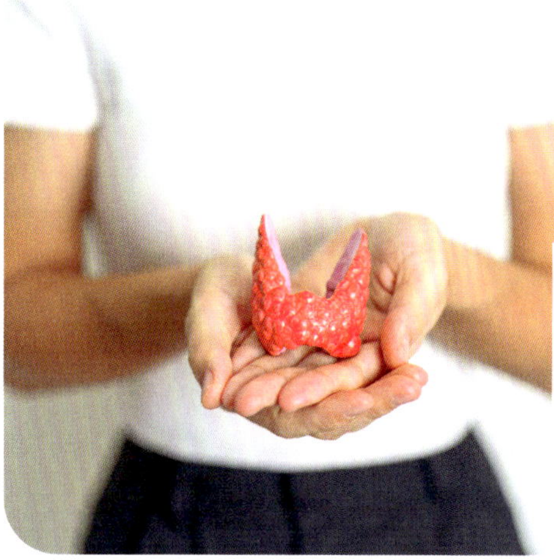

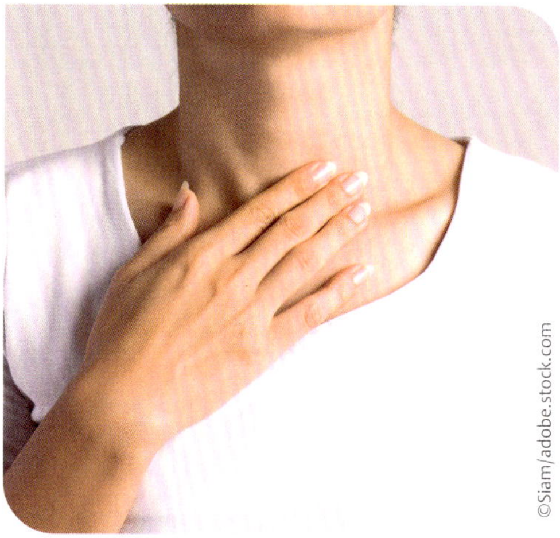

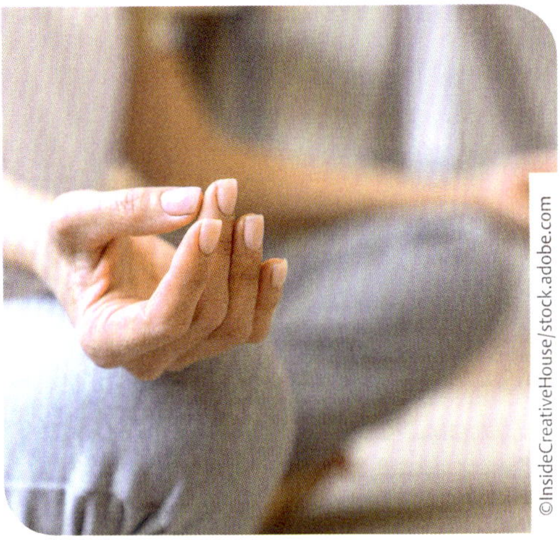

Exkurse

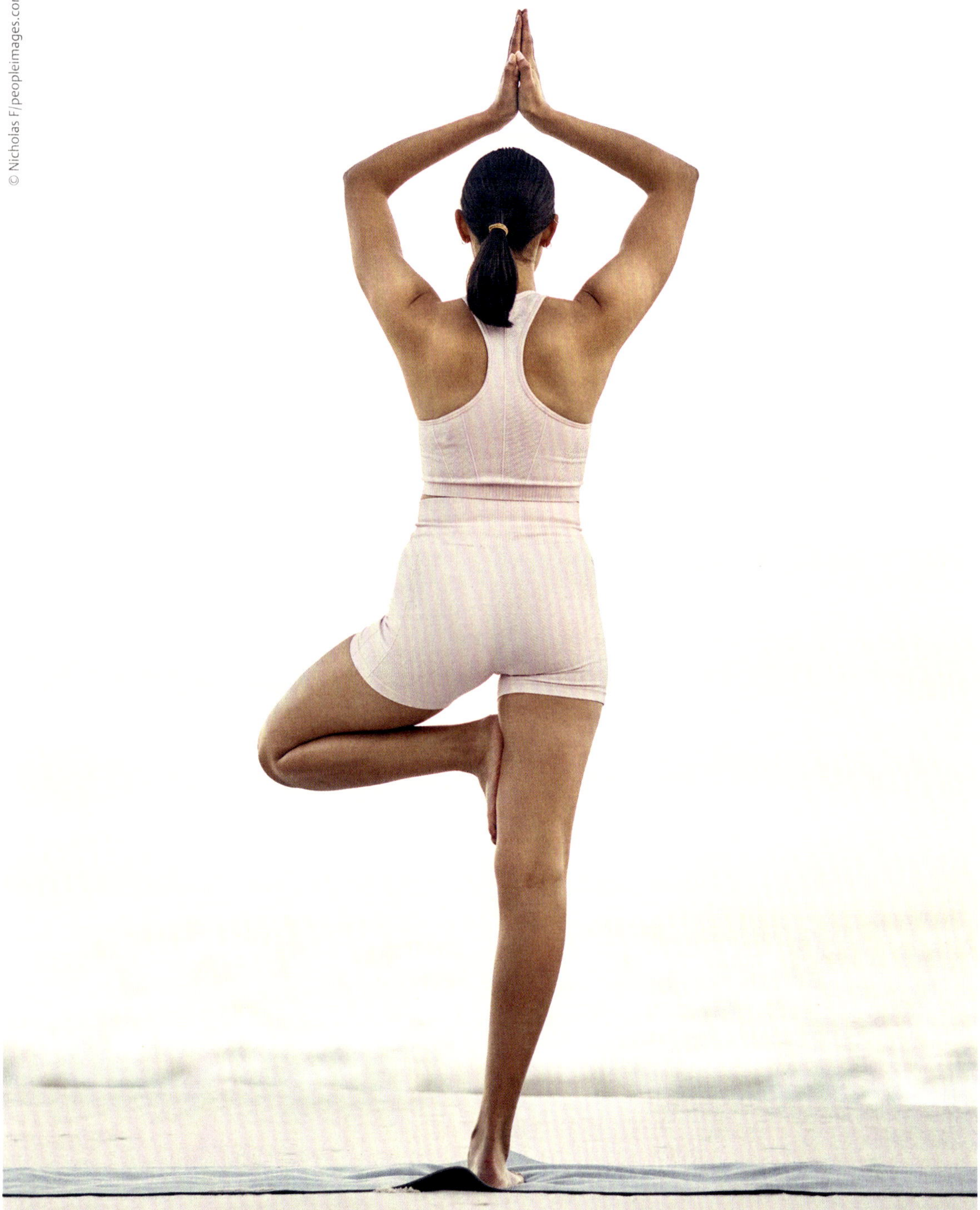

Liebe Leserin, lieber Leser,

es freut mich, dass dieses Buch Ihr Interesse gefunden hat. Vermutlich haben Sie ein Schilddrüsenproblem und wollen besser verstehen, was ein paar Tropfen Schilddrüsenhormon in Ihrem Körper bewirken. Und Sie möchten sicher wissen, was Sie selbst dafür tun können, dass Ihre Schilddrüse für Sie arbeitet und nicht gegen Sie. In diesem Buch werde ich Ihnen all dies auf verständliche Weise vermitteln.

Es wird vielfach beklagt, dass durch die immer weitere Auffächerung in Spezialdisziplinen, besonders auch in der Medizin, bisweilen der Blick für die Zusammenhänge verloren geht. Als Facharzt für Nuklearmedizin bin ich darin geschult, den ganzen Körper zu betrachten. Zudem war ich vor meiner Spezialisierung auf die Erkrankungen der Schilddrüse einige Zeit in der Allgemeinmedizin tätig. Dort habe ich frühzeitig gelernt, kranke Menschen nicht nur klassisch-naturwissenschaftlich als biologische Wesen aufzufassen, sondern habe auch ein Verständnis für ihr seelisches Erleben und ihre individuellen Reaktionsweisen entwickelt.

Diese ganzheitliche Sichtweise ist der Leitgedanke dieses Buches. Daher behandle ich nicht nur das komplexe Geschehen in der Schilddrüse, sondern gehe auch auf die verschiedenen Hormondrüsen – Schilddrüse, Nebennieren, Eierstöcke – und die Hormonschaltzentralen Hypothalamus und Hypophyse ein. Darüber hinaus beschreibe ich die Zusammenhänge zwischen Darm, Zentralnervensystem und den klassischen Hormondrüsen und befasse mich mit den Neurotransmittern, die unser Wohlbefinden, unsere Stimmungen und letztlich unser Verhalten entscheidend beeinflussen.

Ernährung, Bewegung und der Umgang mit Stress sind zentrale Faktoren im biochemischen System. Ein stabiles inneres Milieu hält Körper, Geist und Seele im Gleichgewicht. Ist ein Leben ohne Schilddrüse möglich? Ja, aber nur auf Sparflamme. Für ein unbeschwertes Leben ist eine gesunde, gut ausbalancierte Schilddrüse unerlässlich.

Dr. Wolfgang Braun

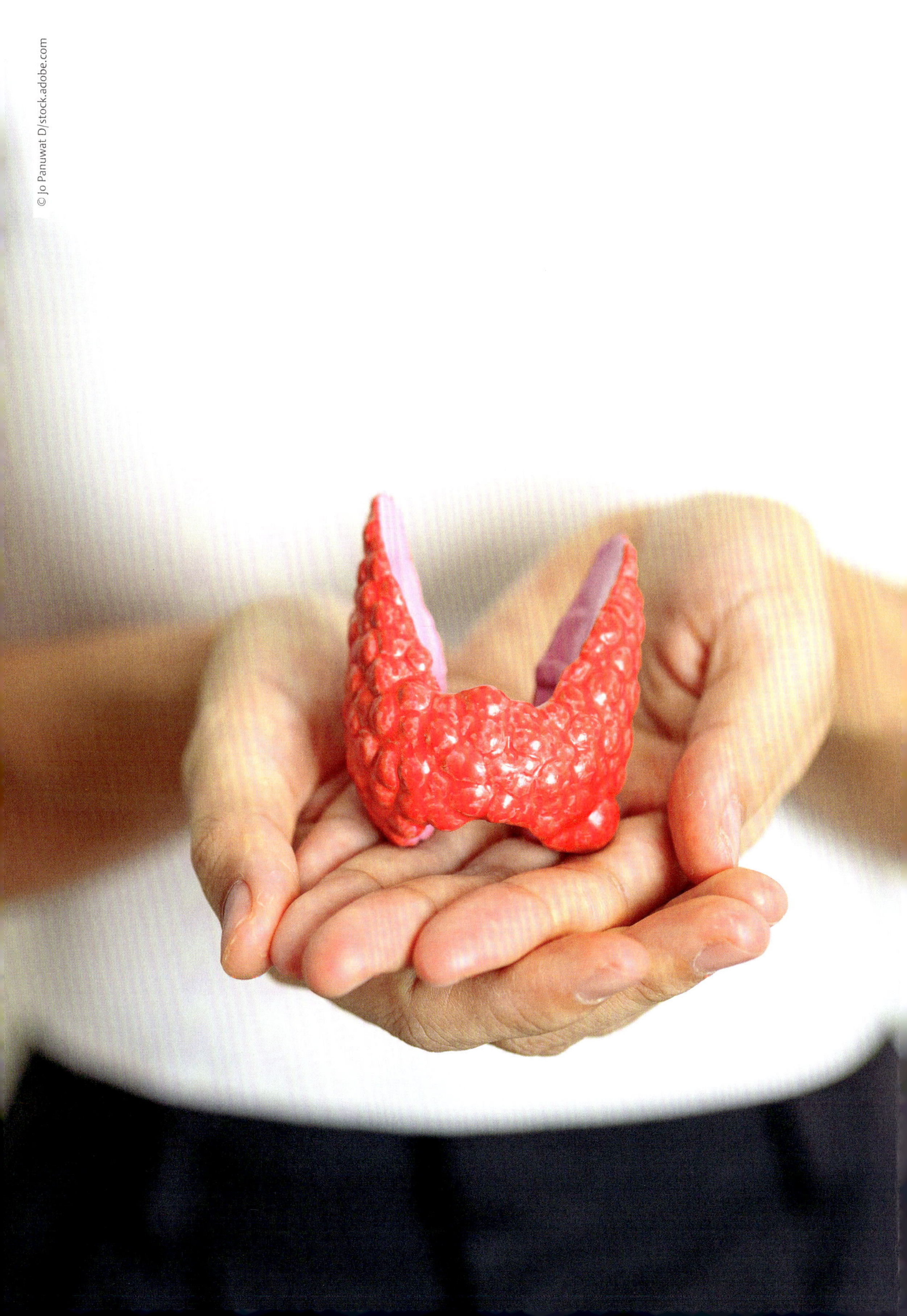

Schilddrüse – kleines Organ, große Wirkung

Die Schilddrüse ist zwar nur ein kleines Organ, aber die größte Hormondrüse des Körpers und von großer Bedeutung für unsere Gesundheit und unser Wohlbefinden.

Wie die Schilddrüse funktioniert

Als Energiezentrale unseres gesamten Körpers steuert die Schilddrüse unseren kompletten Stoffwechsel und beeinflusst zahlreiche Körperfunktionen.

»Hab ich Schilddrüse?« Diese Frage analog zu »Ich habe Rücken« habe ich während meiner Praxisjahre oft gehört. Klar, die Antwort ist ein eindeutiges Ja! Nur eines von 30 000 Neugeborenen wird tatsächlich ohne Schilddrüse geboren, wir nennen diesen Zustand Athyreose. Diese führt zu einer schweren Unterfunktion der Schilddrüse, einer Hypothyreose, das Neugeborene kann sich geistig und körperlich nicht richtig entwickeln, bleibt im Wachstum zurück.

Denn die Schilddrüse ist eine überaus wichtige Hormondrüse, die zahlreiche Vorgänge im Körper steuert, allem voran den Stoffwechsel. Wenn sie gut funktioniert, sorgt sie dafür, dass wir immer genau die Energie zur Verfügung haben, die wir benötigen, um morgens nach dem Aufstehen gleich in die Gänge zu kommen und voller Energie und Tatkraft aus dem Bett zu springen; arbeitet sie zu träge, sind wir schon am frühen Nachmittag müde und lustlos und können nur noch mühsam die Aufgaben des Tages bewältigen.

Funktioniert die Schilddrüse nicht so, wie sie soll, hat dies verschiedene Beschwerden und Erkrankungen zur Folge. Produziert die Schilddrüse bei einer Überfunktion zu viele Hormone, kann sich dies unter anderem in Nervosität, Reizbarkeit, Schlafstörungen, Gewichtsverlust oder Durchfall äußern. Eine Unterfunktion der Schilddrüse, wenn sie also zu wenig Hormone bildet, kann Symptome wie Müdigkeit, Schwäche, Gewichtszunahme, Konzentrationsstörungen bis hin zu Depressionen verursachen.

Der Schmetterling im Hals

Die Schilddrüse befindet sich in der Mitte des Halses unterhalb des Kehlkopfs. Sie besteht aus zwei Schilddrüsenlappen, die sich rechts und links von der Luftröhre befinden, und einem Verbindungsstück, dem Isthmus. Ihre Form erinnert an einen Schmetterling, manchmal ist sie auch hufeisenförmig. Medizinisch wird sie als Glandula thyreoidea oder kurz Thyreoidea bezeichnet.

Die Schilddrüsenzellen, die Thyreozyten, haben sich zu kleinen Kügelchen oder auch Bläschen zusammengeschlossen, den Schilddrüsenfollikeln. So können sie mehr leisten und sind besser vor Einflüssen aus der Umgebung geschützt. In den Follikeln ist das Schilddrüsenhormon in Form des Eiweißstoffes Kolloid gespeichert. Das Kolloid ist zähflüssig wie Honig.

Die Thyreozyten sind zuständig für die Produktion der Schilddrüsenhormone. Dazu benötigen sie Jod und die Aminosäure Tyrosin.

So gelangt das Jod zur Schilddrüse

Stellen sie sich vor, Sie essen ein leckeres Fischbrötchen. Sie beißen genüsslich ab, kauen gründlich und schlucken das Stück Brötchen und Fisch hinunter. Über die Speiseröhre gelangt es in den Magen und wandert weiter in den Dünndarm. Dort wird das darin enthaltene Jod über die Schleimhaut aufgenommen und gelangt in die Blutbahn. Es wandert über die Venen des Darms und die untere Hohlvene zum Herzen und wird über die Schlagadern weitertransportiert zur Schilddrüse, wo die Schilddrüsenzellen schon bereitstehen, um die kostbare Fracht in Empfang zu nehmen und die Ladung zu löschen.

Das ist jedoch nicht so einfach, denn dazu muss das Jod aus dem Blutstrom entfernt und über die äußere Wand der Schilddrüsenzelle in das Zellinnere geschleust werden. Das ähnelt dem Vorgang an einem

Die Anatomie der Schilddrüse

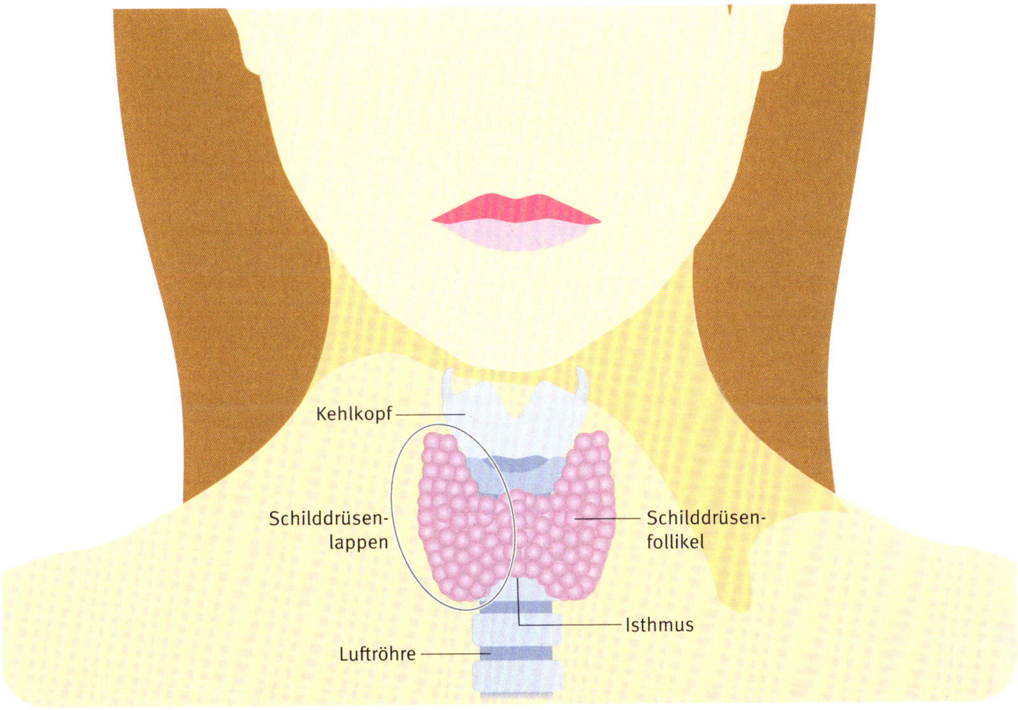

Kanal mit seinem Schleusensystem, wo, z. B. im Panamakanal, die Schiffe, die ihn benutzen, um etwa dreißig Meter angehoben werden müssen. Das kostet natürlich einiges an Energie.

Natrium-Iodid-Symporter – ein Schleppkahn

Die Leistung, welche die Schilddrüsenzelle vollbringt, um Jod sozusagen bergauf zu transportieren, ist größenordnungsmäßig damit zu vergleichen: Jod wird, in der Fachsprache ausgedrückt, gegen ein Konzentrationsgefälle von etwa 1:30 aus dem Blut ins Zellinnere geschafft. Im Klartext: Der Jodgehalt der Schilddrüse ist 30-mal so hoch wie der Jodgehalt des Blutes.

Schilddrüsenfollikel

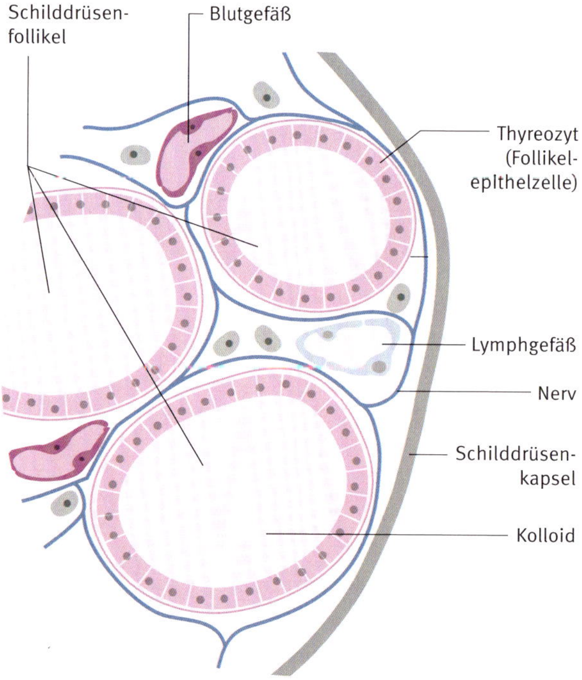

Dafür steht ein Schleppkahn bereit, der sein Frachtgut, das Jodid, durch die Schleuse transportiert: der Natrium-Iodid-Symporter. Dieser fungiert als Transportprotein und befördert jeweils ein Jodid-Ion zusammen mit zwei Natrium-Ionen. Ionen sind geladene Teilchen, die entweder positiv oder negativ geladen sind. Das Jodid-Ion ist negativ geladen, das Natrium-Ion positiv. Die beiden ergänzen sich ganz gut.

Eine weitere Kleinigkeit: Jodid wird oxidiert durch das Enzym TPO, die thyreoidale Peroxidase. Für einen kurzen Moment entsteht dabei Wasserstoffsuperoxid, ein hochtoxisches Zellgift, das sofort, fast noch im Augenblick des Entstehens, unschädlich gemacht wird. Dabei ist Selen, eingebaut in das Enzym Glutathionperoxidase, im Spiel. Auf Selen und seine Bedeutung für die Schilddrüse wird in einem späteren Kapitel (Seite 150) genauer eingegangen.

Pendrin – das Schnellboot

Jodid ist also glücklich im Inneren der Schilddrüsenzelle, des Thyreozyten, angelangt. Dort kann es sich allerdings nicht gemütlich niederlassen: Es wird sofort von Pendrin, einem weiteren speziellen Transportprotein, durch die Auskleidung der Thyreozyten in das Innere des Schilddrüsenfollikels, das sogenannte Lumen, befördert. Jodid hat somit zwei Hürden oder, um im Bilde zu bleiben, zwei Schleusen zu überwinden.

Die Produktion der Hormone

Das Jod ist zur Stelle. Damit die Schilddrüse ihre Hormone produzieren kann, braucht sie noch einen zweiten Baustein: die Ami-

So entwickelt sich die Schilddrüse im Embryo

Die Schilddrüse beginnt sich bereits in der vierten Schwangerschaftswoche zu entwickeln. Gegen Ende des ersten Schwangerschaftsmonats ist sie in der Lage, einen wichtigen Eiweißstoff, das Thyreoglobulin, zu produzieren.
Mit der Produktion von Schilddrüsenhormonen hat es der Embryo dagegen nicht so eilig. Erst am Ende der ersten 3 Schwangerschaftsmonate, wenn die Organentwicklung abgeschlossen ist, ist auch die fetale Schilddrüse bereit, ihrer Hauptaufgabe nachzukommen: der Synthese von Schilddrüsenhormonen. Bis dahin hat die Mutter über die Plazenta das kleine Wesen mit Schilddrüsenhormonen versorgt.
Nach 3 Monaten der Embryonalentwicklung ist das Wichtigste geschafft, was die Schilddrüse betrifft. Die restlichen 6 Monate steht der Embryo auf eigenen Beinen – natürlich nur im übertragenen Sinne. Wir verlassen uns als Beobachter darauf, dass die zukünftigen Mamas sorgsam auf ihre Schilddrüsengesundheit achten. Was Sie als Leserin, falls Sie betroffen sind, dafür tun können, erfahren Sie später (Seite 114).

nosäure Tyrosin. Davon ist im Allgemeinen ausreichend im Körper vorhanden.

Der Startschuss kommt von oben

Alle Baumaterialien stehen bereit, nun kann's losgehen. Dazu bedarf es eines Impulses von der Hypophyse, der Hirnanhangsdrüse, die hinter der Nasenwurzel und den Augen gut geschützt in der Schädelbasis sitzt. Der Hypophyse übergeordnet ist der Hypothalamus, ein Abschnitt des Zwischenhirns, der unter anderem mit dem limbischen System in Verbindung steht.

Wenn die Konzentration der Schilddrüsenhormone in den Geweben abgesunken ist, schüttet die Hypophyse das Thyreoidea-stimulierende Hormon (TSH) aus. Es gelangt über das Blut an die Oberfläche der Schilddrüsenzellen, wo es an einen Rezeptor, den TSH-Rezeptor, andockt. Dadurch wird der Aufbau der Schilddrüsenhormone angeregt: aus 3–4 Jodatomen und Tyrosin. Die Schilddrüsenhormone werden im Follikel am Thyreoglobulin zusammengebaut und gespeichert.

Lego mit Molekülen

Neues Schilddrüsenhormon wird gebildet aus den Vorstufen Monoiodtyrosin, das ein Jodatom enthält, und Diiodtyrosin, welches zwei Jodatome enthält. Es ist ein bisschen wie beim Legospiel, wo aus den Legobausteinen manchmal erstaunliche Bauwerke entstehen. Aus zwei Molekülen Diiodtyrosin wird ein Molekül Tetraiodthyronin, besser bekannt unter dem Namen L-Thyroxin (T4). Zwei Moleküle Diiodtyrosin und ein Molekül Monoiodtyrosin ergeben ein Molekül Trijodthyronin (T3).

Erstaunlicherweise findet gleichzeitig auch ein teilweiser Abbau der bereits fertiggestellten Schilddrüsenhormone statt. So wie Kinder beim Legospiel alte Bauten wieder auseinandernehmen und die Steine für

Jod vs. Jodid

Das Element Jod wird als Jodid bezeichnet, wenn es sich in Form von Jodwasserstoff z. B. mit Natrium oder Kalium zu einem Salz verbunden hat. Die Reaktion zwischen Natronlauge und der Säure Jodwasserstoff ergibt demzufolge das Salz Natriumjodid.

Neues verwenden, wird auch beim Zerlegen der bereits fertigen Schilddrüsenhormone Jod frei, das dem Aufbau neuer Schilddrüsenhormone dient. Die Rückgewinnung und Wiederverwertung von Jod gelingt jedoch nicht zu 100 %, ein geringer Anteil geht dabei verloren. Dies wird als Jod-Leck bezeichnet.

Wenn durch erhöhte Stoffwechselanforderungen, z. B. beim Sport oder sonstiger körperlicher Aktivität, vermehrt Schilddrüsenhormon verbraucht wird, und die Messfühler in der Hypophyse und dem Hypothalamus die absinkende Schilddrüsenhormonkonzentration registrieren, wird aus dem Thyreoglobulin, der Speicherform der Schilddrüsenhormone, L-Thyroxin (T4) und T3 freigesetzt. Auf diese Weise entsteht wieder ein Gleichgewicht – eine Schilddrüsenbalance – und dem ansonsten drohenden Hormonchaos wird vorgebeugt. Diesen erwünschten Zustand nennen wir Homöostase.

Von Zelle zu Zelle

Schauen wir uns nun etwas genauer an, was in den Zellen unseres Körpers passiert.

Bei den Lebewesen gibt es Einzeller und Mehrzeller. Bei Einzellern muss eine Zelle alles übernehmen, was für die Lebensvorgänge wichtig ist. Bei Mehrzellern sind die einzelnen Zellen spezialisiert und arbeiten zusammen. Um die Abläufe innerhalb einer Zelle, aber auch von einer Zelle zur anderen, abzustimmen, wurden schon ganz früh in der Evolution Mechanismen für die Übertragung von Signalen entwickelt, die sich bis heute erhalten haben.

Um Signale weiterzuleiten, gibt es zum einen den elektrischen Übertragungsweg, wie er klassisch im Nervensystem vorherrscht, zum anderen chemische Botenstoffe, die wir noch näher unterteilen können. Für uns zu-

Thyreoglobulin (Tg)

Thyreoglobulin, abgekürzt Tg, ist die Speicherform der Schilddrüsenhormone. Dieses Eiweiß wird in der Schilddrüse gebildet, es bindet die Schilddrüsenhormone L-Thyroxin (T4) und T3 und speichert sie auf diese Weise. Im Bedarfsfall spalten sich die Hormone wieder vom Thyreoglobulin ab und können dann ins Blut abgegeben werden und in den Organen ihre Aufgaben erfüllen.

Die Schilddrüse ist die einzige Hormondrüse, die ihre Produkte, die Schilddrüsenhormone, in größeren Mengen speichert, für Notzeiten sozusagen. Die Vorräte der Schilddrüse an Hormonen würden, selbst wenn die Produktion zum Stocken käme, mehrere Monate reichen. Beruhigend zu wissen ...

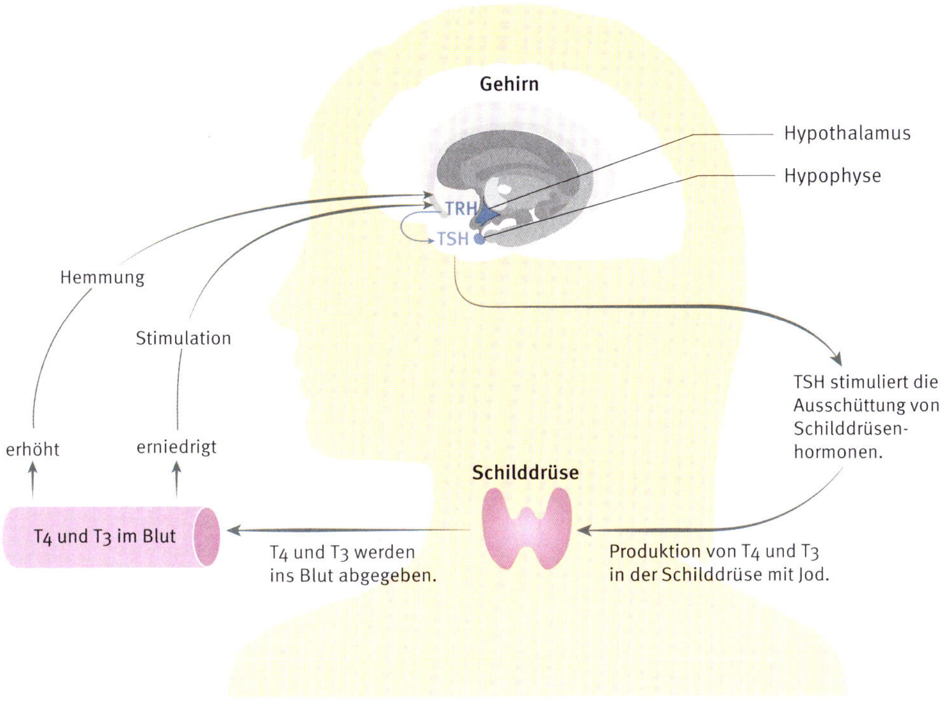

Der Schilddrüsenregelkreis

nächst wichtig sind die Hormone. Das Hormonsystem ist im Zuge der evolutionären Entwicklungen vom Einzeller zum Mehrzeller entstanden. Hormone werden ins Blut abgegeben und können überall dorthin im Körper gelangen, wo sie gerade gebraucht werden. Damit sie ihre Wirkung entfalten, sind nur kleinste Mengen nötig.

Hormone üben nach der klassischen Definition ihre Wirkung an Zielorganen bzw. Zielgeweben aus. Die Wissenschaft hat aber festgestellt, dass Hormone auch direkt dort, wo sie gebildet werden, zum Einsatz kommen können. Wo auch immer sie wirken: Die chemische Information, die ein Hormon vermittelt, ist wie ein Signal, mit dem Weichen gestellt werden, die bestimmte Stoffwechselprozesse in Gang bringen. Erst wenn die Weichen richtig gestellt sind, setzt sich der Zug in Bewegung.

Kommunikation ist alles

Diese Signale müssen jedoch auch irgendwo empfangen und weitergeleitet werden. Dafür gibt es die sogenannten Rezeptoren (von lat. »recípere« = empfangen), eine Art Empfangsknöpfe, die z. B. an der Zelloberfläche sitzen. Die Zellen im menschlichen Körper kommunizieren ständig miteinander, im Prinzip kann jede Zelle jeder anderen Zelle Informationen übermitteln, also Signale senden. Die Abfolge der Signale, die in Form von sogenannten Signalsequenzen, auch Signalkaskaden genannt, durch den Körper wandern, ist heute gut erforscht. Der gezielte Eingriff an bestimmten Stellen der Signalkaskaden wird seit einiger Zeit mit Erfolg in der Tumortherapie eingesetzt.

Mein Tipp

T3 – Trijodthyronin – ist das eigentlich wirksame Schilddrüsenhormon. Das lohnt es sich zu merken.

Der Weg des Signals in die Zelle
Damit die Informationen bzw. Signale genau dort ankommen, wo sie sollen, müssen sie verschiedene Barrieren überwinden. Die erste Barriere für einen Stoff, der im Blut unterwegs ist, besteht in der Zellmembran. Da gibt es eine konsequente Kontrolle, es wird genau geschaut, wer reindarf und wer nicht. Die Rezeptoren fungieren hier also wie eine Art Türsteher.

Es gibt Rezeptoren, die an der Zelloberfläche sitzen. Dazu gehört der Rezeptor für TSH, das stimulierende Hormon aus der Hypophyse, welches die Schilddrüsenzellen veranlasst, ihre Hormone zu bilden. Andere Rezeptoren besitzen einen Anteil außerhalb der Zellmembran (extrazellulär), einen Anteil in der Zellmembran (transmembranär) und einen innerhalb der Zelle (intrazellulär). Diese Rezeptoren spielen eine Schlüsselrolle bei der Weiterleitung der hormonellen Informationen.

Was sind Hormone?

Hormone sind chemische Botenstoffe, die von endokrinen Drüsen oder anderen Geweben in lebenden Organismen produziert werden. Sie werden ins Blut abgegeben und wirken in kleinsten Mengen.

Von der Zellmembran zum Zellkern
Wie alle Zellen bestehen auch die Schilddrüsenzellen aus Zellmembran, Zytoplasma und Zellkern. Das Zellinnere ist nochmals unterteilt in kleinere Einheiten, die sogenannten Zellorganellen. Die Schilddrüse verdankt ihre Leistungsfähigkeit unter anderem der Tatsache, dass sich mehrere Zellen zu größeren Funktionseinheiten zusammengeschlossen haben, den Schilddrüsenfollikeln.

Die äußere Umhüllung der Zelle, die Zellmembran, hat verschiedene Aufgaben: Sie schützt das Zellinnere davor, dass unerwünschte Stoffe hineingelangen, sie sorgt aber auch dafür, dass wichtige Stoffe in die Zelle gelangen, damit sie dort verwertet werden können. Schließlich ist sie zuständig für den Stoffaustausch von innen nach außen. Dafür gibt es spezielle Mechanismen.

Zur Regulierung des »Grenzverkehrs« zwischen äußerer Umgebung und Zellinnerem gibt es hochkompliziert aufgebaute dreidimensionale Gebilde, die Membranrezeptoren. Das Raffinierte daran ist, dass diese in der Regel aus einem Anteil außerhalb der Zelle, einem Anteil innerhalb der Zellmembran und einem intrazellulären Anteil bestehen. Diese Rezeptoren wirken also wie eine Schleuse, die Transportvorgänge in die Zelle hinein, aber auch aus ihr heraus steuern und regulieren.

Die Aufgabe der Schilddrüse

Die Aufgabe der Schilddrüse ist es, Schilddrüsenhormone zu produzieren. Doch damit ist es nicht getan. Die Hormone werden wie beschrieben zu den verschiedenen Zellen im Körper geschickt. Zu ihrem »Arbeitsplatz«, dem Zellkern.

Die Schilddrüsenhormone T3 und T4 werden durch spezifische Transporter in die Zielzellen aufgenommen. T4 wird im Zytoplasma durch ein Enzym, das Jod abspaltet, in T3 umgewandelt. T3, das wirksame Schilddrüsenhormon, wird zum Zellkern geschafft und an Rezeptoren am Kern gebunden. Es gibt mehrere Kernrezeptoren für T3. Diese sind in den einzelnen Organen unterschiedlich verteilt.

Nahezu sämtliche Organe haben Rezeptoren für Schilddrüsenhormon. Im Zellkern ist die genetische Information in der DNS abgelegt, zusammengefasst zu Genen, die die Grundlage bilden für die Produktion spezieller Proteine, häufig in Form von Enzymen, Biokatalysatoren, die biochemische Prozesse im Körper in Gang bringen. Wenn die aktuelle Stoffwechselsituation es erfordert, werden die entsprechenden Gene exprimiert, also aktiviert. Ähnlich wie Apps, die wir auf unserem Smartphone installieren oder deinstallieren und bei Bedarf nutzen oder eben nicht.

Schlüssel zur Energiegewinnung

Die Schilddrüsenhormone T3 und T4 werden an Rezeptoren des Zellkerns gebunden. Dort lösen sie eine Reaktionskette zur Energiegewinnung aus und helfen mit, eine Fülle von biochemischen Reaktionen in Gang zu bringen.

Um die Sache komplizierter zu machen: Es gibt auch Wirkungen der Schilddrüsenhormone, die nicht über die Gene laufen. Jedenfalls ist einiges los in der Zelle und es herrscht ein reger Verkehr zwischen den einzelnen Zellorganellen. Wir können diese mit den Zimmern in einer Wohnung vergleichen, die vom Badezimmer über das Wohnzimmer, die Küche und die Schlafräume unterschiedliche Funktionen haben.

Wie Schilddrüse und Gesundheit zusammenspielen

Die Schilddrüse produziert spezifische Hormone und stellt sie dem Körper zur Verfügung. Auf diese Weise regelt sie zahlreiche wichtige körperliche Funktionen.

Die Schilddrüsenhormone sind wichtig für den Energiestoffwechsel, für den Wärmehaushalt, bei Heranwachsenden für Wachstum und eine normale Entwicklung des Individuums sowohl in körperlicher als auch geistig-seelischer Hinsicht.

Basis: die Schilddrüsenbalance

Die Aufgabe schlechthin für unsere Schilddrüse ist die Aufrechterhaltung einer stabilen Stoffwechselsituation, der Homöostase. Unser inneres Milieu soll möglichst im Gleichgewicht bleiben und uns helfen, diese Balance zu halten, innen wie außen.

Unterstützt wird die Schilddrüse von Hypophyse und Hypothalamus. Wie oben beschrieben (Seite 13), fungiert diese Hormonsteuerzentrale als Kapitän auf der Kommandobrücke und greift rechtzeitig ein, wenn das Hormongeschehen aus dem Ruder läuft. Über verschiedene miteinander verbundene Regelkreise wird eine Kurskorrektur vorgenommen, bis die Balance wiederhergestellt ist, sodass das Chaos sich nicht weiter ausbreiten kann.

Energiezentrale und Wärmeausgleich

Bei den zahlreichen Stoffwechselprozessen, die von der Schilddrüse in Gang gebracht werden, entsteht Wärme. Die brauchen wir auch, nicht nur, wenn es draußen ungemütlich kalt ist. Sinnigerweise regen Schilddrüsenhormone auch die Schweißdrüsen zu vermehrter Produktion an. Die Schweißdrüsen geben ihre Produkte nach außen ab, sie zählen zu den exokrinen Drüsen, während die Hormondrüsen, die endokrinen Drüsen, ihre Sekrete in das Innere des Körpers ausschütten. Schwitzen ist übrigens eines der Leitsymptome einer Schilddrüsenüberfunktion, einer Hyperthyreose.

Auf diese Weise sorgt unsere Schilddrüse dafür, dass wir immer genügend Energie zur Verfügung haben und unsere Körpertemperatur konstant bleibt. Ihr verdanken wir es auch, dass unsere Spezies den ganzen Globus bewohnen kann, vom Nordpol über die gemäßigten Zonen und die Äquatorialgegenden bis Südafrika, Australien und darüber hinaus.

Wachstum, Entwicklung, Fortpflanzung

Bei den wichtigen Themen Wachstum, Entwicklung und Fortpflanzung redet die Schilddrüse ebenfalls mit. Eine ausgeglichene Schilddrüsenfunktion – Euthyreose – ist bereits bei der Entstehung neuen Lebens, also während der Schwangerschaft, wichtig.

Vom Chaos zur Ordnung

Wir sprachen schon davon, dass die Schilddrüse von den übergeordneten Hormonzentren Hypothalamus und Hypophyse gesteuert wird und dadurch an das Zentralnervensystem angebunden ist. Die neuroendokrine Forschung beschäftigt sich mit der Verknüpfung von Hormonsystem und Zentralnervensystem. Sie hat herausgefunden, wie wichtig die Schilddrüse dafür ist, dass die Hormone ihrer Aufgabe nachkommen können. Von unserem Nervensystem ausgehend durchflutet ein Riesenheer von Botenstoffen unseren Körper. Sie sorgen unter anderem dafür, dass wir, wenn es angebracht ist, auch einmal herunterfahren und uns in einem gesunden Schlaf regenerieren können. Das ist nur möglich, wenn die Schilddrüse richtig funktioniert.

Es war eine epochemachende Entdeckung, dass Nervenzellen nicht nur elektrische Impulse weiterleiten, sondern auch auf chemischem Wege Informationen weiterleiten können.

Die Bedeutung des Schlafs

Zur Aufrechterhaltung unseres seelischen Gleichgewichts ist ein gesunder Schlaf elementar wichtig. Dabei spielen verschiedene Hormone eine Rolle, wie Melatonin und Cortisol. So ist Schlaflosigkeit ein wichtiges und ziemlich spezifisches Symptom einer Überfunktion der Schilddrüse, vor allem wenn sie gepaart ist mit unfreiwilliger Gewichtsabnahme und beschleunigtem Ruhepuls von 100 Schlägen pro Minute oder mehr. Umgekehrt ist ein verlangsamter Herzschlag von 60 und weniger Schlägen pro Minute in Verbindung mit vermehrtem Schlafbedürfnis und Mittagsmüdigkeit ein deutlicher Hinweis auf eine Unterfunktion der Schilddrüse.

Energiekraftwerk und Gleichgewicht

Alle Organe und Organsysteme sind auf das rechte Maß an Schilddrüsenhormonen angewiesen. Die Schilddrüse ist nahezu für alle biochemischen und physiologischen Abläufe und deren Abstimmung in unserem Körper zuständig. Daher können Störungen dieser Mechanismen so vielfältige und häufig mehrdeutige Beschwerden verursachen.

Auch wenn wir entspannt im Sessel sitzen oder auf der Couch liegen und uns keiner körperlichen oder geistigen Aktivität hingeben, wird Energie verbraucht, damit die basalen Lebensfunktionen aufrechterhalten werden können. Wir sprechen vom sogenannten Grundumsatz. Wenn wir körperlich oder geistig auf den Aktivitätsmodus umschalten, stellt die Schilddrüse den entsprechenden Mehrbedarf an Energie bereit. Die Schilddrüse ist also nicht nur die Klimaautomatik unseres Körpers, sondern auch das Kraftwerk unseres Organismus, das die Kalorien, die wir über unsere Ernährung zu uns nehmen, bedarfsgerecht in die passende Energieform umwandelt.

Check: Einfluss der Schilddrüse auf den Körper

Wir werden nun den Körper von Kopf bis Fuß betrachten und sehen, wie die verschiedenen Bereiche von der Schilddrüse beeinflusst werden und wie die Schilddrüse auf entsprechende Zuarbeit angewiesen ist. Wenn alles gut läuft, ist das eine echte Win-win-Situation.

Schilddrüse und Gehirnleistung

Ich habe schon erwähnt, dass die komplexe Chemie der Botenstoffe in unserem Zentralnervensystem nur dann effektiv funktioniert, wenn die Schilddrüse ordnungsgemäß arbeitet. Ja, auch für Lernen und Gedächtnis ist die Schilddrüse wichtig. Das folgende Beispiel veranschaulicht das auf eindrucksvolle Weise.

Ein etwa 40-jähriger Mann suchte mich auf und klagte, er könne sich nichts mehr merken, auch einfache Rechenaufgaben fielen ihm schwer. Auch seiner Partnerin war dies aufgefallen und sie hatte ihm nahegelegt, dies abklären zu lassen. Meine Untersuchung ergab den klaren Befund einer Unterfunktion der Schilddrüse, einer Hypothyreose. Ich leitete eine Schilddrüsenhormonbehandlung ein, die wahre Wunder wirkte. Als der Patient ungefähr 4 Wochen später zur Kontrolle erschien, waren nicht nur die Laborwerte in Ordnung, sondern er war geistig wieder fit und konnte sich wieder alles merken.

Das zeigt uns nicht nur, welche Folgen eine Funktionsstörung der Schilddrüse haben kann, sondern auch, dass eine solche Störung durch eine entsprechende Therapie voll rückbildungsfähig ist. Bei meinem Patienten war nämlich vorübergehend, bis zur Einleitung der Schilddrüsenhormontherapie, die Chemie in einem bestimmten Hirnabschnitt nicht in Ordnung: im limbischen System.

Schilddrüse und das limbische System

Nicht nur unser Gedächtnis ist auf eine gute Schilddrüsenfunktion angewiesen. Auch unser Seelenleben bedarf der Harmonie der Schilddrüsenhormone. So geht eine Unterfunktion der Schilddrüse bekanntermaßen häufig mit depressiver Verstimmung einher.

Entscheidend dafür ist das limbische System, das mehrere Bestandteile in unserem Gehirn umfasst, die miteinander in Verbindung stehen. Zu ihm gehören unter anderem der Hippocampus, der für Lernen und Gedächtnis zuständig ist, die Amygdala (Mandelkern), weitere Anteile des Zwischen- und Vorderhirns sowie bedeutsame Hirnnervenkerne, in denen Überträgerstoffe wie Neurotransmitter, Neurohormone und Neuropeptide produziert werden. Im Kapitel »Schilddrüse und mentale Gesundheit« (Seite 168) werde ich genauer darauf eingehen.

Schilddrüse und HNO-Bereich

Auch für die Funktion unserer Sinnesorgane ist ein ausgeglichener Hormonhaushalt der Schilddrüse wichtig. Beispielsweise ist es bekannt, dass eine Verschlechterung des Hörvermögens durch eine Hypothyreose hervorgerufen werden kann, die sich nach Einstellung der Schilddrüsenfunktion bessert. Die Stimmfunktion benötigt ebenfalls ein ausgewogenes Maß an Schilddrüsenhormonen. In früheren Zeiten, als die

Warum Rauchen ins Auge gehen kann

Zigarettenrauchen schadet in mehrfacher Hinsicht Ihrer Schilddrüse. Insbesondere verschlechtert es in manchmal dramatischer Weise die Augensymptome beim Morbus Basedow.
Beim Rauchen werden reaktive Sauerstoffverbindungen erzeugt, die autoimmunologische Prozesse anstoßen oder verschlimmern können; ferner werden Verbindungen freigesetzt, welche die Jodaufnahme in die Schilddrüse hemmen und zur Knotenbildung, im Extremfall auf lange Sicht sogar zur Entwicklung eines Karzinoms führen können.
In Übereinstimmung mit der herrschenden Lehrmeinung habe ich eine Besserung der Augensymptome beim Basedow durch eine Strahlenbehandlung der Augengegend nur bei den Patientinnen und Patienten gesehen, die nicht rauchten.

Schilddrüsendiagnostik noch weniger entwickelt war und eine Unterfunktion häufig erst im fortgeschrittenen Stadium diagnostiziert wurde, war eine heisere, krächzende Stimme ein hörbarer Hinweis auf eine Hypothyreose.

Schilddrüse und Augen

Bei der sogenannten endokrinen Orbitopathie sind die Augen in unterschiedlichem Ausmaß betroffen. Sie ist Folge einer Überfunktion der Schilddrüse vom Typ Basedow. Sie kann mit leichten, kaum wahrnehmbaren Symptomen einhergehen, z. B. dem seltenen Lidschlag, gemessen in Lidschlägen pro Minute. Dies war dem österreichischen Augenarzt Karl Stellwag von Canon (1823–1904) aufgefallen. Beim Dalrymple'schen Zeichen bleibt zwischen Unterlid und Iris ein weißer Rand sichtbar. Das Hervortreten der Augäpfel ist schon ein deutlicheres und typisches Symptom. Weiterhin kann sich das Symptomenbild von Augenmuskellähmungen mit Doppelbildern bis hin zum drohenden oder im Extremfall tatsächlichen Verlust des Sehvermögens erstrecken.

Die schweren Formen der endokrinen Orbitopathie sind heutzutage dank des medizinischen Fortschritts mit verbesserten diagnostischen und therapeutischen Möglichkeiten selten geworden. Allerdings kann es in ausgeprägten Fällen auch heute noch eine therapeutische Herausforderung sein, ein funktionell und ästhetisch zufriedenstellendes Ergebnis zu erreichen.

Schilddrüse und Atemwege

Kommen wir in den Brustbereich. Atemnot, ein Symptom, das immer abgeklärt werden muss, kann auch von der Schilddrüse herrühren. Bei einer vergrößerten Schilddrüse (Struma), die über Jahre bis Jahrzehnte besteht und nicht behandelt wird, ist die Einengung der Luftröhre eine gefürchtete Komplikation. Im Extremfall kann es zu lebensbedrohlicher Atemnot kommen.

Ich habe einen solchen Fall erlebt. Eine ältere Dame konsultierte mich und hatte bereits einen operationswürdigen Kropf. Sie kam, mehr oder weniger gedrängt durch ihre Tochter, immer wieder zu Kontrolluntersuchungen. Der Kropf wuchs und wuchs. Parallel dazu wurde die Angst der Seniorin vor einer Operation immer größer. Irgendwann kam sie nicht mehr zu mir. Einige Jahre später fragte ich die Tochter, die als Krankenschwester tätig war, nach ihrer Mutter. Sie berichtete, dass diese mit dem Notarztwagen in die Klinik gefahren und notfallmäßig operiert worden war. Es ging nicht gut aus. Die alte Dame verstarb kurze Zeit nach der Operation. Bei rechtzeitigem chirurgischem Vorgehen hätte sie noch viele Jahre gut weiterleben können. Doch so dramatisch geht es glücklicherweise nur selten zu.

Schilddrüse und Herz

Zwischen der Herztätigkeit und der Schilddrüse gibt es vielfältige Wechselbeziehungen. Bei einer ausgeprägten Unterfunktion der Schilddrüse entwickelt sich ein sogenanntes Myxödemherz, das beidseits verbreitert ist. Die Pumpfunktion ist beeinträchtigt und es kommt zu Blutrückstau mit geschwollenen Beinen, aber auch Atemnot. Diese Krankheitserscheinungen lassen sich durch eine Behandlung mit L-Thyroxin rückgängig machen.

Auch bei einer Hyperthyreose wird die Herzfunktion beeinträchtigt, was z. B. zu einer Herzschwäche führen kann. Wird durch die Behandlung mit Thyreostatika – Medikamenten zur Dämpfung der vermehrten Schilddrüsenhormonproduktion – die Schilddrüse wieder in Balance gebracht, normalisiert sich auch die Herzfunktion.

Schilddrüse und Magen-Darm-Trakt

In unserer Betrachtung erreichen wir nun den Bauchraum und betrachten die Auswirkungen einer Funktionsstörung der Schilddrüse auf den Magen-Darm-Trakt.

Gehen wir von der Überlegung aus, dass bei einer verringerten Produktion von Schilddrüsenhormonen auch die Tätigkeit der Bauchorgane verlangsamt ist, werden wir uns nicht wundern, dass Verstopfung ein häufiges Symptom einer Hypothyreose ist. Darüber hinaus ist die Aufnahme der Nährstoffe im Dünndarm gestört. Dies hat gravierende Auswirkungen auf die Verfügbarkeit wichtiger Mineralien und Spurenelemente wie z. B. Eisen. Schließlich kann die Produktion des Magensaftes bei Hypothyreose vermindert sein, was wiederum Einfluss hat auf die Aufnahme der Mikronährstoffe.

Bei einer Überfunktion der Schilddrüse kann es ebenfalls zu Blutarmut und zu einer beeinträchtigten Aufnahme von Mikronährstoffen durch den Darm kommen. Allerdings ist das Bewegungsmuster der Darmmuskulatur in diesem Fall anders: Die Darmbewegungen sind beschleunigt, es kommt zu Durchfällen, zu gehäufter Stuhlentleerung.

Schilddrüse und Muskulatur

Unsere Muskulatur und auch das Nervensystem sind auf eine optimale Versorgung mit Schilddrüsenhormonen angewiesen. Bei einer Unterfunktion der Schilddrüse ist der Ablauf der Muskelkontraktion verlangsamt und die Reflexe sind ebenfalls verzögert. Dies wurde früher genutzt zur Diagnostik einer Unterfunktion der Schilddrüse und war auch zugleich eine Möglichkeit, die Wirkung bzw. mangelhafte Wirkung der Schilddrüsenhormone objektiv nachzuweisen. Dafür gab es einen Apparat, der das zeitliche Verhalten des Achillessehnenreflexes als Kurve aufzeichnete, die, vergleichbar einem EKG-Streifen, auf Thermopapier aufgezeichnet werden konnte. Bei einer Überfunktion der Schilddrüse sind die Reflexe gesteigert.

Während meiner klinischen Lehrzeit prüfte jede Stationsärztin, jeder Stationsarzt die Reflexe durch und gewann daraus wertvolle Hinweise unter anderem auf den Funktionszustand der Schilddrüse.

Schilddrüse und Knochenstoffwechsel

Was uns Stütze und Halt gibt – das Skelett, unser Knochengerüst – wird ebenfalls in hohem Maße von der Schilddrüse bestimmt. Bei einer Überfunktion der Schilddrüse kommt es zu einem beschleunigten Knochenstoffwechsel und zu einem vermehrten Knochenabbau. Auch der Kalziumstoffwechsel ist beschleunigt, das heißt, das für die Stabilität der Knochen so wichtige Mineral wird vermehrt ausgeschieden. Beides erhöht das Risiko für Knochenbrüche. Bei einer Hypothyreose hingegen ist der Knochenstoffwechsel verlangsamt, der Knochenabbau ist geringer und die Mineralisierung der Knochen stärker. Dies kann jedoch die Stabilität der Knochen ebenfalls beeinträchtigen.

Schilddrüse und Eisenstoffwechsel

Auch der Eisenstoffwechsel wird durch den Schilddrüsenfunktionszustand beeinflusst. Sowohl bei einer Über- als auch bei einer Unterfunktion der Schilddrüse kann es zu einer Eisenmangelsituation kommen, aus unterschiedlichen Gründen. Bekannt ist, dass die Aufnahme von Eisen, das als Schwermetall ohnehin nur schwer absorbiert wird, bei einer Schilddrüsenunterfunktion noch schwieriger ist. Im Darm gelangt zu wenig Eisen in den Blutkreislauf. Die Folge ist eine Blutarmut, eine Eisenmangelanämie, die zu Müdigkeit und Blässe führt sowie zu Einrissen an den Mundwinkeln (Mundwinkelrhagaden). Bei der Überfunktion der Schilddrüse hingegen rauscht dieses für die Blutbildung unerlässliche Schwermetall einfach zu schnell durch, mit dem gleichen Ergebnis.

Symptome mit Expertenblick betrachten

Die Symptome einer Über- und Unterfunktion der Schilddrüse überlappen sich häufig. Daher muss ein rein symptomorientiertes Vorgehen bei der Therapie der Schilddrüsenerkrankungen zwangsläufig scheitern und ins – in dem Falle menschengemachte – Chaos führen. Im Inneren herrscht Ordnung, die aber systematisch ergründet werden muss, im Außen finden wir Unordnung, wenn nicht sachgemäß vorgegangen wird.
Daher plädiere ich immer wieder dafür, einen Schilddrüsenexperten einzuschalten, wenn in Hausarzt- oder internistischen Praxen bei Schilddrüsenproblemen keine Klarheit geschaffen werden kann.

Schilddrüse und Fortpflanzung

Zu guter Letzt schauen wir uns den Zusammenhang zwischen der Schilddrüse und der Fortpflanzung an. Vom Zyklus über den Eisprung, die Einnistung der befruchteten Eizelle in die Gebärmutterschleimhaut über die Entwicklung des Embryos und Fötus bis zur Entbindung und zum Stillen – überall ist die Schilddrüse dabei. Die gegenseitige Beeinflussung von Schilddrüse und Fortpflanzungsapparat beginnt schon auf der Ebene des Hypothalamus und der Hypophyse in den höheren Zentren. Im Kapitel über den weiblichen Zyklus (Seite 102) erfahren Sie mehr darüber.

Hormontherapie im Wandel

Der Schilddrüsenstoffwechsel ist nicht in allen Organen gleich: Im Gehirn werden die Schilddrüsenhormone anders verstoffwechselt als in anderen Organen.

Das Gehirn hat besondere Ansprüche

Bis vor wenigen Jahren galt es als eisernes Gesetz, dass bei einer Unterfunktion der Schilddrüse die Gabe eines reinen T4-Präparates wie L-Thyroxin oder Euthyrox ausreicht. Für das Gros der Patientinnen trifft dies auch zu, da die peripheren Organe in der Lage sind, das sehr wenig hormonaktive T4 in das sehr wirksame T3 umzuwandeln. Das funktioniert bei vielen, aber nicht bei allen.

Es hat sich gezeigt, dass das Gehirn dankbar ist, wenn ihm gleich das fertige Schilddrüsenhormon in Form von T3 angeboten wird. Dazu gibt es die Möglichkeit, ein Kombinationspräparat aus T4 und T3 zu verwenden, z. B. in Form von Novothyral oder, ganz puristisch, ein reines T3-Präparat wie Thybon. Den meisten Ratsuchenden, deren Beschwerden durch eine reine T4-Therapie mit z. B. Euthyrox oder L-Thyroxin nicht genügend gebessert werden, ist damit gedient, wenn sie T3 in Form eines Kombinationspräparates aus T4 und T3 bekommen. Das reine T3-Präparat Thybon ist wegen seiner sehr starken und rasch einsetzenden Wirkung für eine Dauertherapie nicht zu empfehlen.

Ein Beispiel dafür, dass die Umwandlung von T4 in T3 nicht immer funktioniert, liefert eine Patientin aus dem südlichen Umkreis von Augsburg. Sie suchte mich auf, weil sie mit den üblichen T4-Präparaten nicht zurechtkam. Auch ein Kombinationspräparat aus T4 und T3 führte nicht weiter. Der letzte Pfeil im Köcher war reines T3, Thybon. Und siehe da: Nur das ultraschnell wirksame reine Schilddrüsenhormon versorgte sie mit genügend Energie, um ihren Alltag zu bewältigen. Thybon war für diese Patientin der Superkraftstoff schlechthin, sozusagen Benzin mit Oktanzahl 100, falls es das irgendwo gibt.

Dieser Fall stellt in meiner Patientenstatistik eine absolute Ausnahme dar, er ist sozusagen einer von 50 000.

Mein Votum: Kombipräparate

Es hat schon einmal eine Zeit gegeben, etwa bis in die 1970er Jahre, in der die T4-T3-Kombinationspräparate mehr oder weniger Standard waren. Dann kam das, was ich scherzhaft die »monogame« Phase der Schilddrüsenhormontherapie nenne: Es musste reines T4, Tetraiodthyronin, sein und nichts anderes! Das wurde jahrzehntelang praktiziert und ist immer noch Standard. Erst in den letzten Jahren wurde diese dogmatische Haltung relativiert, und Hochschulmediziner stehen auch in der Öffentlichkeit dazu, dass sie bei Bedarf schon mal T3-T4-Kombinationspräparate verordnen.

Ein solcher Paradigmenwechsel passiert nicht über Nacht. Es dauert. So ist es immer noch eine Ausnahme, wenn ein ernsthafter Schilddrüsenexperte T4-T3-Kombinationspräparate einsetzt. Ein Blick in den Arzneischrank der Apotheken oder auch die Datei der verordnungsfähigen Schilddrüsenpräparate zeigt, dass nur wenige pharmazeutische Firmen solche Kombinationspräparate verkaufen. Bei den reinen T4-Präparaten werben hingegen ungefähr ein Dutzend Hersteller um die Gunst der verordnenden Ärztinnen und Ärzte.

Was die Schilddrüsenbalance beeinflusst

Wir haben darüber gesprochen, wie die verschiedenen Organe in unserem Körper von der Schilddrüse beeinflusst werden. Nun schauen wir uns an, welche Ursachen es für Erkrankungen der Schilddrüse geben kann.

Schicksal

Professor Peter Pfannenstiel, der große Internist, Endokrinologe und Nuklearmediziner (1934–2013) sprach bei seinen beliebten Fortbildungsveranstaltungen von den schicksalhaften Erkrankungen der Schilddrüse und den nicht schicksalsbedingten Schilddrüsenerkrankungen. Zu den schicksalhaften Schilddrüsenerkrankungen zählte er die Autoimmunerkrankungen der Schilddrüse, wie Hashimoto, die chronische Entzündung der Schilddrüse und die immunogene Hyperthyreose, die Schilddrüsenüberfunktion vom Typ Basedow. In die nicht schicksalsbedingten ordnete er in erster Linie die Schilddrüsenvergrößerung aufgrund Jodmangels, den sogenannten Jodmangelkropf, ein.

Immer noch gültig ist, dass es eine genetische Veranlagung für die Autoimmunerkrankungen der Schilddrüse gibt. Aber wir wissen heute, dass Faktoren von außen sowohl für die Manifestation der Autoimmunerkrankungen als auch für deren Verlauf und Ausprägung im Einzelnen eine wichtige Rolle spielen. Bestes Beispiel ist das Rauchen, das den Morbus Basedow in erheblichem Ausmaß verschlechtert, davon war schon die Rede (Seite 21). Auch kann ein Zuviel an Jod bei gegebener Veranlagung eine Autoimmunthyreoiditis, also Hashimoto, auslösen oder einen Basedow verschlimmern. Damit beschäftigt sich die Epigenetik (Seite 31).

Weichmacher

Einige Autoren haben auf den Einfluss der sogenannten endokrinen Disruptoren aufmerksam gemacht. Das sind Substanzen, die das Hormonsystem stören können. Dazu gehören verschiedene Chemikalien, z.B. die in der Plastikproduktion eingesetzten Bisphenole (BPA) und Phthalate. Diese können in die Nahrungskette gelangen und dadurch die Schilddrüsenbalance stören.[1]

Das Darmmikrobiom

Immer mehr gerät auch der Darm in den Blick, genauer gesagt, das intestinale Mikrobiom. Es hat großen Einfluss auf die immunologischen Abläufe im Körper und nicht zuletzt auf das Hormonsystem. So kann ein unausgeglichenes Darmmikrobiom die Schilddrüse aus der Balance bringen. Die Zusammensetzung des Darmmikrobioms können wir durch unsere Ernährung grundlegend beeinflussen und somit auch seine Wirkung auf unseren Körper. Hierzu erfahren Sie später (Seite 153) mehr.

Die Erkrankungen der Schilddrüse

Schauen wir uns an, was geschieht, wenn die Schilddrüse nicht in Ordnung ist, wenn wir also Probleme damit haben. Dies kann sich auf unterschiedliche Weise äußern.

Bei Problemen mit der Schilddrüse ist zu unterscheiden zwischen den Funktionsstörungen und den strukturellen Erkrankungen der Schilddrüse. Eine weitere Kategorie sind Entzündungen der Schilddrüse. Dabei gibt es häufig Überschneidungen und Mischformen. So können die strukturellen Erkrankungen sowohl mit als auch ohne begleitende Funktionsstörung in Erscheinung treten. Oder die Entzündungen können mit einer Überfunktion oder einer Unterfunktion einhergehen.

Funktionelle Erkrankungen der Schilddrüse

Fangen wir mit der einfacheren Übung an, mit den Funktionsstörungen. Es ist klar: Die Aufgabe der Schilddrüse ist die Produktion der Schilddrüsenhormone, ihre Bevorratung und ihre Abgabe in den Blutkreislauf. Eine Funktionsstörung der Schilddrüse ist also eine hormonelle Fehlfunktion, sprich: eine vermehrte oder eine verminderte Produktion der Schilddrüsenhormone Tetraiodthyronin (L-Thyroxin, T4) oder von Trijodthyronin (T3).

- Die vermehrte Produktion von Schilddrüsenhormon nennen wir Schilddrüsenüberfunktion bzw. Hyperthyreose.
- Die verminderte Produktion von Schilddrüsenhormon ist die Schilddrüsenunterfunktion bzw. Hypothyreose. Es hat sich gezeigt, dass auch schon Frühformen oder milder ausgeprägte Erscheinungen von Über- oder Unterfunktion spürbare Auswirkungen auf das körperliche und seelische Wohlbefinden haben können. Im deutschen Sprachraum wurden früher die Begriffe latente Hypothyreose und latente Hyperthyreose benutzt. An ihre Stelle sind die aus den USA und anderen englischsprachigen Ländern kommenden Fachbegriffe subklinische Hyperthyreose (Subclinical Hyperthyroidism) und subklinische Hypothyreose (Subclinical Hypothyroidism) getreten, die ich im Folgenden benutzen werde. Die Bezeichnung »subklinisch« bringt zum Ausdruck, dass die Symptome noch nicht so auffällig sind,

dass die Betroffenen einen Besuch in einer Arztpraxis für notwendig halten. Die Symptome sind häufig auch noch unspezifisch und ohne Fachkenntnisse oder technische Untersuchungsmethoden im Allgemeinen nicht zu diagnostizieren.

Diagnose der subklinischen Hypothyreose

Wir können davon ausgehen, dass von der subklinischen Hypothyreose bis zu 10 % der Bevölkerung betroffen sind, wobei das weibliche Geschlecht deutlich überwiegt.

Die Symptome einer subklinischen Hypothyreose sind sehr unauffällig, daher wurde sie früher häufig nicht erkannt. Die diagnostische Aussage ist überhaupt erst möglich geworden, als die Labordiagnostik verlässliche Tests zur Bestimmung des Thyreoidea stimulierenden Hormons (TSH) aus der Hypophyse entwickelt hatte, die mit vertretbarem Aufwand durchgeführt werden können. Heute ist diese Untersuchung einer der am häufigsten durchgeführten Labortests. Möglich wurde dies durch die Entwicklung des sogenannten Radioimmunoassays. Der Wortbestandteil »radio« steht hier für die Verwendung radioaktiver Isotope, »immuno« sagt aus, dass immunologische Prinzipien zum Einsatz kommen, »assay« wird benutzt für eine standardmäßig ablaufende Reihe von chemischen Reaktionen, die dem Nachweis körpereigener oder körperfremder Stoffe in der Medizin oder Pharmazie dienen.

Für die Entwicklung des Radioimmunoassays, eine wahre Pioniertat, wurde Rosalyn Yalow mit dem Nobelpreis ausgezeichnet. Der Vollständigkeit halber ist zu erwähnen, dass das radioaktive Messprinzip in der Labordiagnostik an Bedeutung verloren hat und von diversen methodischen Abwandlungen abgelöst wurde, wie der Enzymimmunoassay (ELISA), das Chemolumineszenz-Immunoassay (CLIA) und, vor allem für wissenschaftliche Fragestellungen, die Massenspektrometrie.

Schilddrüsenerkrankungen – eine Übersicht

- Hyperthyreose: Überfunktion der Schilddrüse, z. B. bei Basedow oder heißen Knoten
- Hypothyreose: Unterfunktion der Schilddrüse, häufig bei Hashimoto, nach Schilddrüsenoperationen oder Radiojodtherapie
- Struma (Kropf): vergrößerte Schilddrüse
- Knoten: kalte und heiße Knoten mit und ohne Vergrößerung der Schilddrüse
- Schilddrüsenkarzinom: äußert sich in Form von meist kalten Knoten, selten und meist nicht lebensverkürzend
- Hashimoto-Thyreoiditis: häufigste Entzündung der Schilddrüse, Autoimmunerkrankung
- Morbus Basedow: Autoimmunerkrankung der Schilddrüse mit Hyperthyreose, oft auch mit hervorgetretenen Augen (Exophthalmus)
- Thyreoiditis de Quervain: Entzündung der Schilddrüse (selten, aber äußerst schmerzhaft)

Diagnose der subklinischen Hyperthyreose

Eine subklinische Hyperthyreose hat trotz ihrer unauffälligen Symptome schon Auswirkungen. Denn die Symptome ähneln denen einer klinisch manifesten Hyperthyreose und zu dieser kann sie sich weiterentwickeln. Beide Formen nehmen mit fortschreitendem Lebensalter an Häufigkeit zu.

Die subklinische Hyperthyreose betrifft etwa 5 % der Bevölkerung. Sie wird erkannt an einer Erniedrigung des TSH-Wertes im Serum, während die Konzentration der Schilddrüsenhormone im Serum noch normal ist. Ein solcher Wert sollte, wenn er nicht durch eine zu hohe Schilddrüsenhormondosis bedingt ist, zu einer nuklearmedizinischen Abklärung mittels Szintigraphie führen.

Diagnose der manifesten Hypothyreose und Hyperthyreose

Sowohl die manifeste Hypothyreose als auch die manifeste Hyperthyreose geht mit so deutlichen Symptomen einher, dass sie in der Regel beizeiten diagnostiziert wird. Den Beschwerdebildern dieser Funktionsstörungen ist ein eigenes Kapitel (Seite 47) gewidmet, sodass ich an dieser Stelle nicht näher darauf eingehe.

Strukturveränderungen der Schilddrüse

Kommen wir zu den strukturellen Erkrankungen der Schilddrüse. Strukturell meint grundsätzlich, dass der Aufbau des Gewebes, sei es an umschriebener Stelle oder das ganze Organ betreffend, von der als Norm anerkannten Beschaffenheit abweicht. Es handelt sich also um Veränderungen der Größe und der Beschaffenheit, wie eine Vergrößerung der Schilddrüse, Entzündungen, Knoten oder Tumore.

Die strukturellen Erkrankungen können mit bildgebenden Verfahren wie z. B. Ultraschall, Röntgen, Computertomographie oder Kernspintomographie erkannt werden. Eine Zwischenstellung nehmen die nuklearmedizinischen Untersuchungsverfahren wie die Szintigraphie ein. Hier kommt zwar die Anatomie zum Zuge, aber auch der funktionelle Aspekt spielt eine Rolle. Das Highend-Verfahren der Nuklearmedizin, die Positronen-Emissions-Tomographie (PET) wird vor allem in der Onkologie eingesetzt und ist keinesfalls auf die Schilddrüse beschränkt. Die PET erlaubt Aussagen über anatomische Veränderungen im Auflösungsbereich von

Eine gute Nachricht

Funktionsstörungen der Schilddrüse, die nicht von strukturellen Veränderungen wie z. B. Knoten begleitet sind, können sich ohne einschneidende Therapiemaßnahmen zurückbilden. Manchmal – bei bestimmten Formen der Überfunktion – geschieht das sogar spontan.

Mein Tipp

Subklinische Funktionsstörungen – insbesondere die subklinische Hypothyreose – sind vor allem für Frauen im Erwachsenenalter von Bedeutung. Es lohnt sich, hier genauer hinzuschauen.

wenigen Millimetern, aber auch über die Funktion von Organen oder Organanteilen. Dies hat deutliche Vorteile für die Entscheidung über das optimale Behandlungsverfahren oder die Kombination mehrerer Therapiemöglichkeiten.

Die blande Struma

Der einfachste Fall einer strukturellen Schilddrüsenkrankheit ist eine vergrößerte Schilddrüse ohne Knotenbildung und mit normalen Laborwerten, die sogenannte blande euthyreote Struma.

Schilddrüsenszintigramm einer gesunden Schilddrüse (Quelle: Kühnel C, Freesmeyer M, Seifert P. Radiojodtherapie benigner Schilddrüsenerkrankungen: Personalisierte Medizin mit einer Kapsel. Radiopraxis 2023; 16(03): 73–84.)

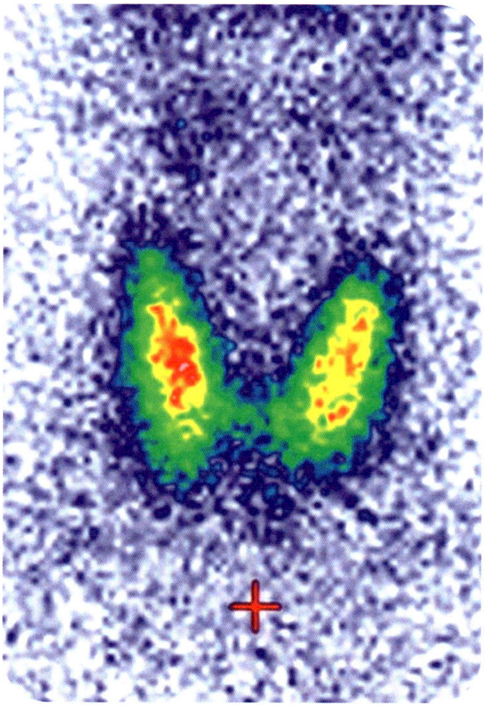

Bei dieser Form des Kropfes sind zunächst die einzelnen Schilddrüsenzellen vergrößert. Erst im weiteren Verlauf kommt es zu einer vermehrten Bildung neuer Schilddrüsenzellen. Die Forschung hat herausgefunden, dass die Schilddrüse überdauernde Stammzellen aus der Embryonalentwicklung enthält, die das Potenzial haben, zu wachsen und sich zu vermehren.

Jodmangel als Ursache für eine Struma

Die häufigste Ursache einer Kropfbildung ist, auch nach aktuellem Wissens- und Kenntnisstand, der Jodmangel. Das hat zu der Bezeichnung Jodmangelstruma geführt. Bereits 1820 schlug der Genfer Arzt Jean-François Coindet (1774–1834) vor, Schilddrüsenvergrößerungen systematisch mit Jod zu behandeln. Dies wurde lange Zeit als abwegig angesehen und änderte sich erst im letzten Drittel des 20. Jahrhunderts, als die Schilddrüsenforschung den Zusammenhang zwischen dem Jodmangel und einer Kropfbildung zweifelsfrei nachgewiesen hatte. Aus dieser Erkenntnis ist das Therapieprinzip abgeleitet, durch Einnahme eines Jodpräparates, genauer gesprochen von Kaliumjodid, die blande Struma zu behandeln. Sie ist in den Anfangsstadien harmlos und unter bestimmten Umständen rückbildungsfähig. Die Behandlung funktioniert bei Kindern und Jugendlichen häufig ganz gut, im Erwachsenalter, also auch schon bei Frauen im Alter von 25 bis 50 Jahren, ist es in der Regel für eine vollständige Rückbildung schon zu spät.

Fragen wir uns einmal: Was geht bei Jodmangel in der Schilddrüse vor sich? Die Schilddrüse unternimmt den Versuch, durch Umschaltung auf die vermehrte Produktion von T3 den normalen Funktionszustand aufrechtzuerhalten. Die medizinische Fachsprache hat dafür den Ausdruck Jodsparmechanismus geschaffen. Hält diese Situation länger an, wird aus dem, was wir anfangs bei großzügiger Auslegung noch als Funktionsstörung der Schilddrüse bezeichnen können, tatsächlich eine strukturelle Schilddrüsenerkrankung. Der Schritt zur Entstehung einer Struma und dann erst eines Knotens und in der Folge unter Umständen mehrerer Knoten (Seite 32) ist nicht mehr weit.

Einfluss der Gene

Sich bei dem Krankheitsbild einer Struma ohne Anzeichen einer Funktionsstörung oder einer Entzündung allein auf den Jodmangel als Ursache zu versteifen, greift allerdings zu kurz. In den letzten Jahren und Jahrzehnten ist immer mehr die Bedeutung weiterer Umweltfaktoren in den Blick geraten, vor allem auch der Einfluss der Gene. Jeder Arzt und jede Ärztin hat die Erfahrung gemacht, dass Kröpfe in manchen Familien gehäuft vorkommen. Wir sprechen von Kropffamilien. Auch ist bei eineiigen Zwillingen das Risiko, eine Struma zu entwickeln, größer als bei zweieiigen. Inzwischen ist eine ganze Reihe von genetischen Veränderungen (Mutationen) bekannt, die nahezu sämtliche Schritte des Schilddrüsenstoffwechsels betreffen können. Bemerkenswert ist, dass bei der Kropfentstehung manchmal nicht nur ein Gen beteiligt ist, sondern mehrere Gene, die sich zum Teil auch auf verschiedenen Chromosomen befinden.

Es versteht sich von selbst, dass diese Genanomalien in der Regel auch bei einer umfassenden fachärztlichen Untersuchung mit den standardmäßig durchgeführten Tests verborgen bleiben.

Die Rolle der Epigenetik

Wenn wir davon ausgehen, dass die Gene an der Entstehung eines Kropfes beteiligt sind, kommen wir unweigerlich auf das Thema Epigenetik. Sie befasst sich mit den Mechanismen, die die Aktivität von Genen regulieren. Dabei spielen sowohl Umweltfaktoren als auch unsere Lebensweise eine Rolle. Diese äußeren Einflüsse können epigenetische Veränderungen hervorrufen, die beeinflussen, ob bestimmt Gene aktiviert oder deaktiviert werden.

Bei den Umweltfaktoren spielt das Zigarettenrauchen eine nicht zu unterschätzende Rolle. Rauchende produzieren vermehrt oxidativen Stress. Dadurch entsteht ein unterschwelliger, anhaltender entzündlicher Zustand und es bilden sich unter anderem Gewebshormone, die sogenannten Zytokine. Diese begünstigen die Entwicklung von Au-

Eine vergrößerte Schilddrüse wird als Struma bezeichnet.

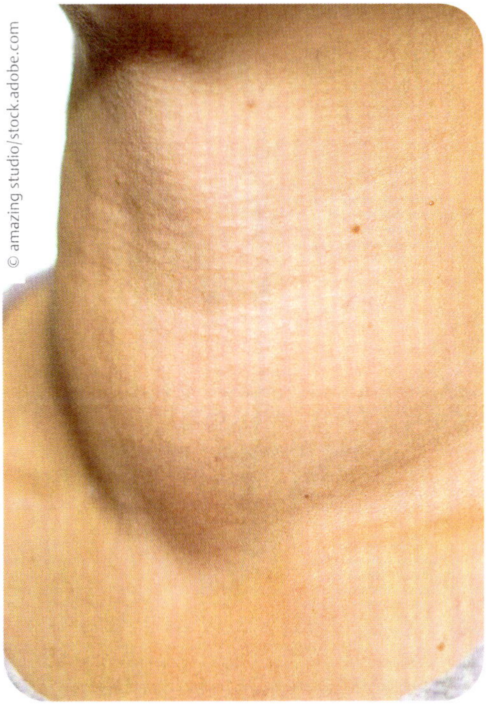

Alles aus einer Hand

Während bei den strukturellen Schilddrüsenerkrankungen die anatomisch orientierten Verfahren der Bildgebung im Vordergrund der diagnostischen Bemühungen stehen, ist bei den Funktionsstörungen der Schilddrüse, der Hyperthyreose und der Hypothyreose, die Labordiagnostik die Trumpfkarte.
Für Patienten und Patientinnen ist es ein deutlicher Vorteil, wenn beides aus einer Hand kommt. Darin liegt die Stärke nuklearmedizinischer Facharztpraxen: Sie bieten häufig, fast standardmäßig, sowohl die Bildgebung der Schilddrüse mit Ultraschall und Szintigraphie als auch die dazugehörige Labordiagnostik an.
Bei leistungsfähigen nuklearmedizinischen Facharztpraxen, die auf Schilddrüsenerkrankungen spezialisiert sind, gehört auch die Abklärung von Schilddrüsenknoten mithilfe der sogenannten Feinnadelpunktion zum Leistungsspektrum. Darauf werde ich in dem Kapitel, das der Diagnostik (Seite 59) gewidmet ist, näher eingehen.

toimmunreaktionen der Schilddrüse. Es gibt auch eine Reihe von Wachstumsfaktoren, die zur Entwicklung einer Struma beitragen, z. B. der Epidermal Growth Factor (EGF) oder das Hormon IGF-1.

Knoten in der Schilddrüse

Häufig kommen in Kröpfen auch Zellen vor, die die Fähigkeit verloren haben, bei einem Überangebot die Schleusentore zu schließen. Stattdessen nutzen sie vermehrt angebotenes Jod zur Mehrproduktion von Schilddrüsenhormonen, sodass es zu einer Hyperthyreose kommt. Die Nuklearmedizin hat dafür den Fachbegriff autonomes Adenom geschaffen. Einfach gesagt ist das ein Knoten in der Schilddrüse, der vermehrt Schilddrüsenhormone produziert. Er kann, aber muss nicht mit einer Hyperthyreose einhergehen und entsteht unabhängig von einem Kropf. Diese Knoten sind in der überwältigenden Mehrzahl der Fälle gutartig und können nur nuklearmedizinisch diagnostiziert werden. Man unterscheidet zwischen kalten und heißen Knoten, mehr darüber erfahren Sie im Kapitel »Heiße und kalte Knoten« (Seite 59). Erkrankte mit Knoten ab einem Durchmesser von 1 Zentimeter werden daher in eine nuklearmedizinische Praxis zur Abklärung überwiesen.

Die meisten Knoten sind gutartig

Glücklicherweise ist die überwältigende Mehrzahl der Schilddrüsenknoten gutartig. Dies möchte ich an dieser Stelle erwähnen, um keine unnötigen Ängste zu schüren. Denn ich erinnere mich gut an einen Vorfall zu Beginn meiner Praxistätigkeit. Ein Kollege rief mich an und stellte mich zur Rede: Ich hatte einer seiner Patientinnen, die er mir überwiesen hatte, sachlich mitgeteilt, sie habe einen Knoten in der Schilddrüse. Ich hatte mir nichts dabei gedacht, wir sind als Ärzte verpflichtet, unseren Patienten und Patientinnen den Befund mitzuteilen und diesen zu erläutern. Die betreffende Patientin war allerdings wohl über das übliche Maß hinaus ängstlich, litt wahrscheinlich sogar unter einer Krebsangst. Und so hatte sie nach meiner Diagnose voller Panik ihren Arzt angerufen.

Diese frühe Erfahrung mit einer extrem ängstlichen Patientin diente mir als Lehre, und ich war in Zukunft sensibler, wenn ich mit den Patientinnen und Patienten ihre Befunde besprach.

Schilddrüsentumore

Manche Betroffene haben Angst davor, ihren Kropf behandeln, insbesondere operieren zu lassen. Doch wenn eine Struma sehr lange besteht, über Jahre und Jahrzehnte, ohne dass sie behandelt wird, kann es zu einer Verlagerung, aber auch einer Einengung der Luftröhre kommen.

Nicht nur das – in länger bestehenden Strumen entwickeln sich auch immer wieder einmal Zellen mit der Eigenschaft eines ungebremsten Wachstums, mit anderen Worten: Krebszellen. Wenn diese zunächst kleinen Karzinome, die bei einem Durchmesser von bis zu 1 cm Mikrokarzinome genannt werden, nicht frühzeitig entdeckt werden und die Gelegenheit haben, ohne Therapie weiterzuwachsen, kommt das Risiko einer Entdifferenzierung hinzu. In einigen Ländern werden Mikrokarzinome zunächst beobachtet und erst bei Anzeichen eines aggressiveren Wachstums operiert. Die Dinge sind also im Fluss. Mein Rat lautet, sich in ein Zentrum mit entsprechender Erfahrung zu begeben, wenn eine fachärztliche Untersuchung den Verdacht auf ein Schilddrüsenkarzinom ergibt.

Als gute Nachricht merke ich an, dass die häufigsten Schilddrüsenkarzinome, die papillären Schilddrüsenkarzinome, insbesondere in den frühen Stadien I und II eine außerordentlich gute Prognose besitzen mit einer Zehn-Jahres-Überlebenswahrscheinlichkeit von 96–98 %.

Autonomes Adenom

Ein autonomes Adenom ist ein gutartiger Knoten in der Schilddrüse, der unkontrolliert Schilddrüsenhormone produziert. Die häufigste Ursache dafür ist Jodmangel.

Hier noch ein erläuternder Hinweis: Im Anfangsstadium behalten die bösartigen Zellen die Eigenschaft, Jod aufzunehmen. Das eröffnet die Möglichkeit, die Knoten auf einer nuklearmedizinischen Therapiestation mit einer Radiojodtherapie zu behandeln und dadurch die nach einer Operation verbliebenen malignen Zellen abzutöten. Können die Zellen jedoch kein Jod mehr aufnehmen, ist die Radiojodtherapie nicht mehr wirksam. Daher sind weltweit Forschungsgruppen intensiv dabei, Medikamente zu entwickeln, die den Karzinomen diese Eigenschaft, Jod zu speichern, wieder zurückgeben. Man nennt dieses Verfahren Redifferenzierungstherapie.

Den neuesten Stand der Studienergebnisse trug Frau Professor Dr. Christine Spitzweg am 15. Mai 2024 im Hörsaal des Campus Großhadern der Ludwig-Maximilians-Universität München im Rahmen einer jährlich stattfindenden Fortbildungsveranstaltung vor. Auch ich gehörte zu den aufmerksam lauschenden Zuhörern. Mit Befriedigung nahm ich zur Kenntnis, dass die Ergebnisse im Vergleich zum Vorjahr nochmals deutlich besser geworden sind. Dabei sind eine französische Forschungsgruppe und eine Gruppe der Universität Duisburg-Essen zurzeit am erfolgreichsten. Diese Entwicklung finde ich außerordentlich erfreulich.

Die Jodprophylaxe mit Jodsalz

In Deutschland ist der Jodmangel in den letzten Jahren angestiegen. Die Schilddrüse benötigt jedoch täglich Jod, um ihre Funktion zu gewährleisten ist. Was ist zu tun?

Wir haben schon mehrmals davon gesprochen, dass die Schilddrüse auf die tägliche Zufuhr von Jod angewiesen ist, um ihre Aufgabe zu erfüllen: die Produktion von Schilddrüsenhormonen. Daher ist die Bekämpfung des Jodmangels ein wichtiges Anliegen der Weltgesundheitsorganisation (WHO).

Jodmangel in Deutschland

Deutschland ist Jodmangelgebiet. In unseren Böden und damit auch in pflanzlichen Lebensmitteln wie Getreide und Gemüse ist kaum Jod vorhanden. Die Wissenschaft führt das darauf zurück, dass am Ende der letzten Eiszeit, als die Gletscher abgeschmolzen sind, das in den Gesteinen enthaltene Jod ausgewaschen wurde und mit den Flüssen in die Weltmeere gespült wurde.

Das bedeutet, dass Getreide, Gemüse und Obst als Jodquelle zu vernachlässigen sind. Sie liefern uns zu wenig Jod, auch wenn wir viel davon verzehren. Meereslebewesen sind hingegen eine gute Quelle für die Versorgung mit Jod. Da es aber eine ganze Reihe von Menschen gibt, die weder Fisch noch Meeresfrüchte mögen, müssen weitere Maßnahmen ergriffen werden. Dazu gehört an erster Stelle der allgemeine Gebrauch von Jodsalz.

Das Freiwilligkeitsprinzip

In Deutschland herrscht das Freiwilligkeitsprinzip: Verbraucherinnen und Verbraucher können selbst entscheiden, ob sie jodiertes Speisesalz verwenden oder Kochsalz ohne diesen Zusatz. Auch in Backstuben, Betriebskantinen, Schulküchen, Großküchen und der Industrie ist der Einsatz von Jodsalz keineswegs selbstverständlich.

Dazu möchte ich ein ganz aktuelles Erlebnis schildern. Ich saß in einem kleinen Café in München, das einer Bäckerei angegliedert ist. Beim Verlassen des Cafés fragte ich die Verkäuferin, ob in der Bäckerei Jodsalz verwendet werde. Sie antwortete mit einem entschiedenen »Nein!« und fügte hinzu: »In den Supermärkten gibt es doch massenhaft Jodsalz!« Ich wies sie darauf hin, dass viele Menschen nicht selbst kochen und stattdessen häufig außerhalb essen. Darauf wusste sie nichts zu sagen. Wie dieser Verkäuferin ist die Problematik des Außer-Haus-Essens im Zusammenhang mit Jodsalz vielen Menschen nicht bewusst.

Dabei würde die breite Verwendung von jodiertem Speisesalz in der handwerklichen oder industriellen Lebensmittelherstellung einen deutlichen Mehrwert für die Jodversorgung der Bevölkerung darstellen. Umso wichtiger ist die individuelle Gesundheitsvorsorge durch die Verwendung von Jodsalz in privaten Haushalten.

Jodsalz zu Hause verwenden

Meine dringende Empfehlung: Verwenden Sie ausschließlich Jodsalz, am besten einfaches, mit Jod angereichertes Speisesalz. Fragen Sie auch in Bäckereien und Metzgereien nach, ob dort Jodsalz verwendet wird. Wenn Sie als Lehrerin, Erzieherin oder in ähnlichen Berufen tätig sind, klären Sie auf, informieren Sie, setzen Sie sich bei jeder Gelegenheit für die Verwendung von Jodsalz ein.

Welches Jodsalz ist geeignet?

Bei meinen Recherchen in einem Supermarkt in der Nähe meines Wohnorts fand ich eine große Auswahl verschiedener Sorten Salz mit und ohne Jodzusatz. Ein Vergleich ergab, dass die Marke keine Rolle spielt: Alle Jodsalze, die in dem betreffenden Supermarkt angeboten werden, enthalten 2000 µg Jod pro 100 g Kochsalz. Übrigens enthält Meersalz, Ursalz oder Himalayasalz, das viele für besonders gesund halten, eher weniger Jod, ist aber deutlich teurer.

Und was ist mit den Varianten mit zusätzlichem Fluorid oder mit Selen? Das selenhaltige Salz kann für Hashimoto-Patienten Vorteile bieten, die Packung mit Fluorid-Zusatz empfehle ich vor allem Haushalten mit jüngeren Kindern, bei denen es um die Zahngesundheit geht.

Wenige Einschränkungen

Gibt es bestimmt Fälle, bei denen Jodsalz nicht verwendet werden sollte? Der Arbeitskreis Jodmangel[2] kommt zu dem Schluss, dass es bei der gesetzlich zugelassenen Menge an Kaliumiodat oder Natriumiodat, die dem Kochsalz beigemengt werden darf, keinerlei gesundheitliche Risiken gibt.

Dies möchte ich jedoch auf Basis meiner jahrelangen fachlichen Erfahrungen als Nuklearmediziner ein wenig relativieren. Wenn eine Überfunktion der Schilddrüse vom Typ Basedow oder aufgrund eines autonomen Adenoms bei heißen Knoten bekannt ist, sollte keinesfalls Jodsalz, sondern Kochsalz ohne Jodzusatz verwendet werden.

Dagegen müssen Hashimoto-Patienten keine Vorbehalte haben. Die nach den gesetzlichen Regelungen in Deutschland zugesetzten Jodmengen sind zu gering, um einen Autoimmunprozess der Schilddrüse auszulösen.

Jodgehalt im Salz

Laut den gesetzlichen Regelungen darf Jodsalz 15–25 mg Jod pro kg Salz enthalten. Die Deutsche Gesellschaft für Endokrinologie plädiert dafür, die zulässige Jodierung auf 30 mg pro Kilogramm Salz zu erhöhen. Diese Initiative kann ich als Schilddrüsenexperte nur nachdrücklich unterstützen.

Jodbedarf

Bei Kinderwunsch, in der Schwangerschaft und insbesondere in der Stillzeit ist der Jodbedarf erhöht und kann nicht allein durch die Ernährung gedeckt werden. Hier ist eine Supplementierung (Seite 125) notwendig.

Vorsicht bei Bluthochdruck

Ein Aspekt ist noch hinzuzufügen: Angesichts der weit verbreiteten Probleme mit Bluthochdruck und den damit verbundenen Erkrankungen wie Herzinfarkt und Schlaganfall ist vor einem übermäßigen Gebrauch von Kochsalz zu warnen. Da zahlreiche Fertiggerichte sowie Snacks wie Kartoffelchips, Erdnüsse oder Salzstangen reichlich Kochsalz enthalten, empfehle ich, nur zurückhaltend nachzusalzen und Gerichte lieber durch Kräuter und andere Gewürze schmackhafter zu machen.

Jodsalz allein reicht nicht

Leider kann Jodsalz allein den Jodmangel nicht beseitigen. Denn auch wenn Sie zu Hause konsequent Jodsalz verwenden, können Sie dadurch nicht Ihren Bedarf decken. Vor allem, wenn sie die empfohlene Kochsalzzufuhr von täglich 5 g – das entspricht etwa 1 Teelöffel – nicht übersteigen.

Der Arbeitskreis Jodmangel hat berechnet, dass mit einem Gramm Jodsalz ca. 20 µg Jod zugeführt wird. In 5 g Jodsalz sind also 100 µg Jod enthalten. Das ist die Hälfte der von der DGE empfohlenen täglichen Jodzufuhr.

Sie mögen Fisch? Dann ist es für Sie nicht so schwer, Ihren Jodbedarf zu decken: Essen Sie 1- oder 2-mal pro Woche Fisch, Meeresfrüchte oder auch Gerichte mit Algen. Aber auch andere Lebensmittel enthalten Jod, z. B. Champignons, Brokkoli, Spinat, Erdnüsse, Kefir und Eier.

Empfohlene Jodzufuhr für Deutschland (DGE)[3]

Alter	µg pro Tag
0–4 Monate	40
4–12 Monate	80
1–4 Jahre	100
4–7 Jahre	120
7–10 Jahre	140
10–13 Jahre	180
13–51 Jahre	200
ab 51 Jahren	180
Schwangere	230
Stillende	260

Die Entzündungen der Schilddrüse

Neben den funktionellen und strukturellen Erkrankungen der Schilddrüse gibt es die Schilddrüsenentzündungen, die Thyreoiditiden. Dazu gehören unter anderem die Autoimmunerkrankungen Hashimoto-Thyreoiditis und Morbus Basedow sowie die subakute Thyreoiditis de Quervain.

Hashimoto-Thyreoiditis

Mit Abstand am häufigsten ist die chronische lymphozytäre Entzündung der Schilddrüse vom Typ Hashimoto. Bis zu 10% einer nicht ausgewählten Bevölkerung sind davon betroffen. Wir wissen seit Mitte der 1950er Jahre, dass diesem Krankheitsbild ein Autoimmungeschehen zugrunde liegt. Eine häufige Folge hiervon ist eine Unterfunktion der Schilddrüse. Aber es gibt auch einen ansehnlichen Prozentsatz von Betroffenen, die keine Schilddrüsenhormontherapie benötigen.

Von Hashimoto zu Basedow

Bemerkenswert und auch in Ärztekreisen nicht allgemein bekannt ist das Phänomen, dass bei Hashimoto die Unterfunktion in eine Überfunktion umschlagen kann: Aus Hashimoto wird Basedow. Dies ist durch einen Richtungswechsel der Antikörperproduktion zu erklären: Während bei Hashimoto sogenannte blockierende Antikörper gebildet werden, haben wir es bei Basedow mit funktionssteigernden Antikörpern zu tun, die zu vermehrter Produktion von Schilddrüsenhormonen führen. Und ich habe noch mehr Expertenwissen für Sie: Diese Entwicklung kann auch in die umgekehrte Richtung gehen. Es hängt eben davon ab, welche Art von Antikörpern jeweils produziert wird, und dies ist wiederum begründet durch den Unterschied in der Genexpression. Sie erinnern sich? Nur der Teil der Gene, der jeweils benötigt wird, wird exprimiert: Auf Ihrem PC oder mobilen Endgerät lassen Sie auch nicht alle Programme gleichzeitig ablaufen, das würde zu einem Chaos führen.

Thyreoiditis de Quervain

Die zweithäufigste Entzündung der Schilddrüse ist die akut-subakute Thyreoiditis, die nach dem Schweizer Chirurgen Fritz de Quervain benannt ist. In einer dänischen Studie[4] wurden jährlich 2,4 Fälle pro 100 000 Einwohner diagnostiziert. Ihre Häufigkeit liegt also im niedrigen Promillebereich, das bedeutet, sie kommt ziemlich selten vor, auch im Vergleich zu der autoimmun bedingten Schilddrüsenentzündung.

Die de-Quervain-Thyreoiditis weist folgende Merkmale auf: Sie ist im Anfangsstadium mit heftigen einseitigen Schmerzen verbunden, die im Verlauf weniger Wochen typischerweise auf die andere Seite wandern. Anfangs liegt eine Hyperthyreose vor, die nach wenigen Wochen in eine normale Schilddrüsenfunktion (Euthyreose) und dann nahezu immer in eine Hypothyreose übergeht, die nicht immer mit Schilddrüsenhormonen behandelt werden muss.

Das Chamäleon unter den Schilddrüsenerkrankungen

Ergänzend füge ich hinzu, dass die de-Quervain-Thyreoiditis mit mehreren Synonymen belegt wurde. Während sie früher als subakute Thyreoiditis bezeichnet wurde, fügte man bei einer Revision der Einteilung der Schilddrüsenerkrankungen den Begriff »akut« hinzu, sodass die aktuell gültige

Bezeichnung etwas umständlich akut-subakute Thyreoiditis lautet. Ich möchte sie als das Chamäleon unter den Schilddrüsenerkrankungen bezeichnen, weil sie so viele verschiedene Erscheinungsformen hat und auch von Erfahrenen durchaus verkannt werden kann. Wir bezeichnen sie auch als Riesenzellthyreoiditis, da bei der histologischen Untersuchung entfernter Schilddrüsen mehrkernige Riesenzellen zu sehen sind. Veraltete Bezeichnungen für die akut-subakute Schilddrüsenentzündung sind Thyreoiditis migrans, die wandernde Schilddrüsenentzündung oder sogar Thyreoiditis saltans, die hüpfende Thyreoiditis.

Die akut-subakute Thyreoiditis de Quervain heilt – nach sonographischen Kriterien – in manchen Fällen soweit aus, dass sogar Fachleute ohne Kenntnis der Vorgeschichte keine Normabweichungen feststellen können. Nach meinen langjährigen Erfahrungen bleibt aber in der Mehrzahl der Fälle eine häufig leichte Funktionseinbuße im Sinne einer grenzwertigen Hypothyreose zurück.

Meine Erfahrungen mit der Behandlung der Quervain-Thyreoiditis

Nach der akuten Phase ist der Verlauf durchaus unterschiedlich. Jede Patientin, jeder Patient bedarf einer ganz individuellen Betreuung. Das ist die hohe Schule der Schilddrüsenmedizin. Mit Dr. M. Ventz von der Berliner Charité, einem außerordentlich erfahrenen Endokrinologen, habe ich mich einmal vor längerer Zeit auf einem Kongress über die Quervain-Thyreoiditis unterhalten und meinte, das sei eine spannende Erkrankung. Er entgegnete nur trocken, sie sei nicht wirklich aufregend. Dr. Ventz ist sehr breit endokrinologisch aufgestellt und beackert ein großes Feld von Erkrankungen, quer durch alle endokrinen Organe. Mein Fokus und meine Leidenschaft hingegen gelten der Schilddrüse.

Eine häufige Fragestellung war für mich, ob nach Abklingen der heftigen akuten Beschwerdesymptomatik eine Schilddrüsenhormonbehandlung erforderlich sei. Dazu habe ich eine bewährte Methode eingesetzt: den sogenannten gezielten Auslassversuch. Die meisten meiner Patienten und Patientinnen mit Quervain-Thyreoiditis nahmen über einen Zeitraum von mehreren Wochen Schilddrüsenhormonpräparate ein, was in der Regel als sehr hilfreich empfunden wurde. Irgendwann stellte sich die Frage, ob dies zu einer Dauertherapie werden sollte. Nachdem ich sie informiert und über die Gefahrlosigkeit des Unterfangens aufgeklärt hatte, schlug ich den Betroffenen vor, für 4–6 Wochen kein Schilddrüsenhormon einzunehmen und danach zu einer Kontrolluntersuchung zu erscheinen. Es lief häufig darauf hinaus, dass ich mich mit den Patienten und Patientinnen auf eine niedrigdosierte Schilddrüsenhormonbehandlung einigte, im Allgemeinen nicht mehr als 50 µg eines T4-Präparates.

Neuerer Literatur ist zu entnehmen, dass bis zu 95 % der de-Quervain-Betroffenen innerhalb von 12 Monaten bezüglich ihrer Schild-

Namensgeber

Übrigens: Nach Fritz de Quervain ist auch eine Sehnenscheidenentzündung benannt. Er ist der einzige mir bekannte Mediziner, der Namensgeber gleich für zwei unterschiedliche Krankheitsbilder war.

drüsenfunktion den Ausgangswert erreichen, den sie vor der Erkrankung hatten.[5]

Zwar ist die Thyreoiditis de Quervain normalerweise harmlos und selbstbegrenzend, sozusagen selbstausheilend, dennoch birgt sie ein Gefahrenpotenzial: Sie kann durchaus einmal zu einer schweren Schilddrüsenüberfunktion, einer thyreotoxischen Krise, führen, und dadurch kann zunächst ein papilläres Schilddrüsenkarzinom überdeckt werden.[6] Rizzo beobachtete hierbei ein Geschlechtsverhältnis weiblich zu männlich von 7:1.

Von Rizzo können wir auch lernen, dass die Schilddrüsenüberfunktion vom Typ Basedow sich durch einen vermehrten Blutfluss auszeichnet, während bei der subakuten Schilddrüsenentzündung die Durchblutung normal bis vermindert ist. Der Schilddrüsenexperte weist zudem darauf hin, dass die Quervain-Thyreoiditis auch in einer knotigen Form auftreten kann. Ich habe selbst solche Fälle beobachtet, und es handelte sich ausnahmslos um szintigraphisch kalte Knoten, die sich im weiteren Verlauf zurückbildeten.

Immer wieder wurde ich von Patientinnen und Patienten gefragt, ob sich Schilddrüsenknoten zurückbilden können. Darauf konnte ich ohne langes Überlegen mit Ja antworten, doch mit einer Einschränkung: nur bei einer bestimmten Schilddrüsenerkrankung, und zwar der Thyreoiditis de Quervain.

Ich komme auf meine Charakterisierung dieser nicht autoimmun bedingten Schilddrüsenentzündung zurück: Sie ist wirklich mit einem Chamäleon zu vergleichen, das uns verschiedene Farben zeigt.

Mein Tipp

Mein Tipp für de-Quervain-Betroffene: Begeben Sie sich in die Hände der erfahrensten Schilddrüsenexperten, die Sie finden können. Gehen Sie einmal oder auch zweimal im Jahr zu einer fachärztlichen Kontrolle – bei Befindlichkeitsstörungen auch durchaus mehrmals!

Ein breites Spektrum

Sie haben nun viel über die verschiedenen Formen der Schilddrüsenerkrankungen gelesen. Sie haben erfahren, wie sie sich äußern und welche Folgen sie haben können. Dabei ist deutlich geworden, wie breit das Spektrum ist: von folgenlos, also vollständiger Ausheilung, über vorübergehende Beeinträchtigungen und chronische Probleme bis hin zu verkürzter Lebensdauer.

Wichtig ist immer eine gründliche fachärztliche Abklärung mit dem Ergebnis einer gesicherten Diagnose, und dies nach Möglichkeit zum frühestmöglichen oder realistischerweise frühen Zeitpunkt im Anfangsstadium der Erkrankung. Auch sind Screeningmaßnahmen zur Früherkennung sinnvoll, damit werden wir uns im nächsten Kapitel beschäftigen.

Schilddrüsen-Check

Kommen wir zum Schilddrüsen-Check. Die Devise lautet: eine Erkrankung früh erkennen, die Ergebnisse und die Symptome genau verstehen und dementsprechend handeln.

Früherkennung von Krankheiten ist ganz allgemein ein wichtiges Bestreben, das die Menschen vermutlich schon seit langem bewegt. Denn umso früher eine Krankheit diagnostiziert wird, umso früher kann mit der Behandlung begonnen werden. Dabei ist nicht nur die Diagnostik wichtig, auch müssen die Ergebnisse sowie bestehende Symptome richtig eingeordnet werden.

Schilddrüsenerkrankungen frühzeitig erkennen

Welche Früherkennungsmaßnahmen für Schilddrüsenerkrankungen sind derzeit in Deutschland obligatorisch? Die erste Maßnahme ist das Neugeborenenscreening, danach sind sie Bestandteil der Vorsorgeuntersuchungen für Kinder und Jugendliche. Eine weitere Maßnahme ist die molekularpathologische Diagnostik (Seite 46).

Das Neugeborenenscreening

Für das Neugeborenenscreening wird dem Baby etwa am dritten Tag nach der Geburt durch einen Stich in die Ferse mit einer Lanzette etwas Blut entnommen. Das Blut wird auf verschiedene Krankheiten untersucht, unter anderem wird TSH bestimmt. Sie erinnern sich: Das ist das Thyreoidea-stimulierende Hormon aus der Hypophyse, welches die Schilddrüsenzellen veranlasst, ihre Hormone zu bilden. Durch diesen Test wird mit einer sehr hohen Sicherheit von 95–98 % eine Unterfunktion der Schilddrüse (Hypothyreose) erkannt. So kann möglichst frühzeitig mit einer Behandlung und Therapie begonnen werden. Nach Daten aus den Jahren 2000 und 2001 hatte in Bayern und Baden-Württemberg eines von 2629 Neugeborenen eine angeborene Hypothyreose.[7]

Vorsorgeuntersuchungen für Kinder und Jugendliche

Die Schilddrüsenhormone sind für das Wachstum und die körperliche sowie geistige Entwicklung von entscheidender Bedeutung. Daher stellt jede der Vorsorgeuntersuchungen, die von Allgemeinärztinnen oder Kinder- und Jugendärzten durchgeführt werden, eine Früherkennungsmaßnahme bezüglich Schilddrüsenerkrankungen im Kindes- und Jugendalter dar.

So wird es beispielsweise auffallen, wenn das Längenwachstum hinter der Altersnorm zurückbleibt. In einem solchen Fall sollte das Blut – neben weiteren Labortests, die bei einer Wachstumsstörung wichtig sind – untersucht werden auf: TSH, ggf. die freien Schilddrüsenhormone fT4, fT3 und ggf. Anti-TPO (Antikörper gegen die thyreoidale Peroxidase).

Je nach Ergebnis der Blutuntersuchung wird in der nuklearmedizinischen oder endokrinologischen Facharztpraxis mit Spezialisierung auf die Schilddrüse eine Ultraschalluntersuchung der Schilddrüse durchgeführt. Es kann im Einzelfall vorkommen, dass eine angeborene Unterfunktion der Schilddrüse (kongenitale Hypothyreose) dem Neugeborenenscreening entging. Hier wird es höchste Zeit, mit einer Schilddrüsenhormonbehandlung zu beginnen, die allerdings den Rückstand in der geistig-intellektuellen und körperlichen Entwicklung nicht mehr aufzuholen vermag.

Häufig haben mich Mütter, die bei mir in Behandlung waren, gefragt, ab wann oder unter welchen Voraussetzungen ihre Kinder an der Schilddrüse untersucht werden sollten. Ich habe ihnen stets geantwortet, dass dies in der Regel vor dem 10. Lebensjahr nur dann notwendig sei, wenn Auffälligkeiten vorlägen. Das gilt auch, wenn bei der Mutter eine Autoimmunerkrankung der Schilddrüse bekannt ist.

Im Schulalter kann ein Abfall der Leistungen, Konzentrationsmangel des Kindes, Lernschwierigkeiten, ungewöhnliche Müdigkeit ein Hinweis auf eine Hypothyreose sein. Bei Mädchen kann ein verspätetes Einsetzen der Monatsblutung auf eine Hypothyreose hindeuten und sollte Anlass zur Abklärung sein. Das weibliche System reagiert extrem sensibel auf feinste Schwankungen in der Versorgung mit Schilddrüsenhormonen. Ein genau geführter Menstruationskalender, auf Papier oder als App auf dem Smartphone, bietet die Möglichkeit, frühzeitig zu reagieren.

Jugendschutzuntersuchung

Jugendliche unter 18 Jahren müssen sich vor Beginn einer Berufsausbildung ärztlich untersuchen lassen. Diese Jugendschutzuntersuchung sollte auch ein Abtasten des Halses umfassen, dabei kann erfahrenen Untersucherinnen eine Vergrößerung der Schilddrüse auffallen. Dies mag durchaus auch zur Früherkennung einer sogenannten Struma iuvenilis, einer Schilddrüsenvergrößerung im Jugendalter, dienen. Wir wissen, dass die Struma sich im Zusammenhang mit der Pubertät entwickeln kann, wenn Jodmangel und verschärfend eine familiäre Veranlagung zusammenkommen.

Untersuchungsmethoden in der Frühdiagnostik

In der Früherkennungsdiagnostik von Schilddrüsenknoten werden verschiedene Untersuchungsmethoden angewandt. Fragen wir uns einmal: Wie schneiden die nuklearmedizinischen Verfahren im Vergleich zum Ultraschall ab?

Hoher Stellenwert der Nuklearmedizin

Zu Recht wird die Ultraschalluntersuchung der Schilddrüse als diagnostische Maßnahme der ersten Wahl gleich nach der klinischen Untersuchung mit Abtasten des Halses durchgeführt. Was oft vergessen wird: Die Schilddrüsenszintigraphie, die ja von erfahrenen Fachärztinnen durchgeführt wird, ist ebenfalls zur Früherkennung von abklärungsbedürftigen Knoten geeignet. Werden bei der klassischen Schilddrüsenszintigraphie mit 99mTc-Pertechnetat kalte, hypofunktionelle Knoten entdeckt und wird daraufhin eine MIBI-Szintigraphie mit Computerauswertung durchgeführt, liegt die Entdeckungsrate von bösartigen Schilddrüsenknoten bei 100 %.

In einer ganz aktuellen deutschlandweiten Studie, an der auch niedergelassene Nuklearmediziner in Facharztpraxen teilgenommen hatten, wurde festgestellt, dass die Rate bösartiger Tumoren bei kalten Knoten 10 % beträgt, bei heißen Knoten nur 1 %. Das bedeutet, dass ein einziges, ganz einfach feststellbares Kriterium, nämlich das Vorliegen von kalten Knoten, das schon von Fachärzten in Weiterbildung erfasst und beschrieben werden kann und anhand der Bilddokumentation auch von Chirurginnen und Ärzten anderer Fachdisziplinen nachvollzogen werden kann, dazu geeignet ist, die Weichen für das weitere Vorgehen zu stellen.[8]

Die Leistungsfähigkeit der Nuklearmedizin bezüglich der Beurteilung von Schilddrüsenknoten überzeugt. In einer europäischen Multicenter-Studie wurde geprüft, was die MIBI-Szintigraphie mit Computerauswertung bei kalten Knoten mit nicht eindeutigem zytologischem Ergebnis leistet.[9] Das Ergebnis war verblüffend: eine Sensitivität von 100 %, eine Spezifität von 89 %, ein Positiver Vorhersagewert (PPV) von 82 %, ein Negativer Vorhersagewert (NPV) von 100 % und eine Accuracy (Genauigkeit) von 93 %.

Ultraschall ist häufig schwer zu bewerten

Im Gegensatz dazu ist die Entscheidungsfindung aufgrund sonographischer Kriterien – also eines Ultraschalls – sehr viel komplizierter und schwieriger. Es gibt den Versuch einer Risikoabschätzung von Knoten der Schilddrüse, die sogenannte TIRADS-Klassifikation. Mir schwirrte jedes Mal der Kopf, wenn auf einem Kongress dieses äußerst komplizierte Schema vorgestellt wurde. Ich kenne im Raum Augsburg auch nur einen einzigen Kollegen, der dieses Konzept erfolgreich anwenden kann.

Laut einer italienischen Studie[10] haben bis zu 60 % der Erwachsenen Schilddrüsenknoten; davon seien bis zu 5 % bösartig. In dieser Arbeit wird darauf hingewiesen, dass die Ergebnisse sehr geräteabhängig seien und dass noch viel Forschungsarbeit nötig sei, um die Leistungsfähigkeit der aktuell von Fachgremien empfohlenen sonographischen Beurteilung von Knoten der Schilddrüse abschließend zu bewerten.

Eine türkische Forschungsgruppe[11] verglich die derzeit 4 international gebräuchlichen sonographischen Beurteilungskriterien und stellte eine Sensitivität von ca. 60–70 % fest für die Entdeckungsrate von Bösartigkeit in Schilddrüsenknoten. Das bedeutet: 30–40 % der bösartigen Schilddrüsenknoten werden allein durch Anwendung der 4 konkurrierenden sonographischen Einteilungskriterien nicht entdeckt.

Zufällige Befunde bei Studierenden der Medizin

Die folgende Erfahrung bestätigt die Schwierigkeiten bei der Auswertung eines Ultraschalls der Schilddrüse: An verschiedenen Universitäten untersuchen sich Studierende der Medizin gegenseitig im Rahmen von Ultraschallkursen, dabei wird auch die Schilddrüse geschallt. Auf diesem Wege sind gelegentlich Medizinstudentinnen in meine Praxis gekommen, bei denen Knoten diagnostiziert wurden. Bei meinen Untersuchungen stellte sich wiederholt heraus, dass Gefäßüberkreuzungen für Zysten gehalten wurden. Befunde, die einer weiteren Abklärung beispielsweise durch eine Feinnadelpunktion bedurften oder die gar operiert werden mussten, habe ich auf diese Weise nicht feststellen können.

Aber eine Bemerkung von Frau Professor Christine Spitzweg hat mich nachdenklich gemacht: Sie äußerte im Rahmen des jährlich stattfindenden Schilddrüsen-Updates am 15. Mai 2024 im Campus Großhadern der Ludwig-Maximilians-Universität München, dass im letzten Ultraschallkurs für Studierende der Humanmedizin die Hälfte der jungen Menschen bereits Knoten in der Schilddrüse aufgewiesen hatten. Sie fügte hinzu, die Betreffenden seien ausnahmslos in Haushalten mit veganer bzw. vegetarischer Ernährung aufgewachsen. »Nichts gegen Veganer und Veganerinnen«, meinte die international hoch angesehene Schilddrüsenexpertin, »aber die müssen dann halt Jodtabletten einnehmen.«

TSH-Bestimmung – bei heißen Knoten nicht ausreichend

Was schon länger bekannt ist: Durch die Bestimmung des TSH-Wertes im Blut kann ca. ein Drittel der Autonomien der Schilddrüse nicht entdeckt werden. Es kam häufig vor, dass Patientinnen, die zur Abklärung von Knoten zu mir überwiesen worden waren, mir im Gespräch mitteilten: »Mein Hausarzt hat bei mir einen heißen Knoten entdeckt!« Ich fragte dann, ob irgendwo, z. B. in einer nuklearmedizinischen Praxis, eine Schilddrüsenszintigraphie durchgeführt wurde. Das war häufig nicht der Fall, der Hausarzt hatte lediglich den TSH-Wert bestimmt. Die Diagnose (besser gesagt: der Befund) »heißer Knoten« ist jedoch ein exklusiv nuklearmedizinischer Befund, die rein internistische Diagnostik vermag diese Aussage nicht zu machen.

Untersuchungen bei familiärer Vorbelastung

Bei familiärer Vorbelastung kann eine Untersuchung der Schilddrüse inklusive Ultraschall als Früherkennungsmaßnahme sinnvoll sein. In meiner Klientel gab es eine Mutter mit Schilddrüsenknoten, in ihrem Falle harmlos, die ihre 3 Töchter im Alter von 10 bis 18 Jahren zur Untersuchung vorstellte. Das Ergebnis: Alle 3 hatten kleine Knötchen, die auf Jodid ansprachen und kleiner wurden. Eine Rückbildung von Strumaknoten (im Sinne eines Verschwindens) allein durch medikamentöse Behandlung ist auch bei frühzeitiger Entdeckung bei unter 20-Jährigen nicht zu erwarten; realistisch ist aber eine Knotenverkleinerung um ca. 30 bis maximal 50 %.

Bestimmung des Tumormarkers Calcitonin

Unbedingt zur Früherkennung von Schilddrüsenerkrankungen gehört die Bestimmung des Tumormarkers Calcitonin. Es war lange Zeit umstritten, ob dieser Labortest als Screeningmethode eingesetzt werden soll. Eine Expertenkommission, in welcher auch der Heidelberger Endokrinologe Prof. Dr. Friedhelm Raue Mitglied war, stellte hier klare Richtlinien auf: Es wurde empfohlen, bei Knoten der Schilddrüse, insbeson-

Erfolge durch Calcitonin-Screening

Das medulläre Schilddrüsenkarzinom war lange Zeit gefürchtet und zum Zeitpunkt der Diagnosestellung häufig nicht mehr operabel. Seit es die Möglichkeit der Früherkennung dieses tückischen Karzinoms durch das Calcitonin-Screening gibt, können die Betroffenen oft erfolgreich operiert werden und haben somit eine höhere Lebenserwartung.

dere kalten Knoten, einmalig Calcitonin zu bestimmen. Als ich davon hörte, war ich fasziniert und setzte diese Methode systematisch ein.

Ein Fall ist mir besonders deutlich im Gedächtnis geblieben: Eine Frau, damals Mitte Dreißig, brachte ihren Sohn zur Untersuchung, dabei kam nichts Besonderes heraus. Im Gespräch äußerte die Mutter den Wunsch, ich möge doch eine Ultraschalluntersuchung ihrer Schilddrüse durchführen. Zu meiner Überraschung war im linken Lappen ein Knötchen von ca. 3 mm Durchmesser zu sehen. Daraufhin nahm ich Blut ab und siehe – das Calcitonin war erhöht. Die Patientin wurde operiert, und sie hatte ein vom Pathologen nachgewiesenes medulläres Schilddrüsenkarzinom. Die Patientin wurde von einem erfahrenen Kollegen weiterbetreut und hat dank Früherkennung eine exzellente Prognose.

Der Einsatz des Calcitonin-Screenings in der Früherkennung hat dazu geführt, dass die Knoten bei den Operierten im Durchschnitt signifikant kleiner geworden sind, wie mir Prof. Henning Dralle von der Chirurgischen Klinik der Martin-Luther-Universität Halle-Wittenberg persönlich mitteilte. Es ist die ganz hohe Schule der Schilddrüsendiagnostik. Ich war von Anfang an mit dabei und konnte meine Ergebnisse 2005 auf der Jahrestagung der Chirurgischen Arbeitsgemeinschaft Endokrinologie der Deutschen Gesellschaft für Chirurgie präsentieren. Alle von mir entdeckten Fälle konnten frühzeitig operiert und vollständig ausgeheilt werden und haben eine normale Lebenserwartung, während vor der Ära des Calcitonin-Screenings die Patienten und Patientinnen mit medullärem Schilddrüsenkarzinom eine im Vergleich zur Normalbevölkerung sehr viel niedrigere Lebenserwartung hatten.

In speziellen Fällen: Gentest als Früherkennung

Auf eine Besonderheit des medullären Schilddrüsenkarzinoms möchte ich an dieser Stelle hinweisen: Es gibt eine sogenannte sporadische und eine familiäre Form. Sporadisch heißt: einfach so, nur bei diesem individuellen Patienten. Die familiäre Form tritt hingegen bei Blutsverwandten über mehrere Generationen auf und wird auch an die nachfolgenden Generationen weitergegeben. Ungefähr 75 % der medullären Schilddrüsenkarzinome sind sporadisch, 25 % familiär.

Hier setzt nun eine ganz spezielle Form der Früherkennung ein: der genetische Test. Dazu werden wenige Milliliter Blut abgenommen und an ein Speziallabor geschickt, das feststellt, ob eine Mutation vorliegt. Ist dies der Fall, wird den Betroffenen nahegelegt, sämtliche erreichbaren Blutsverwandten sowohl in aufsteigender als auch in absteigender Linie untersuchen zu lassen. Durch die über Jahrzehnte akkumulierten Daten können wir in Abhängigkeit von der speziellen Mutation Risikoklassen bilden und klare Empfehlungen aussprechen, in welchem Alter je nach potenzieller Aggressivität der Mutation operiert werden sollte, um eine vollständige Ausheilung der Erkrankung zu ermöglichen.

Früherkennung durch Feinnadelpunktion

Die Feinnadelpunktion der Schilddrüse (zytologische Diagnostik) kann mit Fug und Recht ebenfalls eine Früherkennungsmaßnahme genannt werden. Diese Methode gehört zum Handwerkszeug eines jeden Arztes, erst recht Facharztes, der sich ernsthaft mit den Schilddrüsenerkrankungen befasst.

Bei der Feinnadelpunktion wird über eine dünne Kanüle Zellmaterial aus der Schilddrüse gewonnen, das unter dem Mikroskop beurteilt wird.

Ein Pionier auf diesem Gebiet war Prof. Manfred Droese, der viele Jahre eine Spezialabteilung an der Universität Göttingen geleitet hat. Mir wurde die Methode vermittelt von Prof. Heidenreich in Augsburg und von Prof. Börner in Würzburg. In Einzelfällen gelang es mir sogar, Mikrokarzinome der Schilddrüse unter 1 cm Durchmesser nachzuweisen.

Für die strukturellen Schilddrüsenerkrankungen – also Knoten mit und ohne gleich-

Thyreoiditis de Quervain (Quelle: Dr. med. Katja-Magali Marwedel, Zytologielabor Einbeck, amedes)

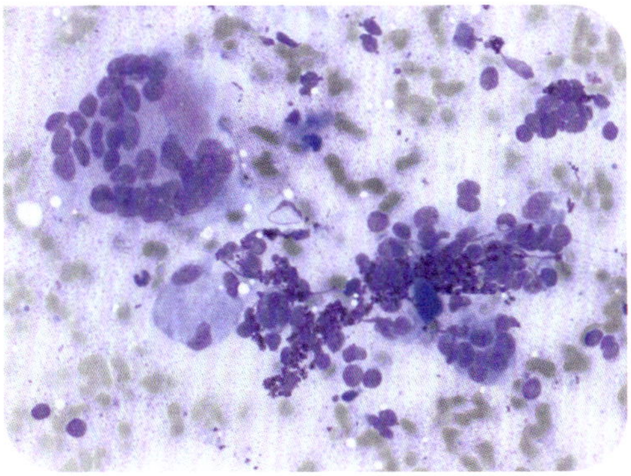

Papilläres Schilddrüsenkarzinom (Quelle: Dr. med. Katja-Magali Marwedel, Zytologielabor Einbeck, amedes)

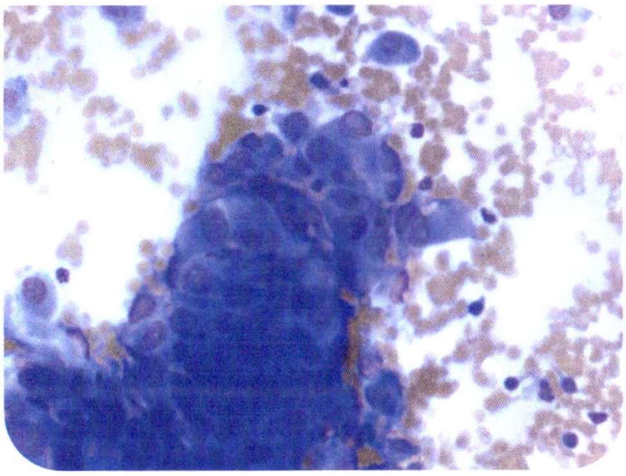

Calcitonin-Screening statt Feinnadelpunktion

Die Feinnadelpunktion hat zur Abklärung von Schilddrüsenknoten allgemein einen sehr hohen Stellenwert. Wenn sich durch das Calcitonin-Screening der Verdacht auf ein medulläres Schilddrüsenkarzinom ergibt, sollte sie jedoch nicht durchgeführt werden. Sie ist aus den Empfehlungen für das diagnostische Vorgehen bei Verdacht auf ein medulläres oder auch C-Zell-Karzinom der Schilddrüse verschwunden.

zeitiger Vergrößerung des Organs – ist die Feinnadelpunktion der Schilddrüse entscheidend, um gutartige von bösartigen Veränderungen zu unterscheiden. Die Treffsicherheit der Methode kann durch den Einsatz molekularpathologischer Methoden noch gesteigert werden.

Früherkennung durch molekularpathologische Diagnostik

Die seit Jahrzehnten bekannte rein mikroskopische Untersuchung von Zellmaterial aus der Schilddrüse (Zytologie) kann erweitert werden, indem durch einen molekularbiologischen Test nach einer Mutation in den Zellen gesucht wird. Die Forschung hat festgestellt, dass bestimmte Mutationen gehäuft bei bestimmten Schilddrüsenkarzinomen vorkommen.

Wie bin ich darauf gestoßen? Auf den Jahrestagungen der Arbeitsgemeinschaft chirurgische Endokrinologie der Deutschen Gesellschaft für Chirurgie berichteten das Forscherehepaar Thomas und Petra Musholt von der Möglichkeit, an Schilddrüsenfeinnadelpunktaten nach einer sogenannten BRAF-Mutation zu fahnden. Ich war beeindruckt und schloss mich dieser Arbeitsgruppe an, die an der Johannes-Gutenberg-Universität in Mainz angesiedelt ist. Es lohnte sich: Dank dieser Methode konnte ich in einigen Fällen die präoperative Diagnose eines sogenannten papillären Schilddrüsenkarzinoms stellen, auch wenn die rein mikroskopische Untersuchung der Präparate nicht zum Nachweis eines Karzinoms geführt hatte.

Früherkennung – Fazit

Mit der phänomenalen Verfeinerung der diagnostischen Möglichkeiten in den letzten Jahrzehnten sind Früherkennungsmaßnahmen nicht nur möglich, sondern auch in vielen Bereichen selbstverständlich. Abgesehen von der Ultraschalldiagnostik, die durchaus auch von Nichtspezialisten durchgeführt werden kann, liegen die übrigen Maßnahmen zur Früherkennung von Schilddrüsenerkrankungen im Allgemeinen in Händen von Fachärzten mit entsprechender Expertise.

1. Die wichtigste und segensreichste Maßnahme in diesem Zusammenhang ist das Neugeborenenscreening. Es hat dazu geführt, dass mit sehr hoher Trefferquote eine angeborene primäre Unterfunktion erkannt wird. Durch eine unverzügliche Schilddrüsenhormonsubstitution kann die schwerwiegende Beeinträchtigung der körperlichen und geistigen Entwicklung, die vor Einführung dieser gesetzlichen Maßnahme mit diesem Krankheitsbild verbunden war, vermieden werden. Durch die Maschen dieses eng geknüpften Netzes schlüpfen die extrem seltenen, von

der Hypophyse bzw. dem Hypothalamus ausgehenden sekundären und tertiären Schilddrüsenunterfunktionen. Hier liegt noch eine Herausforderung für die Schilddrüsenforschung.

2. Die immer weitere Verbreitung der Ultraschalldiagnostik der Schilddrüse hat zweifellos zu einer wesentlich früheren Entdeckung von Schilddrüsenknoten geführt. Ich führe sie deshalb auf Platz zwei an.
3. An die dritte Stelle setze ich das Calcitonin-Screening zur Früherkennung des medullären Schilddrüsenkarzinoms. Die sachgerechte Durchführung und Interpretation setzt spezielle Fachkenntnisse voraus, sodass dieser Test nur von Spezialisten, die darin geschult sind, durchgeführt werden sollte. Diese Expertinnen und Experten sind leider selten und schwer zu finden.

Symptome von Schilddrüsenerkrankungen

Ein grundsätzliches Problem bei der Diagnostik von Schilddrüsenerkrankungen ist, dass diese im Frühstadium entweder gar keine oder nur schwache, kaum wahrnehmbare oder eben sehr unspezifische Symptome verursachen. Im Falle der Schilddrüse ist dies so bei der häufigsten Schilddrüsenerkrankung, dem Kropf infolge Jodmangels (Jodmangelstruma), aber auch bei einer seltenen Schilddrüsenerkrankung, dem Schilddrüsenkarzinom (mal abgesehen von den sehr seltenen anaplastischen Schilddrüsenkarzinomen). Hinzu kommt, dass es gerade bei zwei der bedeutsamsten Schilddrüsenerkrankungen, der Schilddrüsenunterfunktion (Hypothyreose) und der Schilddrüsenüberfunktion (Hyperthyreose), eine breite Überlappung von Symptomen gibt.

Ein konkretes Beispiel ist das Gewicht. Es gilt fast schon als ein Dogma, dass es bei der Hyperthyreose immer oder nahezu immer eine Gewichtsabnahme gibt. Diese Anschauung ist in zahlreichen Köpfen auch von Medizinerinnen und Medizinern ziemlich fest verankert. Kenner der Materie wissen aber, dass es bei diesem Krankheitsbild durchaus manchmal zu einer Gewichtszunahme kommen kann. Ich habe schon solche Fälle erlebt. Die Betroffenen sind im Allgemeinen sehr erstaunt, wenn ich ihnen erkläre, sie hätten eine Überfunktion der Schilddrüse und der Grund dafür sei der manchmal mit der Hyperthyreose einhergehende gesteigerte Appetit.

Schauen wir uns an, welche Krankheitserscheinungen bei Schilddrüsenproblemen zu beobachten sind. Diese zeichnen sich durch eine verwirrende Vielfalt aus und rei-

Ultraschalldiagnostik für Kinder und Jugendliche

Meine Empfehlung ist, sowohl bei Mädchen als auch bei Jungen ab dem zehnten Lebensjahr eine Basisuntersuchung der Schilddrüse mit Ultraschall durchführen zu lassen, ggf. ergänzt durch Labortests wie TSH, evtl. Anti-TPO und die Jodausscheidung im Spontanurin. Denn wie wir seit langem wissen, beginnt die Entwicklung einer Jodmangelstruma in der Pubertät, auch macht sich häufig in diesem Alter schon eine Autoimmunthyreoiditis bemerkbar. Und: Im Kindes- und Jugendalter ist die Jodmangelstruma durch Jodid vollständig rückbildungsfähig.

chen von einer Beeinträchtigung des Allgemeinbefindens bis hin zu ziemlich typischen Symptomen bzw. Symptomkombinationen.

Müdigkeit, Abgeschlagenheit, Leistungsabfall

Müdigkeit, Abgeschlagenheit und das Nachlassen der Leistungsfähigkeit sind Beschwerden, die in der Schilddrüsensprechstunde sehr häufig geäußert werden. Leider sind sie unspezifisch und kommen bei einer ganzen Reihe von unterschiedlichen Erkrankungen vor.

Fieber

Fieber tritt im Rahmen einer Schilddrüsenerkrankung eher selten auf. Anhaltende oder immer wiederkehrende subfebrile Temperaturen (das Thermometer steigt bis 37,8 Grad Celsius, selten darüber) können auf eine Autoimmunthyreoiditis hindeuten und manchmal sogar das einzige konkret fassbare Symptom darstellen. Diese Ursache erhöhter Temperaturen ist in Ärztekreisen ziemlich unbekannt. Auch bei der subakuten Thyreoiditis de Quervain gibt es gar nicht so selten mäßig erhöhte Temperaturen.

Temperaturen um die 39 Grad Celsius werden bei der extrem seltenen eitrigen Thyreoiditis beobachtet, der als einziger Schilddrüsenentzündung der Zusatz »akut« zuerkannt wurde; eine akute Schilddrüsenentzündung ist also eine eitrige Entzündung, ein schweres Krankheitsbild, das aber auf ein Breitbandantibiotikum anspricht. In der Altersgruppe der 18- bis 45-jährigen Frauen müssen wir nicht mit dieser Erkrankung rechnen. Bei der akuten Thyreoiditis kann die Haut am Hals in der Schilddrüsenregion gerötet sein und sie ist auch überwärmt. Der untersuchende Arzt sollte sich nicht scheuen, dies mit dem Handrücken zu erfühlen und zum Vergleich benachbarte Hautregionen auf diese Weise zu untersuchen.

Heiserkeit

Heiserkeit ist ein Symptom, das auf eine Schilddrüsenerkrankung hinweisen kann. Geläufig und auch gefürchtet bei Ärzten und Patienten ist eine »kratzige« Stimme als Komplikation nach Schilddrüsenoperationen. Das ist die Folge einer Schädigung des Nervus laryngicus recurrens, kurz »Rekurrens«, das ist der Nerv, der die Stimmbänder versorgt. Rein statistisch kommt dies in ca. 1 % bei Schilddrüsenoperationen vor. Bei Angehörigen von Sprechberufen (Lehrerinnen, Lehrer) hat eine solche Rekurrensparese einschneidende Konsequenzen. Eine Lehrerin meiner Tochter war davon betroffen und fiel monatelang aus.

In der Literatur beschrieben ist auch, dass allein der Vorgang der Operation und auch die Einführung des Tubus zur Narkose zu einer Rekurrensparese führen kann. Eine weitere nicht seltene Ursache einer Rekurrensparese sind virale Infekte der oberen Atemwege. Unsere Kolleginnen und Kollegen der Hals-Nasen-Ohrenheilkunde sind in jedem Fall von Heiserkeit gefordert, ihr gesamtes diagnostisches Rüstzeug aufzufahren, zu dem außer der konventionellen Spiegeluntersuchung, der Laryngoskopie, auch die Stroboskopie und im Einzelfall die Computertomographie gehören. Die Stroboskopie ist ein Test, um die sehr schnellen Schwingungen der Stimmlippen sichtbar zu machen und diese grafisch darzustellen. Es ist eine anspruchsvolle und aussagekräftige Methode aus der Stimm- und Sprachheilkunde (Phoniatrie und Pädaudiologie).

Psychische Beschwerden

Nicht zu vernachlässigen sind die psychischen Begleiterscheinungen, die bei einer Schilddrüsenerkrankung insbesondere funktioneller Art auftreten können. Depression, Stimmungsschwankungen und Antriebsarmut sind bei einer Unterfunktion der Schilddrüse ziemlich häufig. Angst, Übererregbarkeit und Schlafstörungen finden wir bei einer Überfunktion der Schilddrüse. Im Zusammenhang mit Schwangerschaftskomplikationen gibt es nicht selten psychische Begleiterscheinungen. So traten Angst und Depression z. B. bei Frauen gehäuft nach einem Frühabort auf.[12] Frühaborte in der 6.–7. Schwangerschaftswoche sind nach meinen Erfahrungen häufig durch eine latente, subklinische Unterfunktion der Schilddrüse bedingt.

Selten, aber dennoch erwähnenswert ist eine Komplikation einer chronischen Entzündung der Schilddrüse, die in der Klinik behandelt werden muss: Die Autoimmunthyreoiditis Hashimoto kann zu einer Enzephalitis (eine Entzündung des Gehirns) mit schwerwiegenden neurologischen und psychiatrischen Erscheinungen führen.[13]

Durchfall

Durchfall ist zwar ein störendes, aber an sich harmloses Symptom, das bei einer Schilddrüsenüberfunktion häufig beobachtet wird. Er kann aber auch auf ein medulläres Schilddrüsenkarzinom hindeuten und sollte zur Bestimmung des Tumormarkers Calcitonin Anlass geben.

Geschwollene Lymphknoten

Angeschwollene Halslymphknoten können vielfältige Ursachen haben. Am häufigsten sind sie durch Infekte im HNO-Bereich bedingt, können aber auch bei Schilddrüsenentzündungen vorkommen. Eher selten sind sie Ausdruck einer bösartigen Erkrankung, sei es der Schilddrüse oder auch anderer Halsorgane. Wenn sich in der Schilddrüsensprechstunde Patienten und Patientinnen mit Lymphknotenschwellungen vorstellen, ist immer auch an ein medulläres Schilddrüsenkarzinom zu denken. Die von einem medullären Schilddrüsenkarzinom Betroffenen leiden manchmal an einer lästigen und therapeutisch nur schwer beeinflussbaren Flush-Symptomatik (aufsteigende Hitzewellen wie im Klimakterium).[14] Im Übrigen sind Halslymphknoten bei dieser früher gefürchteten Erkrankung in der Regel Ausdruck eines schon fortgeschrittenen Stadiums.

Beeinträchtigung des Sexuallebens

Auch das Sexualleben kann bei Schilddrüsenfunktionsstörungen beeinträchtigt sein. Das zeigt eine Studie aus dem Jahr 2019.[15] Die Autoren werteten die medizinische Literatur von 1978 bis 2018 aus und fanden heraus, dass es sowohl bei einer Unter- als auch einer Überfunktion der Schilddrüse außerordentlich häufig zu einer Störung der Sexualfunktion kommt: Bei Hypothyreose klagten ca. 60 % der Männer und 20–40 % der Frauen über eine sexuelle Dysfunktion, bei Hyperthyreose sind es 48–77 % bei Männern und 44–60 % bei Frauen. Bei Männern können sowohl eine Überfunktion als auch eine Unterfunktion der Schilddrüse zu Problemen mit der Erektion und dem Samenerguss führen. Die Hypothyreose führte zu einem verzögerten, die Hyperthyreose zu einem vorzeitigen Samenerguss.

Die Libido ist bei Männern wie bei Frauen sowohl bei Unter- als auch bei Überfunktion der Schilddrüse beeinträchtigt.

Gehen wir bei der weiblichen Sexualität noch mehr ins Detail: Sowohl bei einer Über- als auch bei einer Unterfunktion der Schilddrüse lässt das sexuelle Begehren nach und Scheidentrockenheit führt zu Schmerzen beim Geschlechtsverkehr. Die gute Nachricht lautet: Sobald die Schilddrüsenfunktion optimal eingestellt ist, lösen sich all diese Probleme in Wohlgefallen auf.

Als ich mich mit der erwähnten Arbeit befasst habe, war ich erstaunt über die Häufigkeit von Sexualstörungen bei Schilddrüsenerkrankungen, denn dies wurde von meinen Patientinnen und Patienten kaum jemals angesprochen. Mit dieser Erfahrung stehe ich nicht allein da: Ein italienisches Autorenkollektiv stellt fest, dass zwar in der Fachliteratur Sexualstörungen bei endokrinen Erkrankungen häufig diskutiert werden, doch Frauen sprechen selten darüber.[16]

Wenn wir also in Rechnung stellen, welch große Rolle die Sexualität im Leben der Menschen spielt, besteht hier noch ein riesiger ungedeckter Bedarf für die Medizin und Psychologie. Es gibt in Deutschland und auch in Österreich die Zusatzbezeichnung Sexualmedizin, aber in Deutschland praktizieren derzeit erst etwa 50 Ärztinnen und Ärzte, die die entsprechende Qualifikation besitzen. Sexualmedizinische Themen werden nur sehr selten bei Fortbildungsveranstaltungen behandelt.

Mein Tipp

Es gibt kaum ein Symptom, das nicht von der Schilddrüse kommen kann. Deshalb rate ich bei allen unklaren Beschwerden, die sich nicht eindeutig zuordnen lassen, die Schilddrüse abklären zu lassen.

Unsere Haut und die Schilddrüse

Neben den beschriebenen Symptomen gibt es noch einige, die deutlich sichtbar sind, weil sie das Gesicht und die Haut betreffen.

Vitiligo – die Weißfleckenkrankheit

Weiße Flecken – ja, da sind wir schon mittendrin. Der veraltete Ausdruck für dieses Krankheitsbild, Weißfleckenkrankheit, beschreibt das, was zu sehen ist: weiße Flecken auf der Haut. Denn die Bildung des Hautpigments, des Melanins, ist lokal oder am ganzen Körper gestört. Der Fachausdruck lautet Vitiligo.

Schon früh in meiner Karriere als Mediziner habe ich gelernt, dass hinter einer Vitiligo eine Autoimmunerkrankung steckt, die zusammen mit einer Autoimmunerkrankung der Schilddrüse und sogar einer bestimmten Form der Magenschleimhautentzündung vorkommen kann. Gegen Ende meines Medizinstudiums suchte ich eine Möglichkeit, mein monatliches Budget aufzubessern. Ich stieß auf die Offerte einer Vitiligo-Selbsthilfegruppe, die jemanden suchten, der den damaligen Wissensstand zusammenfasste, insbesondere die therapeutischen Möglichkeiten. Bei diesem Job beschäftigte ich mich eingehend mit der Erkrankung und konnte viele Erfahrungen sammeln, die mir in meiner späteren Berufslaufbahn durchaus von Nutzen waren. Ein Prinzip, das damals bereits angewandt wurde, ist noch heute gängige Praxis: die Phototherapie in Form von UV-Licht. Ansonsten sind natürlich zahlreiche neue Erkenntnisse hinzugekommen.

Vielfältige Ursachen
Ich habe die Vitiligo stellvertretend für alle anderen Hauterkrankungen gewählt, weil ihre Einordnung als Autoimmunerkrankung gesichert ist und ein Zusammenhang mit einer Autoimmunerkrankung der Schilddrüse gegeben ist.

Die Vitiligo tritt meist regional begrenzt an bestimmten Körperstellen auf, sie kann aber auch mehr oder weniger die gesamte Körperoberfläche betreffen. Das Geschlechtsverhältnis ist ausgeglichen: Unter den Erkrankten sind etwa gleich viele Frauen wie Männer.

Diese Hauterkrankung manifestiert sich überwiegend in jüngerem Lebensalter. Der Großteil der Fälle ist bis zum 30. Lebensjahr offenbar geworden. Die Ursachen sind nach heutigem Erkenntnisstand vielfältig. Genetische Faktoren sind wichtig, es gibt familiäre Häufungen. Allerdings beträgt auch bei eineiigen Zwillingen die Übereinstimmung nur ungefähr 25 %. Dazu kommt eine Reihe von Umweltfaktoren. Eine große Rolle spielt der oxidative Stress, der unter anderem dazu führt, dass entzündungsfördernde Gewebshormone, sogenannte Zytokine, gebildet werden, welche die Bildung des Hautfarbstoffes, des Melanins, stören. Und: Die körpereigene Synthese des Körperpigments ist ein Vorgang, bei dem toxische Substanzen entstehen, die entgiftet werden müssen. Es gibt hier eine verblüffende Parallele zur Synthese der Schilddrüsenhormone, bei der eine hochreaktive chemische Verbindung entsteht: Wasserstoffsuperoxid.

Es gilt die Regel: je größer der oxidative Stress, desto größer die Ausbreitungstendenz über den Körper.

Lassen Sie mich noch feststellen: die Vitiligo ist nicht ansteckend! Es gibt keinen Grund, Patientinnen und Patienten, bei denen diese Diagnose gestellt wurde, zu diskriminieren und sie auszugrenzen.

Was tun, wenn weiße Flecken auftauchen?
Wenn Sie bei sich oder bei nahen Verwandten weiße Flecken auf der Haut entdecken, sollten Sie einen Hautarzt konsultieren und die Ursache abklären lassen. Wird eine Vitiligo diagnostiziert, machen Sie einen Termin in der Schilddrüsenpraxis Ihrer Wahl. Die Vitiligo kann sowohl bei einer Überfunktion als auch bei einer Unterfunktion

Die weißen Flecken der Vitiligo können sich überall am Körper zeigen. Meist nimmt die Pigmentstörung ihren Anfang im Gesicht oder an Händen und Füßen.

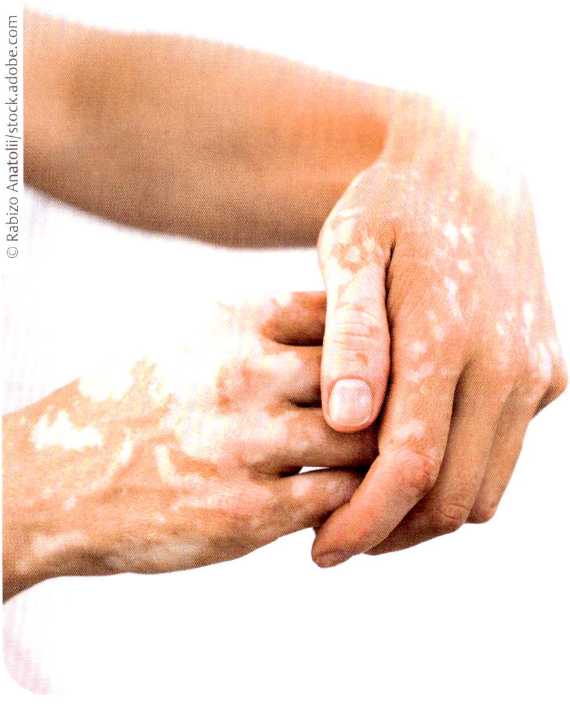

Mein Tipp

Wenn Sie bei sich selbst oder bei Angehörigen Stellen auf der Haut entdecken, bei denen kein Pigment mehr vorhanden ist, die also »weiß« erscheinen, suchen Sie eine Hautarztpraxis auf und lassen Sie klären, worum es sich genau handelt. Es gibt noch andere Hauterkrankungen außer der Vitiligo, die mit Pigmentstörungen einhergehen.

der Schilddrüse auftreten. Außer der obligaten Bestimmung von TSH sollten auch fT4, Anti-TPO und fT3 bestimmt werden, gegebenenfalls auch der Antikörper gegen den TSH-Rezeptor (TRAK).

Zudem kann eine gastroenterologische Abklärung sinnvoll sein, um eine Autoimmungastritis auszuschließen. Ein sinnvoller Laborparameter ist in diesem Zusammenhang die Bestimmung von Vitamin B_{12} im Serum. Denn eine Autoimmungastritis kann die Magenschleimhaut schädigen, was dazu führen kann, dass Vitamin B_{12} nur noch unzureichend vom Körper aufgenommen wird.

Wirksame Selbsthilfe

Ein Beispiel für eine sehr wirksame Selbsthilfe habe ich in meiner Praxis erlebt. Eines Tages kam ein damals etwa 30-jähriger Mann zu mir. Er hatte bei sich selbst eine Vitiligo diagnostiziert und auch therapiert, und das mit bemerkenswertem Erfolg. Er hatte Hashimoto, also eine Autoimmunerkrankung der Schilddrüse. Kurze Zeit, nachdem diese Diagnose gestellt worden war, bemerkte er, dass die Haut sich im Gesichtsbereich entfärbt hatte. Besonders auffällig war es am Kinn. Er begann zu recherchieren und fand heraus, dass eine Kombination aus Selen, Vitamin C und Vitamin D helfen sollte. Und tatsächlich, es wirkte: An den weißen Stellen kam die Bildung von Melanin wieder in Gang.

Verständlich wird dieser Behandlungserfolg, wenn wir uns folgende Zusammenhänge klar machen: Am Anfang einer mehrgliedrigen Reaktionskette bei der Entwicklung einer Vitiligo steht oxidativer Stress, durch den hochreaktive Sauerstoffverbindungen gebildet werden. In der Folge entstehen entzündungsfördernde Gewebshormone, sogenannte Zytokine.

Zur Erinnerung: Selen und Vitamin C sind Antioxidantien, und Vitamin D unterstützt das körpereigene Immunsystem und bremst unerwünschte Autoimmunreaktionen. Es versteht sich, dass ich bei dem Patienten, die Schilddrüse optimal eingestellt habe. Es gibt auch Hinweise, dass durch die frühzeitige Einleitung einer Schilddrüsenhormonbehandlung das Fortschreiten der Vitiligo verhindert werden kann.

Beispielhaft für Autoimmunphänomene

Die Vitiligo habe ich deshalb so ausführlich behandelt, weil sie als Modellfall einer Autoimmunerkrankung dienen kann. Die Forschungsergebnisse, die bei dieser Pigmentstörung gewonnen wurden, können möglicherweise auf vergleichbare Krankheitsbilder übertragen werden, die ebenfalls auf dem Boden von Autoimmunphänomenen entstanden sind. Und so können sie zur Entwicklung innovativer therapeutischer Optionen führen.

Wenden wir uns nun weiteren Beeinträchtigungen des guten Aussehens im Zusammenhang mit Erkrankungen der Schilddrüse zu.

Hautveränderungen bei Schilddrüsenerkrankungen

Eine Überfunktion und eine Unterfunktion der Schilddrüse haben unterschiedliche Auswirkungen auf die Haut.

Die Haut bei Schilddrüsenüberfunktion

Bei der Hypothyreose ist die Haut aufgequollen, sie fühlt sich kalt und teigig an. Dies kommt zustande durch die Einlagerung von sogenannten sauren Mukopolysacchariden, schleimähnliche Substanzen, die zäh sind und dadurch die Elastizität der Haut verringern. Im Gesichtsbereich macht sich dies besonders unangenehm bemerkbar. Die Gesichtszüge verlieren ihre glatten Konturen, die Haut wirkt wie verstrichen, die Augen sind aufgequollen, die Betroffenen sehen um Jahre gealtert aus. Die gute Botschaft ist: Durch die Schilddrüsenhormonbehandlung normalisiert sich dieser Zustand. Da die Schweißproduktion vermindert ist, ist die Haut trocken.

Die Haut bei Schilddrüsenunterfunktion

Ganz im Gegensatz dazu ist bei einer Hyperthyreose das Schwitzen ein ziemlich häufiges Symptom und führt die Betroffenen oft zum Arzt bzw. zur Ärztin. Dies ist sinnvoll, denn Schwitzen kann zahlreiche Ursachen haben und durchaus auch Ausdruck einer ernsthaften Erkrankung sein.

Durch die vermehrte Energieproduktion infolge der vermehrt im Blut kreisenden Schilddrüsenhormone ist die Haut bei Hyperthyreose warm, unter Umständen feucht und hat eine samtartige Beschaffenheit. Darauf hat mich einmal ein Oberarzt im Rahmen meiner Weiterbildung zum Facharzt für Nuklearmedizin hingewiesen. Seither achte ich darauf, was sich immer wieder bewährt hat. Manchmal hat es mir sogar die Richtung gewiesen als rasche Orientierungsmöglichkeit über den Funktionszustand der Schilddrüse eines Patienten.

Augenveränderungen bei Morbus Basedow

Was aber bei einer Überfunktion der Schilddrüse zumindest in ausgeprägten Fällen zu einer starken Beeinträchtigung des guten Aussehens führen kann, das sind die Augenveränderungen bei der Basedow'schen Erkrankung. Bei der sogenannten endokrinen Orbitopathie treten die Augäpfel hervor, was wahrhaft entstellend und eine große

Haarausfall

Was immer wieder bei einer Hypothyreose, einer Schilddrüsenunterfunktion, vorkommt, das ist das Ausfallen der lateralen, also der äußeren Anteile der Augenbrauen. Dies ist jedoch nicht spezifisch für die Hypothyreose, es kann auch bei anderen endokrinen Erkrankungen vorkommen.

Bei Schilddrüsenfunktionsstörungen können auch die Haupthaare am Kopf ausfallen, und zwar sowohl bei Über- als auch bei Unterfunkton der Schilddrüse. Wir haben hier wieder einmal ein Beispiel für die Symptomüberlappung bei Hyper- und Hypothyreose. Allerdings ist die Beschaffenheit der Haare bei beiden Krankheitsbildern unterschiedlich: Bei einer Unterfunktion der Schilddrüse ist das Haar glanzlos, spröde, strähnig-brüchig; bei einer Überfunktion sind die Haare dünn und ebenfalls brüchig, verlieren aber nicht ihren Glanz.

Regel mit Ausnahmen

Die endokrine Orbitopathie kommt häufig im Zusammenhang mit einem Morbus Basedow vor, der zu einer Überfunktion der Schilddrüse führt. Doch das muss nicht immer der Fall sein. Sie kann auch bei einer normalen Funktion der Schilddrüse (Euthyreose) auftreten, ja sogar bei einer Schilddrüsenunterfunktion (Hypothyreose).

psychische Belastung sein kann. Diese auffällige Veränderung im Aussehen kann auch zu sozialer Isolierung führen.

Rauchen: Gift für den Basedow!

Rauchen kann die Augensymptome verschlimmern, wie ich bereits beschrieben habe (Seite 21), und es hat noch weitere Auswirkungen: Es kann auch den Erfolg einer bewährten Therapiemaßnahme in Frage stellen, der sogenannten Retrobulbärbestrahlung. Das ist ein aufwendiges medizinisches High-Tech-Verfahren.

Strahlentherapie und begleitende Medikation

Es hat sich bewährt, die Strahlentherapie mit einer Cortisonbehandlung zu kombinieren. Dies erhöht die Wirkung und es kann sofort damit begonnen werden, während die Betroffenen noch auf den Termin zur Bestrahlung warten. Zusätzlich verordne ich Selen, das von allen Fachgremien bei der endokrinen Orbitopathie empfohlen wird.

Weitere Hautveränderungen bei Schilddrüsenerkrankungen

Eine eigenartige Hautveränderung, die sowohl bei Schilddrüsenüber- als auch -unterfunktion auftreten kann, ist das prätibiale Myxödem: eine Schwellung, die vorne am Schienbein auftritt. Diese Veränderung kann verschiedene Erscheinungsformen annehmen. In leichten Fällen ist es eine gelbliche, manchmal auch bläulich-violette Verfärbung, in ausgeprägten Fällen kann es zu großflächigen Wucherungen der Hautoberfläche kommen, die an eine Elefantenhaut erinnern.

Symptome nach Erkrankung

Erkrankung	Symptome
Struma	Schluckbeschwerden, Kloßgefühl, Hustenreiz, Atemnot, Heiserkeit, Engegefühl am Hals und in der Brust, unangenehmes Gefühl bei Tragen von hochgeschlossenen Blusen und Ähnlichem, Schwellung am Hals, sicht- oder tastbare Knotenbildung
Schilddrüsenüberfunktion	Herzklopfen, unfreiwillige Gewichtsabnahme, Schlaflosigkeit, innere Unruhe, Nervosität, vermehrtes Schwitzen, Unverträglichkeit von Hitze, Haarausfall, brüchige Nägel, hervorgetretene Augen (bei Basedow), Reizbarkeit, Angstgefühl, Juckreiz, Atemnot, Schwächegefühl, Müdigkeit, leichte Erschöpfbarkeit, Angstgefühl, Zittern, Durchfall, Gelenkbeschwerden und rheumaähnliche Symptome, Thrombosen und Lungenembolien, Bluthochdruck, unregelmäßige Monatsblutung, in schweren Fällen Verwirrtheit und Desorientiertheit
Schilddrüsenunterfunktion	Antriebslosigkeit, Müdigkeit, vermehrtes Schlafbedürfnis, depressive Verstimmung, Gewichtszunahme, Verstopfung, Blässe, sprödes, strähniges Haar, Haarausfall, brüchige Nägel, langsamer Herzschlag, teigige, kühle Haut, leichtes Frieren, auch Kälteempfindlichkeit, Schwellungen an den Fingergelenken, im Unterschenkelbereich und im Gesicht, vor allem um die Augen herum, rheumaähnliche Symptome, schwerfällige, plumpe Bewegungen, Schwierigkeiten, sich vom Sitzen zu erheben, in ausgeprägten Fällen Schwerhörigkeit, raue, tiefe Stimme bis hin zu Heiserkeit und Krächzen, unregelmäßige Monatsblutung bis hin zu deren völligem Ausbleiben (Amenorrhö)
Symptome mit Verdacht auf Bösartigkeit	Heiserkeit, die über mehr als 3–4 Wochen anhält, rasches Wachstum von Knoten, derbe, auffällig große Halslymphknoten, Schilddrüse derb und nicht verschieblich, zum Ohr oder hinters Ohr ausstrahlende Schmerzen

Die Anfänge der Schilddrüsendiagnostik

In früheren Jahrhunderten waren die Möglichkeiten, eine Erkrankung der Schilddrüse zu diagnostizieren, äußerst begrenzt. Das änderte sich erst gegen Mitte des 20. Jahrhunderts.

Die Ärzte waren lange Zeit auf klinische Äußerungen einer Schilddrüsenerkrankung angewiesen, wie z. B. eine sichtbare oder tastbare Vergrößerung des Organs, spontane Gewichtsänderungen, Herzklopfen, Schlafstörungen oder teigige Schwellungen im Gesicht oder an den Extremitäten. Doch die Forschung fand zunehmend neue diagnostische Ansätze, die über die reine Betrachtung der Symptome hinausgehen.

Forschungserfolge im 20. Jahrhundert

Eine Pioniertat war der Einsatz eines radioaktiven Jodisotops in der Schilddrüsendiagnostik um 1940. Doch das war erst der Anfang. In den folgenden Jahrzehnten wurden die Einsatzmöglichkeiten radioaktiver Isotope bei den Schilddrüsenerkrankungen erweitert. Damit waren die Grundlagen der Nuklearmedizin geschaffen.

Die Einführung der Szintigraphie in den 1950er Jahren ermöglichte es, die Funktion und Morphologie der Schilddrüse bildlich darzustellen. Darauf folgte die Entwicklung von Ultraschalluntersuchungen in den 1970er Jahren, die eine nicht-invasive Beurteilung von Schilddrüsenknoten und -veränderungen erlaubten. Schließlich trugen Fortschritte in der Labordiagnostik, wie die Bestimmung von Schilddrüsenhormonen im Blut, zu einer viel präziseren Diagnose und Behandlung von Erkrankungen wie Hypothyreose und Hyperthyreose bei.

Leistungsfähige Labormethode: Radioimmunoassay

In Deutschland wurden bis in die 1970er Jahre für die Diagnostik der Schilddrüsenerkrankungen ziemlich unspezifische Methoden benutzt. Auf der anderen Seite des Atlantiks hingegen hatte ein Forschungsteam längst eine äußerst genaue und spezifische Labormethode entwickelt, um in winzigen Mengen vorkommende natürliche Stoffe, aber auch z. B. Konzentrationen von verabreichten Medikamenten zu bestimmen. Ich spreche vom Radioimmunoassay. Das löste in der Labordiagnostik, vor allem in der Endokrinologie, eine Revolution aus. Diese Pioniertat gelang Solomon Aaron Berson und Rosalyn Yalow (1956).

Spezifische Bestimmung der Antikörper

Gleichzeitig wurde eine Bestimmungsmethode für die Schilddrüsenantikörper entwickelt. Es wurde damit möglich, in jedem medizinischen Labor, ob im Krankenhaus oder in speziellen Facharztpraxen, die so häufigen Autoimmunerkrankungen der Schilddrüse spezifisch nachzuweisen. Ich entsinne mich noch, dass Professor Heidenreich, mein letzter Ausbilder in der Nuklearmedizin, immer wieder mit verschwörerischem Lächeln die Dienstbesprechung verließ. Als ich nachfragte, erfuhr ich, der Chefarzt habe »ein Date« mit der Labor-MTA. Die nuklearmedizinische Abteilung war behelfsmäßig im Keller einer ehemaligen Kaserne untergebracht. In einer unscheinbaren Ecke wurden damals Schilddrüsenantikörper bestimmt. Der Test wurde, wie wenn es sich um eine Blutgruppenbestimmung gehandelt hätte, vom Chefarzt persönlich abgelesen und testiert.

Dem Radioimmunoassay liegt, ebenso wie den Antikörperbestimmungen, das Prinzip der Antigen-Antikörperreaktion zugrunde. Findige Köpfe entwickelten einen Radioimmunoassay für die Bestimmung der Schilddrüsenantikörper, was den Test deutlich empfindlicher machte und die Diagnostik erheblich vereinfachte und genauer machte.

Das Isotop Technetium und die Szintigraphie

Auch auf dem Gebiet der bildgebenden Diagnostik der Schilddrüse gab es Fortschritte. Der geniale italienisch-amerikanische Emilio Segrè entdeckte in Proben, die ihm mit der Post(!) 1937 aus Berkeley, Kalifornien, von dem Nuklear-Physiker Lawrence geschickt worden waren, Technetium, wohl eines der ersten im Zyklotron künstlich produzierten Isotope.[17] Segrès Entdeckung blieb zunächst in der Medizin ohne Folgen. Erst 1964 berichtete Harper in Wien auf einem Kongress der Internationalen Atomenergie-Kommission über die Anwendung von 99m-Technetium-Pertechnetat zur Szintigraphie der Schilddrüse und der Leber.[18]

Die Gammakamera in der Schilddrüsenszintigraphie

In der Zeit zwischen Segrès Entdeckung des künstlichen Strahlers Technetium und dessen Anwendung in der Medizin waren Physiker, Ingenieure und Mediziner eifrig dabei, die Anwendungsmöglichkeiten radioaktiver Strahler in der Medizin zu erkunden. Anfangs wurden Strahlungsdetektoren, ähnlich dem Geiger-Müller-Zählrohr über die Schilddrüse gehalten und die Ausschläge des Messinstruments auf Papier aufgezeichnet. Ein Fortschritt war die Erfindung des Scanners, der das Abfahren des zu untersuchenden Organs übernahm. Die Untersuchung konnte bis zu 20 Minuten dauern, und die zu untersuchende Person musste während dieser Zeit still liegen und durfte nicht schlucken, was manchmal schwer einzuhalten war. Die Entwicklung der Gammakamera und deren Einsatz für die Schilddrüsenszintigraphie bedeutete einen Riesenfortschritt und eine große Erleichterung für die Patientinnen. Die Untersuchung konnte im Sitzen durchgeführt werden, und die Untersuchungszeit verkürzte sich auf fünf Minuten.

Schilddrüsendiagnostik

Beim Thema Früherkennung wurden bereits einige Untersuchungsmethoden der Schilddrüse angesprochen. In diesem Kapitel erfahren Sie mehr über die einzelnen Verfahren.

Bei den diagnostischen Verfahren handelt es sich um die Blutuntersuchung, die Aussagen über die Schilddrüsenfunktion und die Autoimmunerkrankungen der Schilddrüse liefert, die Sonographie (Ultraschall) und die Szintigraphie, ergänzt durch die Feinnadelpunktion.

Die Schilddrüsenszintigraphie

Lassen Sie mich mit der Schilddrüsenszintigraphie beginnen, die immer noch sehr wichtig ist zur Abklärung von Knoten der Schilddrüse. Bei der Szintigraphie wird ein radioaktiv markierter, ungefährlicher Stoff verabreicht, den die Zellen der Schilddrüse begierig aufnehmen. Das ist seit den 1970er Jahren nahezu ausschließlich das künstliche Radionuklid 99m-Technetium-Pertechnetat (99mTc-Pertechnetat). Dies erlaubt eine funktionelle Darstellung des Organs in hoher Bildqualität mit äußerst niedriger Strahlendosis (ungefähr so viel wie bei einem Tag Aufenthalt im Hochgebirge, wesentlich weniger als bei einem Transatlantikflug durch die Höhenstrahlung aus dem Weltall).

Etwa 15 Minuten, nachdem die radioaktive Substanz injiziert wurde, folgen die Aufnahmen der Schilddrüse unter der Gammakamera. Sie dauert 5 Minuten.

Welche Informationen können aus dem Schilddrüsenszintigramm gewonnen werden?

- Zunächst steckt eine anatomische Information in dem Bild. Es können Lage, Form und Größe der Schilddrüse bestimmt werden.
- Die Domäne der Szintigraphie ist aber die Aussage, ob über- oder unterfunktionierende Areale in der Schilddrüse vorliegen (heiße bzw. kalte Knoten).
- Ferner zeigt eine Auswertung über ein Computersystem auch, wie viel Prozent der verabreichten Dosis von der Schilddrüse aufgenommen wurde.

Diese Information vermögen weder der Ultraschall noch radiologische Verfahren wie die Computertomographie oder die Kernspintomographie zu liefern.

Heiße und kalte Knoten

Was verbirgt sich hinter den Bezeichnungen »heißer Knoten« und »kalter Knoten«?

- Ein heißer Knoten ist vermehrt aktiv, er lagert das bei der Szintigraphie verabreichte Mittel deutlich intensiver ein als die Umgebung. Je aktiver die Knoten sind, umso größere Mengen des radioaktiven Markers reichern sich an.
- Dagegen lagert ein kalter Knoten deutlich weniger von dem verabreichten radioaktiven Diagnostikum ein als die Umgebung.

Nur mit der Szintigraphie lässt sich feststellen, ob die Knoten heiß oder kalt sind, also vermehrt aktiv oder wenig aktiv.

»Der heiße Knoten ist immer gutartig.« Das habe ich von meinen Ausbildern in der Klinik immer gehört und bis vor kurzem als Dogma angesehen. Chefarzt Dr. Patrick von Parpart von den Kliniken an der Paar, Friedberg/Bayern, machte mich jedoch darauf aufmerksam, dass diese Aussage in ihrer Absolutheit nicht zu halten ist.

Zur Illustration ein Fallbeispiel: In einer Klinik für Nuklearmedizin wurde ein zum Zeitpunkt der Diagnose 82-jähriger Mann untersucht. Seit längerer Zeit klagte er über Atemnot und der Halsumfang hatte zugenommen. Außerdem bestanden Schmerzen, die bis hinter das rechte Ohr ausstrahlten. In der Schilddrüsenszintigraphie zeigte sich ein heißer Knoten. Der Gedanke an eine Radiojodtherapie wurde verworfen, und es wurde der Entschluss zur Operation gefasst.

Das chirurgisch entfernte Gewebe wurde untersucht, und es wurde Schilddrüsenkrebs festgestellt: ein malignes follikuläres Schilddrüsenkarzinom.[19]

Immer noch gültig ist hingegen die Aussage, dass kalte Knoten, solche, die deutlich weniger von dem verabreichten radioaktiven Diagnostikum einlagern als das umliegende Gewebe, ein gewisses Risiko der Bösartigkeit in sich tragen.

Bei kalten Knoten: Feinnadelpunktion

Wenn ein kalter Knoten diagnostiziert wurde, gibt es verschiedene Möglichkeiten für das weitere Vorgehen. Die sauberste und eleganteste Option ist eine Feinnadelpunktion. Wird diese Untersuchung unterlassen, besteht das Risiko, dass ein Schilddrüsenkrebs übersehen wird.

Hierzu ein Fallbeispiel: Eine zum damaligen Zeitpunkt ca. 30-jährige Frau suchte mich eines Tages auf und brachte ein Schilddrüsenszintigramm aus einer radiologischen Praxis mit. Nachdem ich mir die mitgebrachten Befunde angeschaut hatte, führte ich eine Ultraschalluntersuchung der Schilddrüse durch,

Ein Befund – keine Diagnose

»Heißer« oder »kalter« Knoten ist keine Diagnose, sondern eine Befundbeschreibung. Im englischen Sprachraum wird ein heißer Knoten »hyperfunctioning nodule« genannt, überfunktionierender Knoten. Der kalte Knoten wird im Englischen als »hypofunctioning nodule« bezeichnet.

um mir selbst einen Eindruck von der anatomischen Situation zu verschaffen. Im linken Lappen befand sich ein Knoten, der mir verdächtig erschien; es war der szintigraphisch kalte Knoten. Die Patientin stimmte einer Feinnadelpunktion zu. Bei der Untersuchung der entnommenen Gewebeprobe wurde ein papilläres Schilddrüsenkarzinom festgestellt. Das weitere Vorgehen war das Übliche: Die junge Frau wurde operiert, die Gewebsuntersuchung der vollständig entfernten Schilddrüse, die Histologie, bestätigte die Diagnose des zytologischen Instituts. Kurze Zeit später wurde die Patientin schwanger. Ich durfte sie während der Schwangerschaft betreuen, und auch da ging alles gut.

Bei Patientinnen und Patienten mit kalten Knoten ist die Feinnadelpunktion eine sehr sinnvolle Maßnahme. Allerdings werden sie auch heute noch vielfach gleich zur Operation geschickt. Man kann das machen, sollte sich allerdings dessen bewusst sein, dass so die Chance, durch die zytologische Diagnose vor der Operation schon zu wissen, ob es sich um einen bösartigen Knoten handelt, verpasst wird. Die Chirurginnen sind dankbar, wenn sie sich, schon bevor das Skalpell angesetzt wird, auf einen unter Umständen ausgedehnteren Eingriff einstellen können.

Schilddrüsenszintigraphie: heißer Knoten (Quelle: Nukl. Gem.-Praxis, Hannover; Dr. A. Niesen)

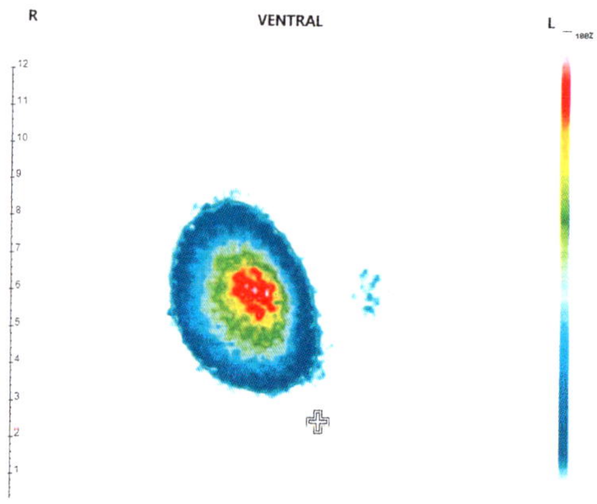

Schilddrüsenszintigraphie: kalter Knoten (Quelle: Brandt-Mainz K, Moka D. Schilddrüsenmalignität und Szintigrafie. TumorDiagnostik & Therapie 2008; 29(05): 258–264.)

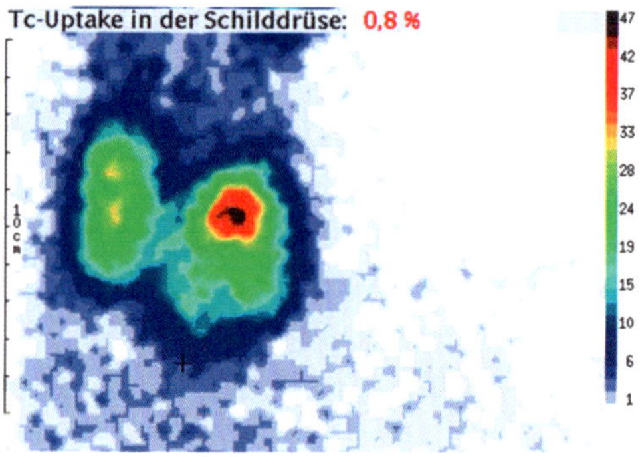

In geübten Händen ist die Feinnadelpunktion eine bewährte, sichere und komplikationsarme Methode. Manchmal kann es einen kleinen Bluterguss in der Umgebung der Punktionsstelle geben, gelegentlich treten Schmerzen auf, die in Ausnahmefällen 1–2 Tage anhalten können. Nur extrem selten kann es nach der Punktion zu Entzündungen kommen, die jedoch medikamentös behandelt werden können.

Mein Tipp

Wenn bei Ihnen Knoten in der Schilddrüse festgestellt wurden, suchen Sie, wann immer möglich, eine nuklearmedizinische Praxis auf, in der außer der Schilddrüsenszintigraphie auch die Feinnadelpunktion durchgeführt wird, wenn sie indiziert ist. Sie können sich dadurch viele Umstände ersparen.

MIBI-Szintigraphie – Alternative oder Ergänzung zur Feinnadelpunktion

Manche Patienten scheuen sich, die Punktion durchführen zu lassen. Dann gibt es eine elegante nuklearmedizinische Methode, eine Aussage über die Gutartigkeit eines kalten Schilddrüsenknotens zu machen: die MIBI-Szintigraphie. Dabei wird ein radioaktiv markierter Stoff intravenös eingespritzt, der die Eigenschaft hat, sich in Zellen und Gewebe mit gesteigertem Zellstoffwechsel vermehrt einzulagern. MIBI kommt ursprünglich aus der nuklearmedizinischen Herzdiagnostik, wo es darauf ankommt, eine Durchblutungsstörung im Herzen nachzuweisen. Ein weiteres Einsatzgebiet ist die Diagnose von gutartigen Zellvermehrungen der Nebenschilddrüse (ein Karzinom der Nebenschilddrüse ist extrem selten!)

Durch Zufall stellte man fest, dass manchmal Schilddrüsenknoten MIBI einlagern. Man ging der Sache nach, und es stellte sich heraus, dass es sich häufig um bösartige Knoten der Schilddrüse handelte. Das Schöne an der MIBI-Szintigraphie der Schilddrüse ist: Wenn ein kalter Knoten in der standardmäßigen Pertechnetat-Szintigraphie der Schilddrüse auch in der MIBI-Szintigraphie kalt bleibt, ist eine Wahrscheinlichkeit von 98–99 % gegeben, dass der Knoten tatsächlich gutartig ist.

Was leistet die MIBI-Szintigraphie in der Abklärung kalter Schilddrüsenknoten nach einer Feinnadelpunktion? Zwei Autoren aus Mexico-City gingen dieser Frage nach. Sie untersuchten 81 Patienten, bei denen die Feinnadelpunktion nicht ausreichend beurteilbar gewesen war. Alle Patienten, bei denen die Knoten im MIBI kalt geblieben waren, hatten bei der Gewebsaufarbeitung des entfernten Schilddrüsengewebes einen gutartigen Befund.[20]

Für eine nicht-invasive Methode ist das ein sehr gutes Ergebnis. Das bedeutet für die Patienten ein hohes Maß an Sicherheit, sodass ich all denen, die ihren kalten Knoten nicht punktieren lassen möchten oder bei denen die Punktion zu keiner klaren Aussage geführt hat, guten Gewissens die MIBI-Szintigraphie empfehlen kann.

MIBI-Szintigraphie – Beurteilung

Bleibt ein kalter Knoten auch in der MIBI-Szintigraphie kalt, ist er in 98–99 % der Fälle tatsächlich gutartig. Wird ein zuvor kalter Knoten in der MIBI-Szintigraphie »heiß«, sollte er chirurgisch abgeklärt werden.

Ultraschalldiagnostik der Schilddrüse

Zentral in der bildgebenden Diagnostik ist der Ultraschall (Sonographie). Ende der 1970er bis Anfang der 1980er Jahre begann die rasante Entwicklung der Ultraschalldiagnostik der Schilddrüse, die heute nicht nur von Fachärztinnen der Nuklearmedizin, Radiologie, Inneren Medizin/Endokrinologie, sondern auch von einer zunehmenden Zahl von Allgemeinärztinnen und HNO-Ärztinnen ausgeübt wird. Die Schilddrüsensonographie mit hochauflösenden Geräten kann Knoten ab einer Größe von 2 mm Durchmesser erkennen. Das ist Fluch und Segen zugleich. Wir entdecken heute winzige Befunde, die im Prinzip keine Konsequenzen haben und einfach beobachtet werden.

Sonographie der Schilddrüse

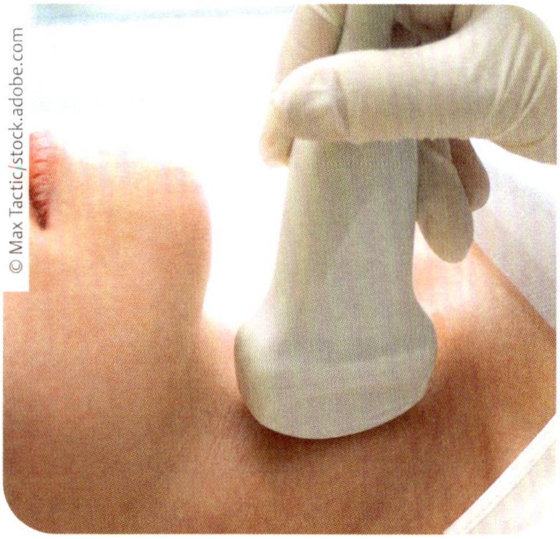

Die Sonographie ist hochempfindlich, aber ziemlich unspezifisch. Ihre größte Schwäche: Sie ist sehr untersucherabhängig. Es kommt also auf die Erfahrung an. Aber: Die Sonographie der Schilddrüse hat auch ihre großen Stärken. Erfahrene Untersucherinnen können sonographisch einen Basedow, einen Hashimoto, die akut-subakute Thyreoiditis de Quervain, eine unkomplizierte Zyste sicher diagnostizieren und häufig mit ziemlicher Sicherheit den Verdacht auf einen Schilddrüsenkrebs äußern.

Varianten der Ultraschalldiagnostik

Es gibt Verfeinerungen der Ultraschalldiagnostik, indem man die Durchblutung der Schilddrüse misst: die sogenannte Dopplersonographie. Das bringt einen gewissen, aber begrenzten Zusatznutzen in der Diagnostik.

Eine weitere Ergänzung der Ultraschalldiagnostik ist die sogenannte Elastographie, mit der man die Elastizität von Knoten misst. Auf einer Fortbildungsveranstaltung hörte ich einmal eine Referentin, die vortrug, sie könne mithilfe der Elastographie mit phänomenaler Sicherheit ein Schilddrüsenkarzinom erkennen. Doch auch hier gilt: Die Methode ist in höchstem Maße untersucherabhängig. Darunter leidet die Reproduzierbarkeit.

Wichtig: Bei den Erkrankungen der Schilddrüse ist die Sonographie der Goldstandard zur morphologischen Beurteilung. Andere bildgebende Verfahren wie die Kernspintomographie und Computertomographie spielen nur eine untergeordnete Rolle.

Einen gewissen Stellenwert, vor allem bei bösartigen Erkrankungen der Schilddrüse, besitzt die Positronen-Emissions-Tomographie (PET).

Labordiagnostik

Bei meinen Recherchen für dieses Buch und beim Schreiben des Manuskripts habe ich es mir zur Gewohnheit gemacht, täglich in medizinischen Datenbanken nachzuschauen, was der aktuelle Wissenstand ist. Dabei bin ich immer wieder auf interessante Artikel mit spannenden Erkenntnissen gestoßen.

Mein Tipp

Es ist gesicherte Erkenntnis, dass die Schilddrüse einen Einfluss auf den Cholesterinstoffwechsel hat. Ein auffallend niedriger Cholesterinwert (ohne Einnahme eines Cholesterinsenkers!) kann ein Hinweis auf eine Überfunktion der Schilddrüse sein und ein erhöhtes Cholesterin sollte an eine Unterfunktion der Schilddrüse denken lassen.
Wenn bei Ihnen also die Blutfette nicht in Ordnung sind: Vereinbaren Sie einen Termin in einer Facharztpraxis, die auf Schilddrüsenerkrankungen spezialisiert ist. – Und lassen Sie auch die Intimadicke der Halsschlagader bestimmen!

Was Cholesterin mit der Schilddrüse zu tun hat

So staunte ich nicht schlecht, als ich am 30.06.2024 auf eine Arbeit aus dem Jahre 2022 stieß, die sich mit dem Fettstoffwechsel bei der Schilddrüsenunterfunktion beschäftigt.[21] Darin wird lapidar festgestellt, dass Schilddrüsenhormone an verschiedenen Stellen in den Stoffwechsel des Cholesterins eingreifen. Dies beginnt bei der Cholesterinsynthese, erstreckt sich auch auf die Umwandlung von Cholesterin und geht bis zum Abbau und der Ausscheidung des lebenswichtigen Lipids. Auch TSH, das Thyreoidea stimulierende Hormon der Hypophyse, scheint im Cholesterinstoffwechsel eine Rolle zu spielen. Der Zusammenhang zwischen dem Einfluss einer Hypothyreose auf den Cholesterinstoffwechsel mit Produktion potenziell schädlicher HDL-Zwischenprodukte und mögliche Konsequenzen für Gefäßerkrankungen ist aktuell Gegenstand der Forschung.

Ich fasse zusammen: Cholesterin als Diagnostikum für Schilddrüsenerkrankungen wird wohl von niemandem ernsthaft propagiert. Aber wenn im Rahmen eines Labor-Checks Veränderungen bei den Blutfetten auffallen, ist immer auch eine Schilddrüsenabklärung erforderlich. Und: Bei dieser Gelegenheit sollte auch die Halsschlagader an beiden Seiten untersucht und die Dicke der Innenschicht gemessen werden (Intimadicke).

Entscheidend: eine sorgfältige Vorgehensweise

Grundsätzlich gilt: Die Labordiagnostik ist eine wichtige Säule der Medizin. Und auch für eine vollständige und exakte Diagnose von Schilddrüsenerkrankungen sind Labortests unerlässlich. Entscheidend ist das Vorgehen bei der Materialgewinnung, die sogenannte Präanalytik. Mit der Sorgfalt dieses vorbereitenden Schrittes, welcher der Analyse vorausgeht, steht und fällt die Zuverlässigkeit eines Messwertes. Während meiner eineinhalbjährigen Tätigkeit bei einem Laborarzt habe ich von Grund auf alles gelernt, was dabei zu beachten ist. Dies hat mir sehr geholfen bei meiner Karriere in der Nuklearmedizin und der frühzeitigen Spezialisierung auf die Schilddrüse. Mit diesem Wissen konnte ich im weiteren Verlauf manchen verzwickten Fall aufklären.

Ein und dasselbe Symptom kann sowohl bei einer Über- als auch bei einer Unterfunktion der Schilddrüse vorkommen. Auf diese Symptomüberschneidung habe ich an anderer Stelle schon hingewiesen.

Allgemeine Symptome oder die Selbsteinschätzung von Patienten genügen nicht, um eine Funktionsstörung de Schilddrüse zu diagnostizieren und Medikamente zu verschreiben. Labortests sind unerlässlich, um eine exakte Diagnose zu stellen.

Wie bei jeder Blutentnahme ist es sinnvoll, dass der Patient nüchtern ist und das Blut morgens abgenommen wird. Für eine Verlaufskontrolle sollte das Blut immer zur selben Tageszeit abgenommen werden. Bei einigen Laborparametern gibt es nämlich Tagesschwankungen.

Hierzu eine Beobachtung, die ich immer wieder in meiner Schilddrüsensprechstunde machen konnte. Es kam häufig vor, dass Patientinnen nachts mit einer akuten Angstsymptomatik mit dem Notarztwagen in die Klinik gebracht wurden. In der Regel wurde in solchen Fällen auch TSH, der wichtigste Labortest in der Schilddrüsendiagnostik, bestimmt. Nicht selten war dann in den frühen Morgenstunden, gegen 2 oder 4 Uhr, das TSH leicht erhöht und die Betreffenden wurden zu mir überwiesen. Wenn dann zu üblichen Sprechstundenzeiten erneut TSH bestimmt wurde, lag das Messergebnis des Öfteren deutlich niedriger, aber immer noch in einem Bereich, der mit der Diagnose einer subklinischen Hypothyreose vereinbar war. Dies war mit einer Hormonbehandlung gut in den Griff zu bekommen.

Individuelle Labordiagnostik

Bei der Schilddrüse ist wie bei kaum einem anderen Organ eine subtile, dem Untersuchungszweck angepasste Labordiagnostik von entscheidender Bedeutung, um eine Funktionsstörung möglichst exakt diagnostizieren zu können. Dies ist unabdingbare Voraussetzung für eine zielgerichtete und wirksame Therapie. Dies umso mehr, wenn wir die Nebenwirkungen berücksichtigen.

Die wichtigsten Labortests in der Schilddrüsenabklärung

Kommen wir nun zu den Blutuntersuchungen, die bei Problemen mit der Schilddrüse üblicherweise durchgeführt werden.

TSH

Thyreoidea stimulierendes Hormon (TSH) ist ein »glandotropes Hormon«, das im Vorderlappen der Hypophyse gebildet wird und die Thyreoidea, die Schilddrüse, zu vermehrter Tätigkeit anregt, also zu einer vermehrten Produktion der Schilddrüsenhormone T3 und T4.

TSH verhält sich bei den häufigen Schilddrüsenfunktionsstörungen gegenläufig zu fT3 und fT4. Das heißt, befinden sich im Blut zu wenig Schilddrüsenhormone (Hypothyreose), dann wird zum Ausgleich vermehrt TSH ausgeschüttet, um so die Schilddrüse zu mehr Produktion anzutreiben. Bei einem Zuviel an Schilddrüsenhormonen (Hyperthyreose) ist das Gegenteil der Fall und der TSH-Wert im Blut ist verringert.

Der Referenzbereich von TSH liegt bei 0,01–4,0 mU/l, er ist jedoch altersabhängig. Bei Säuglingen und Kleinkindern und bei Menschen über 60 ist er höher als bei Jugendlichen und Erwachsenen. Bei Frauen zwischen 20 und 50 können schon Werte von 2,5 mU/l oder darunter klinisch bedeutsame Funktionsstörungen hervorrufen. Wenn TSH ganz niedrig (faktisch nicht mehr messbar) ist, liegt eine Überfunktion der Schilddrüse vor. Bei einem TSH-Wert > 4,0 mU/l gehen wir von einer Unterfunktion der Schilddrüse aus.

T3/fT3

Das Schilddrüsenhormon T3 (Trijodthyronin) ist im Blut an Transporteiweiße gebunden und in dieser Form nicht wirksam. Daher wird bei Blutuntersuchungen nur das freie und somit wirksame T3 bestimmt: fT3.

Es hat Bedeutung insbesondere für die Diagnose einer Hyperthyreose, bei der vermehrt zirkulierendes Schilddrüsenhormon Symptome verursacht. Eine Erniedrigung von fT3 tritt bei einer Hypothyreose im Zeitverlauf erst ziemlich spät auf.

TSH

TSH – Thyreoidea stimulierendes Hormon – ist der wichtigste Labortest in der Funktionsdiagnostik der Schilddrüse. Achtung: Der Normwert hängt vom Alter ab.

T4/fT4

Auch bei dem Schilddrüsenhormon T4 (L-Thyroxin) wird das im Blut wirksame freie T4 (fT4) gemessen. Es ist besonders wichtig bei der Hypothyreose und um eine zu hohe Dosierung des Schilddrüsenhormons zu erkennen. Allerdings ist fT4 im Anfangsstadium einer Schilddrüsenunterfunktion noch nicht erniedrigt, sondern erst im weiteren Verlauf.

Achtung: Grundsätzlich ist jedes medizinische Labor gehalten, für jeden Parameter seinen eigenen Referenzbereich zu bestimmen; dies gilt in besonderem Maße für fT3 und fT4. Seien Sie nicht überrascht, wenn auf Ihrem Laborblatt andere Referenzbereiche angegeben sind.

Anti-TPO

Das ist die Abkürzung für Antikörper gegen die thyreoidale Peroxidase. Die thyreoidale Peroxidase ist das Enzym, das bei der Synthese der Schilddrüsenhormone eine wichtige Rolle spielt. Ein erhöhter Wert ist bedeutsam und spricht für eine Autoimmunerkrankung der Schilddrüse. Der Referenzbereich ist vom verwendeten Test abhängig und auf dem Laborbefund aufgeführt.

Erschrecken Sie nicht vor hohen Zahlenwerten beim Anti-TPO! Auch wenn der Wert im Verlauf der Erkrankung ansteigt, hat es nicht allzu viel zu bedeuten. Doch wenn Anti-TPO bei Kontrollen niedriger ausfällt, schließe ich mit gebotener Zurückhaltung daraus, dass die immunologische Aktivität geringer geworden ist. Es gibt Fälle, wo das Anti-TPO zu einem bestimmten Zeitpunkt nicht mehr erhöht ist, die Entzündung ist dann »ausgebrannt«, wie es im Medizinerjargon heißt.

Thyreoglobulin

Das Eiweißmolekül Thyreoglobulin (Tg) befindet sich in den Schilddrüsenzellen und ist ganz wesentlich an der Bildung und Freisetzung der Schilddrüsenhormone beteiligt. Normalerweise ist es im Serum nicht bzw. in Spuren nachweisbar. Es ist wichtig als Tumormarker für die Verlaufsdiagnostik bei den differenzierten Schilddrüsenkarzinomen (papilläres und heutzutage sehr seltenes follikuläres Schilddrüsenkarzinom).

Calcitonin

Calcitonin wird von den C-Zellen der Schilddrüse produziert. Es ist ein Tumormarker, der zur Frühdiagnostik eines medullären bzw. C-Zellkarzinoms im Rahmen des Calcitonin-Screenings (Seite 43) geeignet ist.

Mein Tipp

Antikörper gegen Thyreoglobulin können eine wertvolle Ergänzung zur Diagnose einer Autoimmunthyreoiditis sein! Sie sind isoliert bei ca. 15 % der chronischen Entzündungen der Schilddrüse erhöht. Ich empfehle diesen Labortest bei Frauen mit unerfülltem Kinderwunsch, besonders wenn schon mehrere Fehlgeburten vorgekommen sind.

Die Referenzwerte sind abhängig vom Geschlecht, bei Männern sind sie höher als bei Frauen. Bei erhöhten oder fraglich erhöhten Werten rate ich Ihnen dringend, zu erstrangigen Expertinnen zu gehen!

Der Stimulationstest mit Calciumglukonat hat an Bedeutung verloren und wird kaum mehr durchgeführt.

Jod im Urin

Nach aktuellen Ergebnissen des Jodmonitorings herrscht in Deutschland Jodmangel, dem vor allem durch die Verwendung von Jodsalz begegnet werden kann. Der Test auf Jod im Urin erlaubt eine Aussage über den tatsächlichen Versorgungsstatus mit Jod.

Für wissenschaftliche Fragestellungen wird der Jodgehalt einer Probe aus dem über 24 Stunden gesammelten Urin bestimmt.

Laborwerte

Schilddrüsenwert	Referenzwert im Serum
TSH	0,01–4,0 mU/l
freies T3 (fT3)	2,4–8,8 pmol/l
freies T4 (fT4)	12–22 pmol/l
Anti-TPO	‹ 34 IUL/ml (methodenabhängig)
Antikörper gegen Thyreoglobulin	‹ 100 IU/ml (methodenabhängig)
Thyreoglobulin	‹ 1,0 ng/ml
Calcitonin	Frauen ‹ 15 pg/ml Männer ‹ 30 pg/ml
Ferritin	Frauen 10–150 ng/ml Männer 20–300 ng/ml
Jod im Urin	100–199 µg pro Gramm Kreatinin

Mein Tipp

Insbesondere bei Frauen mit einer Unterfunktionssymptomatik der Schilddrüse (z. B. Müdigkeit oder mangelnde körperliche Leistungsfähigkeit) empfehle ich die Bestimmung von Ferritin im Serum.

Für praktische Zwecke ist die Analyse des Jodgehaltes im Spontanurin vollkommen ausreichend.

Ferritin

Ein erniedrigtes Ferritin spricht für eine Entleerung der Eisenspeicher. Ferritin korreliert auch lose mit der Schilddrüsenfunktion. Wenn das Serumferritin zu niedrig ist, kann dies auf eine Unterfunktion der Schilddrüse oder eine zu geringe Schilddrüsenhormonwirkung in den Geweben hindeuten.

In einer Studie aus England[22] besserte sich bei zwei Drittel der Frauen, die trotz ausreichender Einstellung der Hypothyreose anhaltende Beschwerden hatten, die Symptomatik, nachdem das Serumferritin auf über 100 µg/l angehoben worden war.

Gynäkologische Laborwerte

Wenn es um die Abklärung von gynäkologischen Problemen geht, z. B. bei einer unregelmäßigen Monatsblutung oder bei unerfülltem Kinderwunsch, ist die Überprüfung verschiedener gynäkologischer Hormone zu empfehlen. Da diese bei Frauen im fruchtbaren Alter zyklischen Schwankungen unterliegen, ist der Bezug auf den Zyklustag von Bedeutung. Das Blut sollte standardmäßig zwischen dem 2. und 4. Zyklustag abgenommen werden, wenn nichts anderes vereinbart wurde.

FSH-Werte bei Frauen

Hormonstatus	Normwerte im Urin
erste Zyklushälfte	2,5–10 U/l
zweite Zyklushälfte	1,5–9 U/l
nach den Wechseljahren	20–100 U/l

FSH

Das follikelstimulierende Hormon (FSH) fördert bei Frauen die Heranreifung der Eizellen, beim Mann steuert es die Bildung der Samenzellen. Die Bestimmung von FSH ist wichtig zur Beurteilung der Fruchtbarkeit und der Funktion der Geschlechtsorgane bei Frauen und Männern. Bei Frauen schwanken die Werte im Zyklusverlauf.

LH

Da luteinisierende Hormon (LH) wird im Hypophysenvorderlappen gebildet. Es ist wie FSH an der Reifung der Eizellen beteiligt. Zusätzlich setzt es den Eisprung in Gang: Im Zyklusverlauf steigt LH ca. 2–3 Tage vor dem Eisprung stark an. Daher hat es große Bedeutung zur Bestimmung des Ovulationszeitpunkts und ist für Frauen, die schwanger werden wollen, eine große Unterstützung. LH wird dabei im Urin bestimmt.

Zum Zusammenhang zwischen LH/FSH und Schilddrüsenproblemen gibt es eine aktuelle Studie.[23] Sie ergab, dass Patientinnen mit PCOS (Polyzystisches Ovarsyndrom) zu 45 % übergewichtig waren und 34,7 % hatten ein erhöhtes Anti-TPO. Sie hatten ferner ein erhöhtes LH und einen erhöhten LH/FSH-Quotienten.

LH-Werte bei Frauen

Hormonstatus	Normwerte im Urin
Follikelphase	2,4–12,6 U/l
kurz vor dem Eisprung	14,0–95,6 U/l
nach dem Eisprung	1,0–11,4 U/l
bei hormoneller Verhütung	0,7–5,6 U/l
in der Schwangerschaft	‹ 1,5 U/l
nach den Wechseljahren	› 15 U/l

Östradiol
Östradiol ist das wichtigste der Östrogene der weiblichen Geschlechtshormone. Es spielt bei der Regelung des Menstruationszyklus und bei der Entwicklung der weiblichen Geschlechtsmerkmale eine Rolle, es stabilisiert die Knochen und schützt bis zur Menopause vor Osteoporose. Die Bestimmung von Östradiol wird eingesetzt zur Fruchtbarkeitsdiagnostik, bei Zyklusstörungen und zur Verlaufskontrolle von Hormonersatztherapien. Die Östradiolwerte schwanken im Zyklusverlauf.

Auch Östradiol hat Bezug zur Schilddrüse. Verschiedene Autoren wiesen Östrogenrezeptoren im Schilddrüsengewebe nach.

Östradiol-Werte bei Frauen

Hormonstatus	Normwerte im Blutserum
frühe Follikelphase	20–190 pg/ml
kurz vor dem Eisprung	150–530 pg/ml
nach dem Eisprung	55–230 pg/ml
nach den Wechseljahren	‹ 50 pg/ml

Prolaktin
Das Hormon Prolaktin ist bei der Frau wichtig für die Fortpflanzung, chemisch ähnelt es dem TSH. Nach der Entbindung sorgt es für die Milchbildung und unterdrückt den Eisprung. Es wird gebildet in speziellen Zellen des Hypophysenvorderlappens. (Beim Mann hat es keine Bedeutung.) Auch bei Prolaktin gibt es einen Tagesrhythmus. Im Verlauf der Schwangerschaft steigen die Prolaktinspiegel stark an.

Wichtig: Bereits wenn die Brust im Rahmen einer ärztlichen Untersuchung abgetastet wird, steigt der Prolaktinspiegel an! Eine Blutentnahme für Prolaktin sollte daher immer vor dem Abtasten der Brust stattfinden. Ein erhöhter Prolaktinwert im Serum kann auch bei einer Unterfunktion der Schilddrüse vorkommen.

Klinisch wichtig sind die gutartigen Prolaktin produzierenden Mikroprolaktinome der Hypophyse, die sehr gut in der Kernspintomographie (MRT) zur Darstellung kommen. Sie sind kleiner als 10 mm im Durchmesser. Sie können Milchfluss aus der Brust außerhalb der Stillzeit verursachen, außerdem ausbleibende oder verminderte Monatsblutung und Unfruchtbarkeit. Die Mikroprolaktinome werden heutzutage medikamentös behandelt.

Prolaktin-Werte bei Frauen

Hormonstatus	Normwerte im Blutserum
im gebärfähigen Alter	3,8–23,2 µg/l
nach den Wechseljahren	bis 16,0 µg/l
Hormonstatus	Normwerte im Blutserum

Progesteron

Das Hormon gehört zu den Gestagenen, den schwangerschaftserhaltenden Hormonen. Es wird in den Eierstöcken und in der Plazenta gebildet und ist auch eine Zwischenstufe bei der Synthese der anderen Steroidhormone. Progesteron bereitet die Schleimhaut der Gebärmutter auf die Aufnahme der befruchteten Eizelle vor. Für das Fortbestehen der Schwangerschaft ist Progesteron von entscheidender Bedeutung. Wenn der Progesteronspiegel in die Knie geht, wird ein Abort ausgelöst.

AMH

Das Anti-Müller-Hormon (AMH) spielt in der Embryonalentwicklung eine Rolle bei der Differenzierung der Geschlechter (männlich/weiblich). Bei der erwachsenen Frau sagt es etwas aus über die ovarielle Reserve. Obwohl nicht ganz unumstritten, kann AMH doch eine Information liefern, wie die Chancen stehen, noch genügend sprungbereite Follikel rekrutieren zu können. AMH ist umgekehrt proportional zu TSH, das heißt, je höher TSH, desto niedriger AMH. Wir können dies auch als weiteren Hinweis dafür sehen, dass eine Hypothyreose, die ja durch erhöhtes TSH gekennzeichnet ist, die Chancen, schwanger zu werden, vermindert.

Progesteron-Werte bei Frauen

Hormonstatus	Normwerte im Blutserum
Follikelphase	0,19–2,83 nmol/l
Eisprung	0,38–38,2 nmol/l
nach dem Eisprung	5,82–76 nmol/l
nach den Wechseljahren	< 0,16–0,41 nmol/l

Eine japanische Studie[24] ergab, dass bei Frauen mit einer Autoimmunthyreoiditis auch bei einer guten Schilddrüsenfunktion (Euthyreose) die AMH-Spiegel signifikant niedriger waren als in der Kontrollgruppe, und dies galt tendenziell auch bei subklinischer und manifester Hypothyreose.

SHBG

Das Sexualhormon bindende Globulin (SHBG) ist ein wichtiges Transportprotein für Sexualhormone, insbesondere Östradiol und Testosteron. Gebildet wird es in der Leber. Ein erhöhtes SHBG kann auf eine Schilddrüsenfunktionsstörung oder ein hormonelles Ungleichgewicht hindeuten. Bei Frauen liegen die Referenzwerte bei 19–145 nmol/l im Blutserum.

Weitere ergänzende Labortests

Ich habe nun die wichtigsten Blutuntersuchungen in der Schilddrüsendiagnostik aufgeführt, ebenso die Tests, die speziell für Frauen relevant sind. Darüber hinaus gibt es weitere Laborwerte, die bei einer ganzheitlichen Betrachtung sinnvoll sind. Sie ermöglichen einen tieferen Einblick in den Gesundheitszustand des Patienten oder der Patientin.

Cortisol

Cortisol gilt als Stresshormon. Das Nebennierenrindenhormon unterliegt einer aus-

AMH-Werte bei Frauen

Hormonstatus	Normwerte im Blutserum
normale Fertilität	1–5 ng/ml
ovarielle Restfunktion	0,8–1,0 ng/ml
Menopause	< 0,1 ng/ml

Mein Tipp

Bei Frauen mit unerfülltem Kinderwunsch empfehle ich die AMH-Bestimmung, besonders wenn eine (latente oder manifeste) Schilddrüsenunterfunktion vorliegt oder eine Autoimmunthyreoiditis.

geprägten Tagesrhythmik. Eine Arbeit aus Shanghai[25] zeigte, dass bei Cortisol-produzierenden Adenomen TSH und fT4 niedriger waren als bei Kontrollen und dass sich diese Werte nach Entfernung der Nebennierenrinde normalisierten.

Eine französische Studie[26] ergab, dass Cortisol direkt auf die TRH-Sekretion wirkt. Diese französische Gruppe wies auch nochmals darauf hin, dass die Achse HPT (Hypothalamus-Hypophyse-Schilddrüse) mit der HPA-Achse (Hypothalamus-Hypophyse-Nebennierenrinde) zusammenhängt.

Aufschlussreich ist eine Studie einer litauischen Arbeitsgruppe.[27] Das Autorenkollektiv konnte sehr schön herausarbeiten, dass niedrige fT3-Spiegel mit körperlicher Müdigkeit verbunden waren, niedrige fT4-Spiegel mit mangelnder körperlicher Belastbarkeit, niedrige morgendliche Cortisolspiegel hingegen mit mentaler Müdigkeit.

Vitamin D

Vitamin D hat gerade in den letzten Jahren große Bedeutung erlangt und wird von Patienten und Patientinnen stark nachgefragt. Ein Vitamin-D-Mangel ist bei Hashimoto-Patientinnen überdurchschnittlich häufig. Ein Kausalzusammenhang ließ sich bis jetzt nicht belegen.

Vitamin B_{12}

Ein Vitamin-B_{12}-Mangel führt zu einer perniziösen Anämie. Eine frühzeitige Diagnose eines sich in der Regel schleichend entwickelnden Vitamin B_{12}-Mangels kann hilfreich sein. Denn ein subklinischer Vitamin-B_{12}-Mangel ist häufig Ausdruck eines umfassenderen Autoimmungeschehens. Der Test ist empfehlenswert bei bekannten Autoimmunerkrankungen wie Typ-1-Diabetes oder auch bei Autoimmunthyreoiditis.

Antikörper gegen Parietal-Zellen des Magens

Damit kann eine Autoimmungastritis nachgewiesen werden, die häufig mit einer Autoimmunthyreoiditis (Hashimoto) und/oder einem Typ 1-Diabetes vergesellschaftet ist.

Parathormon

Die Untersuchung auf Parathormon im Serum dient der Diagnostik einer Funktionsstörung der Nebenschilddrüsen. Das ist besonders bei Schilddrüsenoperierten wichtig.

Kreatinin

Zur Beurteilung der Nierenfunktion, besonders unter einer Vitamin D-Substitution, ist ein Test auf Kreatinin im Serum sinnvoll.

Elektrolyte

Die Untersuchung von Elektrolyten – Kalzium, Magnesium, Kalium, Natrium, Chlorid, Phosphat – im Serum gehört im Grunde zur Basisdiagnostik. Elektrolytstörungen werden nach meiner Erfahrung häufig nicht erkannt und beeinflussen das Wohlbefinden in erheblichem Maße.

BKS oder BSG nach Westergren

Die Blutsenkungsreaktion ist ein einfach und schnell durchführbarer Test zum Nachweis eines akut entzündlichen Prozesses.

Das Ergebnis liegt bereits eine Stunde nach der Blutentnahme vor. Der Test ist wichtig im Rahmen der Abklärung einer akuten Schmerzsymptomatik am Hals bei Verdacht auf eine akut-subakute Thyreoiditis de Quervain.

CRP

Das C-reaktive Protein ist ein wichtiger Entzündungsmarker bei rheumatischen Erkrankungen, bei Autoimmunerkrankungen und Schilddrüsenentzündungen. Es ist empfindlich, aber wenig spezifisch und erfordert immer eine genaue differenzialdiagnostische Abklärung. Das Protein ist bedeutsam bei der Diagnose einer low-grade-Entzündung, die ein Risikomarker für eine Reihe von chronischen Erkrankungen ist.

Serum-Eiweiß-Elektrophorese

Ein bewährtes Laborverfahren mit Aussagen, die sonst auf einfache Weise nicht zu machen sind, ist die Serum-Eiweiß-Elektrophorese. Historisch ist es einer der ersten Tests zur Diagnose einer chronischen Entzündung der Schilddrüse. Mitgeliefert wird die Bestimmung des Gesamt-Eiweißes.

Differenzial-Blutbild

Diese einfache und kostengünstige Laboruntersuchung hat eine hohe Aussagekraft. Sie ist oft hilfreich bei der Abklärung unspezifischer Beschwerden wie Müdigkeit und allgemeines Unwohlsein.

Zink

Bei Haarausfall teste ich häufig den Zinkstatus im Serum.

Biotin

Biotin im Serum ist ebenfalls ein wichtiger Wert bei Haarausfall. Daher empfehle ich, bei Haarausfall nicht nur Zink zu bestimmen, sondern auch Biotin. Allerdings wird dieser Test von den gesetzlichen Krankenkassen nicht bezahlt.

Antikörper gegen Serotonin

Wenn der Test auf Antikörper gegen Serotonin positiv ist, kann dies ein Hinweis auf eine Fibromyalgie sein. Es ist die einzige mir bekannte Möglichkeit, einen objektiven Befund zu gewinnen. Er ist zwar kein Beweis für, aber doch ein Hinweis auf diese Erkrankung.

Entbehrliche Labortests

Zuletzt kommen wir noch zu zwei Labortests, die keine Aussagekraft haben bzw. veraltet und daher nicht sinnvoll sind.

Die Bestimmung von Jod im Serum bzw. Plasma

Dieser Test ist unspezifisch, er misst den Gesamtpool des organisch gebundenen Jods im Serum bzw. Plasma. Das ist ungefähr so, wie wenn Sie Ihren Vermögensstatus ermitteln wollen und nur die Summe der Vermögenswerte insgesamt betrachten, aber nicht die einzelnen Bereiche.

Zwischen 1960 und 1975 war der Test in der Schilddrüsendiagnostik üblich, denn es gab nichts Besseres. Das hat sich geändert.

Die Bestimmung von TBG

Die Bestimmung vom Thyroxin bindenden Globulin (TGB) hat ebenfalls keinen Platz mehr in der Routinediagnostik. Als die Bestimmung der freien Schilddrüsenhormone fT3 und fT4 noch nicht routinemäßig möglich war, war sie sinnvoll zur Korrektur von implausibel erhöhten Gesamt-T4- und Gesamt-T3-Werten z. B. bei Einnahme der Antibabypille.

Schilddrüsenerkrankungen behandeln

In diesem Buch geht es vor allem darum, wie man mit einer Schilddrüsenerkrankung gut leben kann. Es ist jedoch auch wichtig, die verschiedenen Behandlungsmöglichkeiten zu kennen.

Zur Behandlung von Erkrankungen der Schilddrüse gibt es verschiedene Therapieverfahren: die medikamentöse Therapie, die Radiojodtherapie, die Schilddrüsenoperation und lokale Eingriffe wie die Radiofrequenzablation. Welche Behandlung in Frage kommt, hängt von der Diagnose ab, aber auch die individuellen Erwartungen und Wünsche der Betroffenen spielen eine Rolle. Ich stelle hier die verschiedenen Therapien vor.

Medikamentöse Therapie

Bei der medikamentösen Behandlung kommen verschiedene Präparate zum Einsatz. Am weitesten verbreitet sind reine T4-Präparate wie z. B. L-Thyroxin Henning, Euthyrox, Eferox oder Berlthyrox. Auch Kombinationspräparate aus T4 und Jodid wie Thyronajod oder Jodthyrox werden häufig verordnet. Mit deutlichem Abstand folgen Kombinationspräparate aus T4 und T3 wie z. B. Novothyral.

Jodid allein ist ebenfalls von Bedeutung, vor allem bei Kindern, Jugendlichen und jungen Erwachsenen sowie in der Schwangerschaft und Stillzeit.

Achtung: Bei der Autoimmunthyreoiditis (Hashimoto) sollte Jodid, ob allein oder in Kombination mit L-Thyroxin, außer in der Schwangerschaft und Stillzeit nicht verwendet werden.

Schilddrüsenüberfunktion (Hyperthyreose)

Bevor eine Therapie begonnen wird, muss in jedem einzelnen Fall die Ursache der Hyperthyreose geklärt werden! Alle Medikamente zur Behandlung einer Schilddrüsenüberfunktion haben beträchtliche Nebenwirkungen und sollten mit Bedacht eingesetzt werden. Auf der anderen Seite gibt es Überfunktionszustände der Schilddrüse, die keiner Therapie bedürfen, da sie sich spontan zurückbilden.

Bei einer Schilddrüsenüberfunktion werden häufig Thyreostatika eingesetzt, das sind Medikamente, welche die vermehrte Produktion von Schilddrüsenhormonen hemmen. Daneben gibt es Arzneimittel, die die Aufnahme von Jod in die Schilddrüse blockieren und dadurch den Schilddrüsenhormonspiegel senken (z. B. Irenat). Andere Medikamente verhindern die Freisetzung von bereits gebildetem Schilddrüsenhormon. Eine gewisse Rolle spielt hier Lithium, mit dem ich in meiner Sprechstunde bei schweren Überfunktionszuständen der Schilddrüse gute Erfahrungen gemacht habe.

Zu den Thyreostatika im engeren Sinne gehören Carbimazol und Thiamazol (Synonym Methimazol) und Propylthioural (Handelsname z. B. Propycil). In Deutschland am gebräuchlichsten sind Carbimazol oder Methimazol. In den USA wird am häufigsten Propycil verwendet, das nach den aktuell gültigen Empfehlungen der deutschen Fachgesellschaften bei einer Hyperthyreose im ersten Schwangerschaftsdrittel eingesetzt werden sollte. Auch bei einer Allergie auf Carbimazol bzw. Favistan kann Propycil zum Einsatz kommen.

Ergänzend können bei Schilddrüsenüberfunktion Betablocker gegeben werden, die vor allem bei beschleunigtem Herzschlag rasch Erleichterung bringen, was von den Betroffenen als sehr wohltuend empfunden wird. Präparat der ersten Wahl ist Propranolol, das sehr gut verträglich ist und keine wesentlichen Nebenwirkungen hat. In den USA wird es von manchen Therapeuten sogar ausschließlich zur Behandlung der Hyperthyreose verwendet.

Schilddrüsenunterfunktion (Hypothyreose)

Um eine Hypothyreose zu behandeln, wird unabhängig vom Lebensalter reines Schilddrüsenhormon gegeben, also L-Thyroxin bzw. Euthyrox, um die beiden häufigsten Handelspräparate zu nennen.

Blande Struma

Bei einer Blanden Struma ohne Hinweis auf eine Entzündung der Schilddrüse und ohne Anhalt für Bösartigkeit hat sich die Kombination von Jodid und Schilddrüsenhormon als überlegen erwiesen (gängige Handelspräparate: Jodthyrox und Thyronajod).

Eine Struma im Jugendalter (Struma iuvenilis) wird mit Jodid behandelt, das auch rezeptfrei in Apotheken erhältlich ist.

Radiojodtherapie

Bei der Radiojodtherapie – eine nuklearmedizinische Methode – wird eine geringe, gut verträgliche Dosis von radioaktivem Jod in Form einer Kapsel oder Lösung oral, in manchen Fällen auch intravenös, verabreicht. In Deutschland geschieht dies nur unter statio-

Mein Tipp

Wenn bei Ihnen eine Hyperthyreose diagnostiziert wird, bestehen Sie auf einer exakten diagnostischen Einordnung, das heißt, dass unter Umständen eine Überweisung in eine nuklearmedizinische oder endokrinologische Praxis oder Ambulanz notwendig ist.

nären Bedingungen: von einer fachkundigen Ärztin bzw. einem fachkundigen Arzt in Gegenwart eines Medizinphysikers. Diese Behandlungsmethode ist bewährt, sicher und effektiv und sie kann – außer bei Schwangeren – bedenkenlos angewendet werden.

Das Prinzip der Radiojodtherapie

Die Methode funktioniert folgendermaßen: Es wird eine Dosis des radioaktiven Strahlers Jod-131 verabreicht, die bei einem vorgeschalteten Radiojodtest genau berechnet wird. Jod-131 sendet eine energiereiche Strahlung aus, die dafür sorgt, dass die funktionell überaktiven Schilddrüsenzellen nicht mehr zu viel Schilddrüsenhormon produzieren. Das Gewebe in der Umgebung der Schilddrüse wird maximal geschont, und die Stimme bleibt klar, während bei der Operation gar nicht so selten der Stimmbandnerv angekratzt wird.

Einsatz der Radiojodtherapie

Bei autonomen Adenomen der Schilddrüse, besonders wenn nur ein Knoten vorliegt oder auch wenn die ganze Schilddrüse von winzigen heißen Knötchen übersät ist (disseminierte Autonomie), ist die Radiojodtherapie die Methode der Wahl.

Wirksam ist sie auch bei der Hyperthyreose vom Typ Basedow. Hier ist jedoch zu beachten, dass es durch die Betastrahlung in manchen Fällen zur Verschlimmerung des autoimmunologischen Prozesses kommen kann. Um dies nach Möglichkeit zu verhindern, wird die Radiojodtherapie beim M. Basedow heutzutage grundsätzlich unter Cortisonschutz durchgeführt. Die Radiojodtherapie kann bei einem Basedow auch eine ergänzende Therapieoption sein, wenn z. B. eine Operation nicht langfristig den gewünschten Erfolg zeigt.

Das habe ich in meiner Schilddrüsensprechstunde nicht selten erlebt: Eine Basedow-Patientin hat die Klinik verlassen unter der Vorstellung, ein für alle Mal von der lästigen Schilddrüsenüberfunktion befreit worden zu sein. Der Alltag ist deutlich leichter geworden. Doch kaum sind ein paar Monate ins Land gegangen, tauchen die unangenehmen Symptome wieder auf: Herzklopfen, Unruhe, Gereiztheit, Gewichtsabnahme, Händezittern …

Da fällt ihr ein, dass sie kürzlich etwas über die Radiojodtherapie gehört hat. Sie vereinbart einen Termin und kann schon bald auf der Therapiestation der Nuklearmedizin aufgenommen werden. Bereits wenige Wochen später sind die Symptome endgültig verschwunden, sie fühlt sich wohl und ist im Alltag und im Beruf wieder leistungsfähig.

Nicht bewährt hat sich die Radiojodtherapie zur Verkleinerung einer Struma.

Operation

Die Schilddrüsenoperation ist in vielen Fällen die Behandlung der Wahl. Dabei werden krankhafte Gewebeveränderungen operativ entfernt. Insbesondere wenn der Eingriff nicht ganz eindeutig notwendig und dringend ist, sind bei der Entscheidung jedoch die Risiken im Auge zu behalten. Die Operation kommt zum Einsatz bei Knoten, die szintigraphisch kalt sind, die sonographisch oder punktionszytologisch oder aufgrund einer MIBI-Szintigraphie verdächtig auf Bösartigkeit sind, ferner bei Hyperthyreosen vom Typ Basedow oder autonomen Adenomen, aber auch bei erheblicher Beeinträchtigung der Nachbarorgane, insbesondere wenn die Luftröhre stark eingeengt ist und es zu erheblicher Atemnot gekommen ist.

Risiken eine Schilddrüsen-OP

Da im Halsbereich operiert wird, kann der Stimmbandnerv, der Nervus recurrens, verletzt werden (Rekurrensparese). Ich habe davon schon bei den Symptomen von Schilddrüsenerkrankungen (Seite 48) gesprochen. Diese Verletzung kann zu Heiserkeit und krächzender Stimme führen, was, wenn man Glück hat, nur vorübergehend ist. In der Regel ist eine logopädische Behandlung erfolgreich und falls ausnahmsweise nicht, wird die Heiserkeit von den meisten toleriert. Wird der Stimmbandnerv auf beiden Seiten verletzt, ist der Betroffene erheblich beeinträchtigt und leidet insbesondere unter schwerer Atemnot schon in Ruhe oder bei geringer Belastung. Doch dies habe ich unter Tausenden operierter Schilddrüsenpatienten nur ein- oder zweimal erlebt.

Es kann auch in manchen Fällen zu einer beeinträchtigten Funktion der Nebenschilddrüsen kommen. Eine solche Unterfunktion der Nebenschilddrüse ist nahezu ausnahmslos Folge einer Operation an der Schilddrüse oder einer in der Regel onkologischen Halsoperation. Sie ist schwierig zu behandeln und häufig mit einer beträchtlichen Einschränkung der Lebensqualität verbunden. Ich hatte die nötige Erfahrung und konnte häufig das Leiden der Betroffenen bedeutend verringern und dadurch erträglicher machen. In leichteren Fällen gelang es, eine gute Lebensqualität zu erreichen.

Gut überlegt

Grundsätzlich sollte eine Schilddrüsenoperation sehr sorgfältig überlegt werden. Und sie sollte nur aus triftigem Grund und nach eindeutiger Diagnose durchgeführt werden. Holen Sie bei angeratener Schilddrüsenoperation immer eine Zweitmeinung ein; dies wird auch von den gesetzlichen Krankenkassen akzeptiert.

Wie hoch sind die Risiken?

Eine neuere Arbeit aus Kroatien beleuchtet die real gegebenen Risiken der Schilddrüsenchirurgie.[28] Die Autoren fanden heraus, dass das Risiko einer dauerhaften Verletzung des Stimmbandnerven 0,5–5 % beträgt, während eine vorübergehende Funktionsbeeinträchtigung des Recurrens bei 1–30 % der Operierten vorkommt. Eine dauerhafte Funktionsstörung der Nebenschilddrüsen komme bei 1,3–3 % der Schilddrüsenoperierten vor. Hingewiesen wird darauf, und das ist nachvollziehbar, dass erfahrene Kliniken niedrigere Komplikationsraten berichten.

Drehen wir einmal die Medaille auf die andere Seite und halten uns vor Augen: 99 von 100 Patienten, die an der Schilddrüse operiert wurden, verlassen den Operationssaal ohne ernsthafte Beeinträchtigung.

Um keine Missverständnisse aufkommen zu lassen: Ich hatte während der vielen Jahre meiner Tätigkeit als nuklearmedizinischer Schilddrüsenexperte immer ein hervorragendes Verhältnis zu Chirurginnen und Chirurgen und bin davon überzeugt, dass wir einander unbedingt brauchen.

»Schonende« Operationen

An dieser Stelle noch ein Hinweis: Von der Führungsriege der endokrinen Chirurgie in Deutschland ging vor einigen Jahren das Bestreben aus, das Risiko von Schilddrüsenoperationen auf breiter Front zu verringern. Der Fokus lag darauf, bei Knoten, die unter Ausschöpfung der Möglichkeiten der präoperativen Abklärung mutmaßlich gutartig sind, das Ausmaß des chirurgischen Eingriffs zu verringern und möglichst viel erhaltenswürdiges Schilddrüsengewebe stehen zu lassen. Dies stellte einen Paradigmenwechsel dar, denn aus den USA war in den 1990er Jahren der Trend zu uns herübergeschwappt, auch bei gutartigen Knotenstrumen die Schilddrüse vollständig zu entfernen.

Also: Richten Sie sich darauf ein, dass Ihre Schilddrüse bei einer wohlüberlegten und gut begründeten Operation nach aktuellem Stand schonend behandelt wird.

Lokale Eingriffe

Bei den nicht-medikamentösen Therapien von Schilddrüsenerkrankungen gibt es eine gewisse Bandbreite der Methoden. Der ausgedehnteste Eingriff ist wohl die Entfernung der gesamten Schilddrüse (beider Lappen und des Isthmus) einschließlich Lymphknotenentfernung bei fortgeschrittenen Schilddrüsenkarzinomen. An zweiter Stelle gefolgt von der Entfernung der gesamten Schilddrüse ohne Lymphknotenentfernung. Dann die Entfernung eines Lappens. Es gibt auch die unvollständige Entfernung eines Lappens (subtotale Lobektomie). Die isolierte Entfernung eines Knotens (Knotenexstirpation) galt lange Zeit als überholt, bis sie dann in Gestalt der Thermoablation wieder auftauchte. Doch auch um diese Methode ist es ziemlich still geworden, nachdem sich gezeigt hat, dass sie mit beachtlichen Nebenwirkungen verbunden ist.

Grünwald und Kollegen stellten in einem Übersichtsartikel die heutigen Möglichkeiten lokaler Eingriffe zur Behandlung von Schilddrüsenknoten dar und berücksichtigten dabei die Mikrowellenablation, die Echopulstherapie, die Lasertherapie und die Radiofrequenzablation.[29]

Dabei bestimmt die Größe des Knotens die Wahl des Verfahrens: Kleinere, nicht zu tief gelegene Knoten sind die Domäne der Echopulstherapie. Mittelgroße Knoten von 10–100 ml Volumen können der Radiofrequenzablation zugeführt werden. Für Knoten von 100 ml Volumen und mehr ist die Mikrowellenablation geeignet. Ein bunter Strauß von Möglichkeiten! In diesem Dschungel sich zurechtzufinden bedarf wirklich eines guten Guides.

Manchmal ist es besser, sich auf das Bewährte zu verlassen – mit den klassischen chirurgischen Operationstechniken gibt es mehr als hundert Jahre Erfahrung. Die Risiken konnten durch Weiterentwicklung und den Einsatz technischer Hilfsmittel deutlich gesenkt werden.

Auf einem Kongress hörte ich einmal einen prominenten Chirurgen sagen, das beste Lokalisationsverfahren sei die Lokalisation eines geschickten Chirurgen, einer geschickten Chirurgin. Dieser Aussage kann ich nur zustimmen. Dies scheint für ein befriedigendes und nachhaltiges Ergebnis wichtiger als die Wahl eines bestimmten innovativen Verfahrens, das seine Tauglichkeit erst noch beweisen muss.

Schilddrüsenhormone richtig einnehmen

Kommen wir noch einmal zurück zur Therapie mit Medikamenten. Damit die Hormone, die Sie bei einer Schilddrüsenerkrankung einnehmen müssen, optimal wirken, sollten Sie ein paar Dinge wissen und beachten.

Hilfreiche Pillen

Jedes Medikament, jeder Wirkstoff muss erst einmal vom Körper aufgenommen werden, um wirken zu können. Das gilt auch für Schilddrüsenmedikamente. Es gibt verschiedene Wege, auf denen das Arzneimittel in den Körper gelangen kann, der häufigste ist der über den Verdauungstrakt.

Wir können Pillen schlucken, aber auch Tropfen oder Weichkapseln einnehmen. Tropfen sind etwa gut geeignet für Patienten mit Schluckstörungen, sie lassen sich aber auch besonders fein dosieren, was bei einer schwer einstellbaren Unterfunktion der Schilddrüse sehr hilfreich ist. Schließlich werden Wirkstoffe aus Medikamenten, die in Form von Tropfen oder als Weichkapseln eingenommen werden, besser vom Dünndarm aufgenommen.

Neben dem oralen Weg gibt es weitere Möglichkeiten, dem Körper Medikamente zuzuführen: z. B. als Injektion in die Haut, unter die Haut, in den Muskel oder intravenös, rektal als Zäpfchen in den Enddarm eingeführt, als Pflaster auf die Haut gebracht oder unter die Zunge gelegt.

Wenn die Einstellung schwierig ist

Wenn es Schwierigkeiten gibt, eine Unterfunktion der Schilddrüse optimal einzustellen, ist es wichtig, die Ursache herauszufinden. Dafür ist es erforderlich, die Betroffenen genau zu befragen, sie sollen in allen Einzelheiten beschreiben, wie sie ihre Medikamente einnehmen. In solchen Fällen sind auch regelmäßige Kontrolluntersuchungen zielführend.

Haben die Patienten Schwierigkeiten mit der Einnahme, gibt es verschiedene Lösungsansätze, z. B. das Anlegen eines Depots unter der Haut mit Nanomaterialien, die eine langsame, kontinuierliche Freisetzung des Wirkstoffes ermöglichen. Noch Zukunftsmusik ist die Entwicklung von stärker befüllten Medikamenten, von Medikamenten mit einem stabileren Freisetzungsprofil und einer größeren Therapiesicherheit.

Vorsicht Herstellerwechsel!

Nicht bei jedem Patienten spielt es eine Rolle, doch für viele macht es einen großen Unterschied, von welchem Hersteller das Schilddrüsenmedikament kommt, das sie einnehmen.

Mein dringender Rat: Bestehen Sie darauf, dass Sie genau das Präparat von dem Hersteller bekommen, das Ihnen Ihr Schilddrüsenarzt bzw. Ihre Schilddrüsenärztin verordnet hat. Das ist einer Ihrer persönlichen Beiträge zur optimalen Wirkung Ihres Schilddrüsenpräparates. Schauen Sie das Rezept, das Ihnen ausgehändigt wurde, genau an, bevor Sie zur Apotheke gehen, und haben Sie den Mut, sofort zu reklamieren, wenn Ihnen ein anderes Präparat gegeben wird als das, was Ihnen verordnet wurde. Scheuen Sie sich nicht, auch Ihre Ärztin, Ihren Arzt sofort auf Unstimmigkeiten hinzuweisen.

Einnahmehinweise

Die allgemeinen Empfehlungen hierzu kennen Sie vermutlich: Schilddrüsenhormonpräparate unbedingt nüchtern einnehmen. Die Tablette mindestens 30 Minuten vor der ersten Mahlzeit einnehmen. Achtung: die Pille nur mit Leitungswasser oder stillem Wasser hinunterschlucken!

Immer wieder wurde ich gefragt: »Herr Doktor, ich frühstücke nicht, muss ich denn unbedingt morgens etwas essen?« – Nein, müssen Sie nicht!

Oder: »Ich esse erst zwei Stunden nach dem Aufstehen.« – Umso besser! Der Anteil des Wirkstoffes, der aufgenommen wird, steigt, je größer der zeitliche Abstand zwischen Einnahme des Medikaments und der Kalorienzufuhr ist.

Eine weitere Frage: »Herr Doktor, ich arbeite in der Nachtschicht und lege mich gleich ins Bett, wenn ich von der Arbeit komme. Ich habe Schwierigkeiten, das Schilddrüsenhormon morgens einzunehmen.«

Auch kein Problem: In solchen Fällen bietet es sich an, die Tablette einfach vor dem Schlafengehen einzunehmen. Allerdings sollte die letzte Mahlzeit eineinhalb bis zwei Stunden her sein. In meiner Schilddrüsensprechstunde habe ich damit gute Erfahrungen gemacht.

Bioverfügbarkeit

Die Bioverfügbarkeit eines Medikaments beschreibt, wie viel Wirkstoff in welcher Zeit von einem Arzneimittel freigesetzt und resorbiert wird und somit am Wirkort verfügbar ist.

Die Bioverfügbarkeit

Eine neuere Studie behandelt die Schwierigkeiten, die einer optimalen Schilddrüsenhormonwirkung im Wege stehen können, und zeigt eine erstaunliche Fülle an innovativen Lösungsansätzen auf, z. B. die Verkapselung mit Nanopartikeln in Form einer Weichgelkapsel.[30]

Das Autorenkollektiv stellt einleitend fest, dass es zahlreiche Störmöglichkeiten gibt, die verhindern, dass das Schilddrüsenhormon in unserem Körper seine Wirkung entfaltet. Es geht also um die Bioverfügbarkeit. Zu den Faktoren, die die Wirksamkeit eines Medikaments beeinträchtigen, gehören z. B. Wechselwirkungen mit anderen Medikamenten oder Nahrungsmitteln, Begleiterkrankungen wie entzündliche Darmerkrankungen oder Magenschleimhautentzündungen, aber auch die fehlende Austauschbarkeit von Fertigarzneimitteln. Auch wenn die Patienten und Patientinnen nicht richtig mitmachen – oft weil es an Informationen fehlt –, wirkt sich das auf die Bioverfügbarkeit eines Medikaments aus.

Die wichtigsten Störfaktoren bei der Aufnahme von Schilddrüsenhormonen im Dünndarm:

- Zu geringer Abstand zwischen Einnahme des Medikaments und dem Frühstück
- Die Einnahme zusammen mit
  - Kaffee
  - Milch oder Milchprodukten
  - kalorienhaltigen Getränken wie Limonaden, koffeinhaltigen Erfrischungsgetränken, Fruchtsäften, Smoothies
  - Kalzium, auch in Form von kalziumhaltigen Mineralwässern

Wenn Sie Antibiotika, Eisenpräparate oder Säureblocker einnehmen, sollten Sie einen Abstand von mindestens 2 Stunden zu den Schilddrüsenhormonen einhalten.

Auch ballaststoffreiche Lebensmittel, z. B. Vollkornbrot, Müsli, Haferflocken, Leinsamen, Kleie, sollten Sie frühestens 2 Stunden nach der Einnahme der Schilddrüsentablette zu sich nehmen.

Neuere Forschungen

Aktuelle Recherchen in der medizinischen Datenbank Pubmed zeigen, dass Forschungsteams in mehreren Ländern an neuen Formulierungen für Schilddrüsenhormone arbeiten, um deren Einnahme, Aufnahme und Verwertung im Körper zu verbessern.

Ergebnisse aus Italien

Eine Arbeitsgruppe aus Brescia, Oberitalien, beschäftigt sich damit, ob Sojaprodukte die Aufnahme von Schilddrüsenhormonen beeinflussen.[31]

Das Forschungsteam sichtete kritisch die Literatur und fand keine störende Beeinflussung zwischen der begleitenden Einnahme von Isoflavonen aus Soja bzw. Sojaprodukten und der Absorption von Schilddrüsenhormonen und auch keinen Einfluss unterschiedlicher Präparate verschiedener Hersteller. Zur Einnahme von flüssigen Schilddrüsenhormonpräparaten und möglicher Beeinflussung durch Sojaprodukte gab es nur wenige aussagekräftige Studien. Die Schlussfolgerung der oberitalienischen Forschungsgruppe war, dass es anscheinend keinen wesentlichen Unterschied für die Wirksamkeit der Schilddrüsenhormonpräparate macht, ob jemand Sojaprodukte verzehrt oder nicht.

In einer anderen Veröffentlichung hat dasselbe neunköpfige Forschungsteam aus Brescia eine erfreuliche Neuigkeit: Innovative Formulierungen von Schilddrüsenhormonpräparaten umgehen das Problem des Säuregehalts des Magens und dessen Einfluss auf die Resorption. Dies betrifft z. B. Protonenpumpenhemmer. Softgelkapseln müssen allerdings noch genauer überprüft werden.[32] Tatsächlich ist inzwischen ein auf diese Weise getestetes Präparat auf den Markt gekommen.

Eine Schweizer Firma bietet inzwischen ein Schilddrüsenhormonpräparat an, in welchem der Wirkstoff in einer Weichkapsel aus Gelatine enthalten ist.

Ergebnisse aus Kroatien

Ein kroatisches Forschungsteam untersuchte die Faktoren, welche die Resorption von L-Thyroxin im Magen-Darm-Trakt beeinflusst.[33] Die wesentliche Feststellung des Teams: L-Thyroxin ist ein Medikament mit einer engen therapeutischen Breite, das heißt, winzige Dosierungsunterschiede können einen erheblichen Unterschied machen in Bezug auf die Wirkung des Medikaments, aber auch auf mögliche Nebenwirkungen.

Dazu möchte ich anmerken: Schilddrüsenhormon wird in Mikrogramm (µg) dosiert, in Millionstel Gramm. Die Verwendung von Schilddrüsenhormon in flüssiger Form erlaubt Abstufungen in Schritten von 5 µg. Es war eine Meisterleistung der pharmazeutischen Industrie, ein solches Präparat in konstant guter Qualität herauszubringen.

Zurück zu der kroatischen Arbeit. Die Autoren konstatieren, dass viele Erkrankungen des Magen-Darm-Traktes, wie z. B. eine Zöliakie, eine atrophische Gastritis, eine Lak-

Die wichtigste Regel

Am wichtigsten für eine optimale Aufnahme des Schilddrüsenhormons im Darm ist die Einnahme mindestens eine halbe Stunde vor der ersten Nahrungsaufnahme am Morgen!

toseintoleranz oder eine Infektion mit Helicobacter, die optimale Aufnahme von Schilddrüsenhormonpräparaten im Dünndarm verhindern. Während der Behandlung dieser Erkrankungen ist es wichtig, regelmäßige und engmaschige Kontrollen der Schilddrüsenlaborwerte vorzunehmen und insbesondere TSH und fT4 zu bestimmen.

Das Team stellte darüber hinaus fest, dass Sojabohnen und Kaffee den größten Einfluss im Sinne einer verminderten Resorption von L-Thyroxin hatten, während Vitamin C die Quote des absorbierten Schilddrüsenhormons steigerte. Letzteres ist mir schon länger bekannt, und ich kenne Beispiele dafür, dass sich durch die Einnahme von 1000 mg Vitamin C nach der Einnahme des L-Thyroxins die Schilddrüsenwerte tatsächlich bessern.

Eine große Entdeckung war es, dass nicht nur chronische Erkrankungen des Magen-Darm-Traktes wie Zöliakie und atrophische Gastritis, sondern auch akute Infekte, wie sie bei Fernreisen auftreten können, die Wirksamkeit der Schilddrüsenhormontabletten entscheidend beeinträchtigen können.

Übrigens kann nach meinen Erfahrungen auch schon der Besuch eines Restaurants mit ganz anderer Küche unser Darmmikrobiom so stark verändern, dass auch dadurch die Bioverfügbarkeit des Schilddrüsenhormons entscheidend verändert wird. Dasselbe gilt nach einer Antibiotikabehandlung, die ja ebenfalls das Darmmilieu verändert.

Sie haben gesehen: Es gibt zahlreiche ungünstige Umstände, die eine optimale Wirkung des Schilddrüsenmedikaments verhindern. Sich dessen bewusst zu sein, ist sehr hilfreich.

Häufige Fragen zur Schilddrüse

Wenn Sie an der Schilddrüse erkrankt sind oder wenn Sie es befürchten, geht das mit viel Unsicherheit einher. Lassen Sie sich von Ihrem Arzt ausführlich beraten.

In diesem Kapitel habe ich die Fragen gesammelt, die mir in meiner Praxis immer wieder begegnet sind. Hier kann ich sie nur allgemein beantworten. Aber es sind genau die Fragen, die Sie Ihrem Arzt stellen sollten.

Ist meine Schilddrüse gesund? Um die Gesundheit Ihrer Schilddrüse zu überprüfen, können Schilddrüsenexperten eine umfassende Untersuchung durchführen. Dazu gehören die Erfassung Ihrer Krankengeschichte, eine körperliche Untersuchung mit Abtasten des Halses, Ultraschall und einigen gezielten Laboruntersuchungen. Mit diesen Methoden lässt sich mit hoher Wahrscheinlichkeit feststellen, ob eine Schilddrüsenerkrankung vorliegt.

Habe ich Schilddrüsenknoten? Die Wahrscheinlichkeit von Knoten in der Schilddrüse nimmt von Lebensjahrzehnt zu Lebensjahrzehnt zu. Die Sicherheit des Nachweises bzw. Ausschlusses von Knoten hängt von der Untersuchungsmethode, dem verwendeten Gerät und nicht zuletzt der Erfahrung und Vorbildung der Untersuchenden ab. Zurzeit nimmt die Zahl der Knoten gerade auch bei jüngeren Menschen zu. Dies ist Folge des seit einigen Jahren sich verschärfenden Jodmangels. Um ein paar Zahlen zu nennen: Rund 10 % der Menschen unter 40 Jahren haben Schilddrüsenknoten; in der Generation der 40- bis 60-Jährigen ist bereits jeder Zweite betroffen.

Wie lautet meine genaue Diagnose? Mein Hausarzt sagt, ich habe Basedow, meine Internistin hat bei mir Hashimoto diagnostiziert. Diese Frage ist ein sehr gutes Beispiel dafür, was Patientinnen und Patienten mit einer Schilddrüsenerkrankung umtreibt. Sie ist nicht ganz einfach zu beantworten, auch für mich als Schilddrüsenexperten mit langjähriger Erfahrung. Laborwerte wie die Schilddrüsenantikörper TRAK und Anti-TPO sind dafür wichtig, aber allein nicht ausreichend. Hinzukommen muss der langfristige Verlauf, der die Grundlage für eine klare Unterscheidung bildet. Am besten konnte ich diese Frage beantworten, wenn Patientinnen möglichst vollständige Befunde aus einem im Idealfall langjährigen Verlauf mitbrachten.

Mir geht es nicht gut, obwohl ich Schilddrüsenhormone einnehme. Bin ich vielleicht nicht richtig eingestellt? Diese Frage ist einer der häufigsten Gründe, um fachärztlichen Rat einzuholen. Eine pauschale Antwort kann ich nicht geben. Die Medikation ist wirklich die hohe Schule der Schilddrüsenmedizin. Das lässt sich aus Lehrbüchern nicht lernen und erwächst aus jahrelanger Erfahrung. Daher mein Rat: Wenn Sie als Betroffene den Wunsch nach einer Verbesserung Ihres Befindens haben, ruhen Sie nicht, bevor Sie die Fachfrau oder den Fachmann gefunden haben, der oder die Ihnen dabei helfen kann.

Was ist die Ursache meiner Schilddrüsenerkrankung? In Veröffentlichungen zu verschiedenen Schilddrüsenthemen ist häufig zu lesen, dass noch viele Fragen zu klären sind. Doch ich stelle fest, dass die phänomenalen Fortschritte der Grundlagenforschung, insbesondere auch die vollständige Entschlüsselung des menschlichen Genoms hier einen riesigen Fortschritt bedeuten. Fachärztinnen und Fachärzte der Nuklearmedizin und der Endokrinologie können in nahezu allen Fällen bei Einsatz des geeigneten diagnostischen Instrumentariums eine genaue Diagnose stellen. Eine ganze Reihe seltener, früher nicht genau verstandener Erkrankungen lässt sich definierten genetischen Anomalien zuordnen. Somit lässt sich unter Ausschöpfung sämtlicher Möglichkeiten die Ursache einer Schilddrüsenerkrankung fast immer klären.

Kann ich schwanger werden trotz Hashimoto? Diese Frage kann ich mit einem klaren Ja beantworten. Mir ist bekannt, dass unter Patientinnen die wildesten Gerüchte hierzu umgehen. Meine Erfahrung mit ca. 4000 Patientinnen mit unerfülltem Kinderwunsch zeigt: Ich konnte bei nahezu 100% der Hilfesuchenden mit meinem Expertenwissen durch Optimierung der Einstellung dazu beitragen, dass entweder auf natürlichem Wege oder durch Methoden der künstlichen Befruchtung eine Schwangerschaft nicht nur eintrat, sondern auch bis zur Entbindung gehalten hat.

Können durch eine Feinnadelpunktion der Schilddrüse Krebszellen verschleppt werden? Das ist ein Gerücht, das ich in meiner Schilddrüsensprechstunde immer wieder gehört habe und das sich hartnäckig hält. Selbst auf einem Europäischen Schilddrüsenkongress in Wien im Jahre 2010 wurde diese These von einem Referenten vertreten. Ich habe mich zur Diskussion gemeldet und darauf hingewiesen, dass zwar im Stichkanal, auf dem Wege, den die Nadel bei der Punktion zurückgelegt hat, tatsächlich – bei schon bestehendem Karzinom – Krebszellen nachgewiesen werden konnten, dass aber kein Beweis dafür vorliegt, dass bei dieser diagnostischen Maßnahme bösartige Zellen ausgestreut wurden im Sinne einer Fernmetastasierung. Der Referent und auch der Diskussionsleiter haben das ohne Kommentar akzeptiert.

Muss ich lebenslang Schilddrüsenhormone einnehmen? Das hängt von der zugrunde liegenden Diagnose ab. Mit einem klaren Ja zu beantworten ist die Frage bei einer angeborenen Unterfunktion der Schilddrüse und bei allen, denen die Schilddrüse vollständig entfernt wurde. Bei einer Schilddrüsenvergrößerung mit oder ohne Knoten oder sonstigen gutartigen Schilddrüsenerkrankungen variiert es in Abhängigkeit vom Therapieverlauf und auch nach den jeweils gültigen Leitlinien bzw. der Erfahrung der behandelnden Fachärztinnen.

Was ich immer wieder erlebt habe: Frauen, die während der Schwangerschaft (meist niedrigdosiert) Schilddrüsenhormone eingenommen haben, konnten häufig nach der Entbindung das Medikament absetzen.

Wann und wie soll ich meine Schilddrüsenmedikamente einnehmen? Hier müssen wir unterscheiden zwischen der Einnahme der Schilddrüsenhormontabletten und der Thyreostatika. Im Übrigen wird in einem eigenen Kapitel (Seite 77) darauf eingegangen. Deshalb an dieser Stelle nur kurz das Wichtigste.

Die Schilddrüsenhormone, unabhängig vom genauen Präparat, sind grundsätzlich morgens nüchtern mindestens 30 Minuten vor der ersten Nahrungsaufnahme mit Leitungswasser oder stillem Wasser einzunehmen. Bei Schichtarbeit oder wenn die morgendliche Einnahme aus sonstigen Gründen schwierig ist, können sie auch unmittelbar vor dem Schlafengehen eingenommen werden. Dabei ist zu beachten, dass Sie mindestens 1,5 Stunden zuvor nichts gegessen haben sollten.

Zu den einzelnen Präparaten ist zu sagen: Schilddrüsenhormonsynthesehemmer (Thyreostatika) wie z. B. Carbimazol oder Methimazol müssen nicht nüchtern zugeführt werden. Da ein ausreichender Wirkspiegel über 24 Stunden aufrechterhalten bleibt, genügt die Einnahme einmal am Tag. Propylthiouracil (Propycil) sollte wegen der kurzen Plasmahalbwertzeit alle 6 Stunden eingenommen werden. Das wird häufig übersehen und kann der Grund für eine eingeschränkte Wirkung sei. Cortison muss grundsätzlich morgens zwischen 6 und 8 Uhr immer um dieselbe Uhrzeit eingenommen werden. Es gibt noch weitere Präparate, ich habe hier nur die gängigsten angeführt.

Welche Nebenwirkungen können bei der Behandlung meiner Schilddrüsenerkrankung auftreten? Während bei den Schilddrüsenhormonpräparaten Nebenwirkungen außerordentlich selten sind, kommt es bei sämtlichen Schilddrüsenhormonblockern, egal ob Carbimazol bzw. Thiamazol oder Propycil und auch bei Irenat ziemlich häufig zu teilweise ernsthaften Nebenwirkungen.

Bei Cortison muss unterschieden werden, ob es sich um eine kurzfristige oder eine dauerhafte Einnahme handelt. Eine gute Freundin aus meiner Studienzeit, deren Nebennierenrinde im jungen Erwachsenenalter entfernt worden war, hat über Jahrzehnte Cortison eingenommen und wird es auch bis zum Lebensende einnehmen müssen. Sie berichtet über keinerlei ernsthafte Nebenwirkungen, war allerdings von Anfang an in kompetenter endokrinologischer Betreuung.

Bei der kurzzeitigen Einnahme von Nebennierenrindenhormonen, der sogenannten Cortisonstoßtherapie, gibt es im Allgemeinen keine ernsthaften Nebenwirkungen. Meist wird das Gesicht etwas voller, doch dies bildet sich wieder zurück, wenn das Cortison abgesetzt wird.

Schilddrüsenhormone haben bei sachgemäßer Anwendung in nicht überhöhter Dosierung im Grunde keine ernstzunehmenden Nebenwirkungen. Ich selbst habe in der Frühzeit meiner medizinischen Laufbahn einmal ca. zwei Wochen lang 100 µg L-Thyroxin täglich eingenommen. Mir war warm, mein Antrieb und mein Aktivitätsniveau waren während dieser Zeit deutlich stärker als gewohnt. Dies würde ich aber noch nicht als Nebenwirkungen bezeichnen. Bei einer Schilddrüsenhormontherapie ist jedoch darauf zu achten, dass das TSH nicht unter

0,4 mU/l absinkt. Ansonsten können Angstgefühl, Nervosität, Unruhe, Schlaflosigkeit und Gewichtsabnahme eintreten, auch vermehrtes Schwitzen und Händezittern. Wenn das TSH noch stärker absinkt, kann es zu Herzrhythmusstörungen und einer verminderten Knochendichte kommen. Letzteres wurde im Wesentlichen bei Frauen in der Menopause beobachtet, wenn der Knochenschutz der Östrogene weggefallen ist.

Welche Wechselwirkungen mit anderen Medikamenten gibt es? Diese sind zahlreich! Häufige Wechselwirkungen gibt es z. B. mit Kalziumpräparaten, Säureblockern und Protonenpumpenhemmern wie Omeprazol. Milch und Sojaprodukte können ebenfalls die Wirkung der Schilddrüsenhormonpräparate beeinträchtigen. Im Zweifelsfall nehmen Sie Rücksprache mit Ihren behandelnden Ärzten oder der Apothekenfachkraft.

Wie lange wird meine Erkrankung voraussichtlich dauern? Hier kommt es sehr auf die Art der Erkrankung an. Beispielsweise hat ein Basedow, eine Schilddrüsenüberfunktion aufgrund einer Autoimmunerkrankung, eine aktive Phase, die in der Regel bis zu 2 Jahre dauert, und eine Ruhephase, die unterschiedlich lange anhält und in der keine Medikamente eingenommen werden müssen. Diese nach außen hin inaktive Phase kann jederzeit wieder in eine aktive Phase übergehen. Bei einer angeborenen Unterfunktion der Schilddrüse oder nach einer vollständigen chirurgischen Entfernung der Schilddrüse ist es klar, dass lebenslang Schilddrüsenhormone eingenommen werden müssen.

Darf ich Sport treiben und wenn ja, welchen? Diese Frage wurde bezeichnenderweise häufig von Basedow-Patientinnen gestellt, die zu Beginn der Erkrankung sowieso umgetrieben werden von dem Übermaß an Schilddrüsenhormonen, die in ihrem Blut kreisen. Meine Antwort war stets dieselbe: Ja, Sie dürfen Sport treiben, aber in Maßen und bis zu Ihrer individuellen Leistungsgrenze. Der Blutausstoß des Herzens ist bei jedem Herzschlag vermehrt, sodass die Belastungsgrenze früher erreicht wird als vor der Erkrankung.

Soll ich mich operieren lassen? Objektiv gesehen, haben sich die Indikationen für eine Operation an der Schilddrüse in den letzten Jahren geändert und sind zudem in den einzelnen Ländern sehr unterschiedlich. Rein subjektiv ist der möglichst exakte fachärztliche Befund vor dem Hintergrund der persönlichen, privaten und beruflichen Situation zu berücksichtigen, und nach heutigem Stand ist der Patientenwille das entscheidende Kriterium. Schließlich kommt es auch darauf an, ob die Frage an jemanden gestellt wird, der selbst operiert, oder an Ärztinnen bzw. Ärzte einer konservativen Fachrichtung. Im Zweifelsfall empfehle ich, vor der Entscheidung für die Operation eine Zweitmeinung einzuholen, was längst auch von den gesetzlichen Krankenkassen akzeptiert und bezahlt wird. Siehe dazu auch das Kapitel »Operation«. (Seite 74)

Ich habe einen heißen Knoten. Mein Hausarzt rät von einer Radiojodtherapie ab. Was sagen Sie als Schilddrüsenexperte dazu? Wenn tatsächlich nur ein Knoten in Ihrer Schilddrüse vorliegt und dieser laut nuklearmedizinischem Befund eindeutig ein heißer Knoten ist, halte ich nicht nur aus subjektiver Sicht eine Radiojodtherapie für die Methode der Wahl. Die Radiojodtherapie ist bei dieser Indikation frei von Nebenwirkungen und nach aktuellem Stand zu nahezu 100 % wirksam. Hingegen hat die Operation reale, nicht zu unterschätzende Risiken und Nebenwirkungen (Seite 75).

Habe ich Schilddrüsenkrebs? Die Angst vor Krebs ist sehr verbreitet, aber nur äußerst selten begründet. Nach aktuellem Stand sind ca. 1 % der Schilddrüsenknoten bösartig. Bei szintigraphisch kalten Knoten ist das Risiko deutlich höher. Ängstliche Patienten habe ich in der Regel mit der Information beruhigt, dass selbst bei sicher diagnostiziertem Schilddrüsenkarzinom, wenn es kein entdifferenzierter Tumor oder ein sehr großer Tumor ist, die Lebenserwartung sich nicht von einer Vergleichsgruppe ohne bösartige Schilddrüsenerkrankung unterscheidet. Es gibt sogar Studien, die zeigen, dass optimal therapierte Patienten mit Schilddrüsenkrebs, die regelmäßig zur Nachsorge gehen, eine höhere Lebenserwartung haben, da bei der Nachsorge auch Begleiterkrankungen wie Bluthochdruck oder Diabetes mitbehandelt werden.

Wie ist Ihre Erfahrung mit Selbsthilfegruppen? In früheren Jahren habe ich einige Male Treffen von Selbsthilfegruppen besucht. Dort habe ich überwiegend diejenigen angetroffen, bei denen irgendetwas schiefgegangen war. Daher wurde dort viel gejammert, was ich wenig hilfreich fand. Doch machen Sie sich selbst ein Bild, wenn Sie das Bedürfnis haben, sich über Ihre Krankheit auszutauschen. Achten Sie dabei auf sich und gehen Sie nur hin, wenn Sie das Gefühl haben, dass Ihnen der Austausch guttut und Sie nicht noch weiter runterzieht. Sinnvoller finde ich Fachvorträge mit anschließender Diskussion.

Spezielle Fragen von Patientinnen mit Kinderwunsch

Im Kapitel »Schwanger werden« (Seite 111) gehe ich ausführlich auf das Thema Schilddrüse und Kinderwunsch ein. Hier habe ich einige typische Fragen von Patientinnen mit Kinderwunsch zusammengestellt.

Liegt es an mir oder an meinem Mann oder an uns beiden, dass es bisher nicht zu einer Schwangerschaft kam? In nahezu der Hälfte der Fälle liegt nicht nur bei der Frau, sondern auch beim Mann ein Problem mit der Fruchtbarkeit vor. Daher ist es unbedingt anzuraten, dass sich im Rahmen der Kinderwunschsprechstunde beide fachärztlich untersuchen lassen.

Woran liegt es, dass ich bis jetzt nicht schwanger geworden bin? Es gibt natürlich eine Reihe von möglichen Ursachen. So sollte untersucht werden, ob eine noch nicht erkannte Funktionsstörung der Schilddrüse besteht. Außerdem sollten durch eine exakte gynäkologische Untersuchung anatomische bzw. genetische Ursachen oder auch Infekte bzw. postentzündliche Ursachen ausgeschlossen werden.

Liegt es an meiner Schilddrüsenerkrankung, dass ich bis jetzt nicht schwanger geworden bin? Es gibt eine Reihe von möglichen Ursachen dafür, dass eine Schwangerschaft ausbleibt. So kann eine Schilddrüsenunterfunktion, aber auch eine Überfunktion die Fruchtbarkeit beeinflussen. Die richtige Behandlung erhöht jedoch deutlich die Chance, schwanger zu werden.

Wie kommt es, dass ich schon so oft schwanger war und es jedes Mal zu einem Abgang kam? Wir sprechen nach 2 bzw. 3 spontanen Abgängen von habituellen Aborten. Wenn das vorgekommen ist, besteht eine besonders hohe Wahrscheinlichkeit für eine Autoimmunerkrankung. Hier sollte Sie sich an eine Schilddrüsenexpertin wenden und beraten lassen.

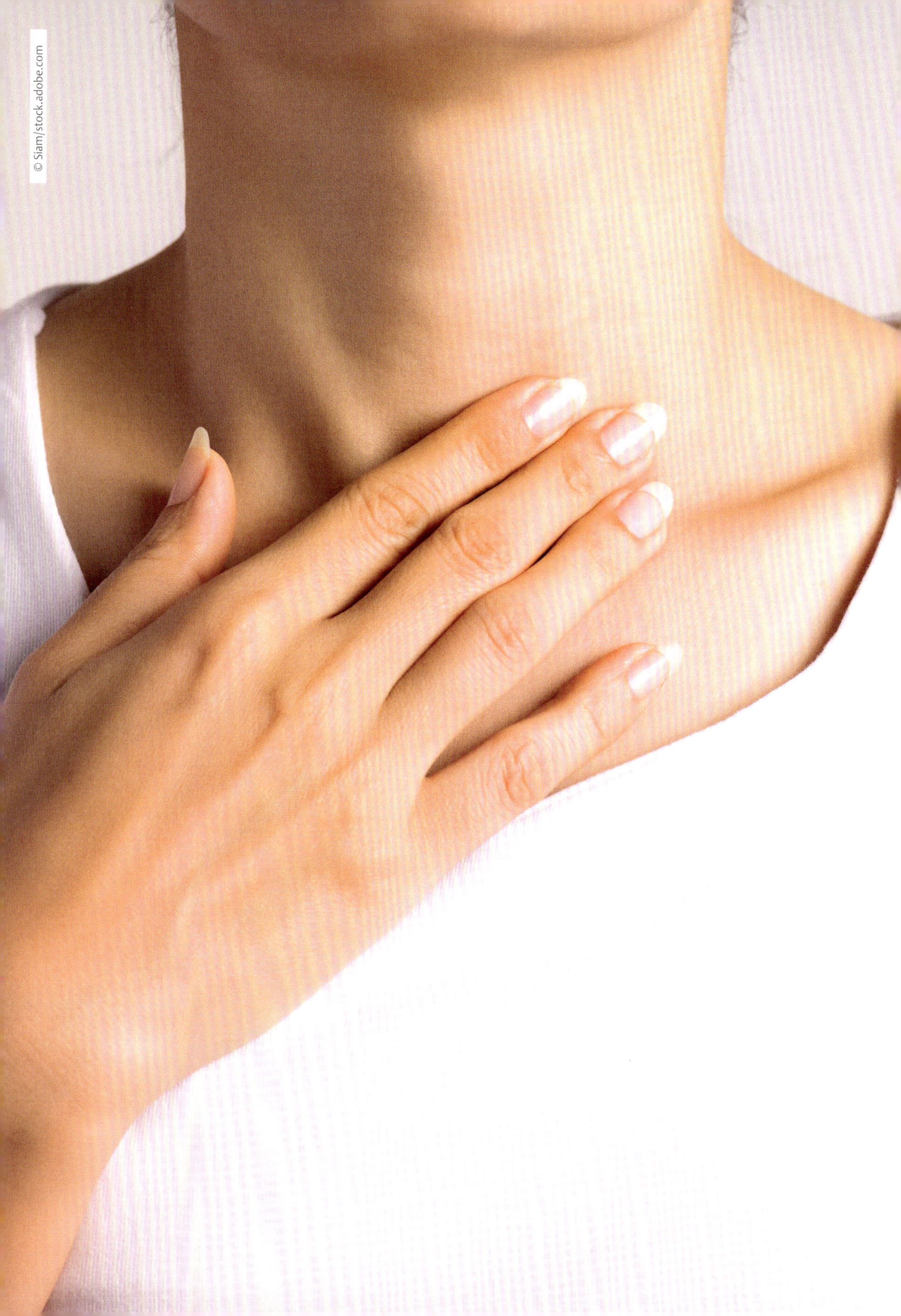

Die Schilddrüse – Motor des Lebens

Die Schilddrüse hat vielfältige Einflüsse auf alle Bereiche unseres Lebens. Eine Dysbalance kann sich auf unsere physische Gesundheit wie auch auf unser psychisches Wohlbefinden auswirken.

Die Schilddrüse und unser Seelenleben

Die Schilddrüse spielt eine wichtige Rolle für das hormonelle Gleichgewicht des Körpers. Das limbische System, Hypothalamus und Hypophyse sind zentrale Akteure.

Im Kapitel »Wie Schilddrüse und Gesundheit zusammenspielen« (Seite 18) habe ich beschrieben, wie sich die Schilddrüse auf die unterschiedlichen Vorgänge in unserem Organismus auswirkt. Auf den folgenden Seiten werde ich ausführlicher erläutern, was es für unsere seelische Gesundheit bedeutet, wenn die Schilddrüse aus dem Gleichgewicht geraten ist. Doch zunächst tauchen wir etwas tiefer in die Welt unseres Gehirns ein.

Und immer wieder die Schilddrüsenbalance ...

Eine ausgeglichene Schilddrüsenfunktion, also ein Gleichgewicht der Schilddrüsenhormone, ist elementar für unsere seelische und emotionale Ausgeglichenheit. Diese wichtigen Dinge werden in den höheren Zentren, nämlich im Hypothalamus, in der Hypophyse und auch im limbischen System, geregelt.

Im Hypothalamus werden die Hormone erzeugt, die zunächst eine Ebene tiefer, in der Hypophyse, zum Einsatz kommen:

- Das GnRH (Gonadotropin-Releasing-Hormon) regt die Hypophyse zur Ausschüttung von FSH (follikelstimulierendes Hormon) und LH (luteinisierendes Hormon) an.
- Das CRH (Corticotropin-Releasing-Hormon) führt zur Bildung und Ausschüttung von ACTH (Adrenocorticotropes Hormon) in der Hypophyse.
- Und last but not least veranlasst das TRH (Thyreotropin-Releasing-Hormon) die Hypophyse, TSH (Thyreoidea-stimulierendes Hormon) auszuschütten.

Hypothalamus und limbisches System

Der Hypothalamus ist nicht nur unsere Hormonzentrale, er ist auch unser Stimmungsmacher. Diese komplexe Hirnstruktur ist Teil des Zwischenhirns. Das limbische System befindet sich direkt über dem Hirnstamm und ist unter anderem zuständig für Lernen,

Gedächtnis, Emotionen, unsere Stimmungen und die Steuerung unseres Sexualverhaltens.

Das limbische System enthält eine ganze Reihe von anatomischen Strukturen, z.B. den Hippocampus, die Amygdala, den Cingulären Cortex, den Gyrus parahippocampalis und das Mamillarkörperchen sowie verschiedene Hirnnervenkerne. Alle diese Gebilde sind wichtige Unterzentren, die spezifische Funktionen ausüben.

Neurotransmitter: Fundament der Neurowissenschaften

Bedeutsam war die Erkenntnis, dass im Zentralnervensystem nicht nur elektrische Phänomene eine Rolle spielen, sondern auch die Chemie. Zuständig sind bestimmte Moleküle: die Neurotransmitter, Überträgerstoffe im Zentralnervensystem. Verwandt und zugehörig sind Neuropeptide und Neurohormone. Die Fähigkeit von Nervenzellen, auch chemische Stoffe abzusondern, nennen wir Neurosekretion.

Die Pharmakologie beschäftigt sich mit der Wirkung körpereigener, aber auch körperfremder Stoffe auf den Stoffwechsel und auf die Funktion von Organen. Als einer der Vorkämpfer der Neurosekretion ist der Pharmakologe Otto Loewi zu nennen, der eine neue Richtung der Neurophysiologie begründete. Loewi untersuchte, ob chemische Substanzen, die aus dem Nervus vagus extrahiert wurden, zu einer Muskelkontraktion führten. Und siehe da, es klappte. Dieser erste Neurotransmitter wurde mit dem Terminus Acetylcholin belegt.

Das limbische System

Das limbische System

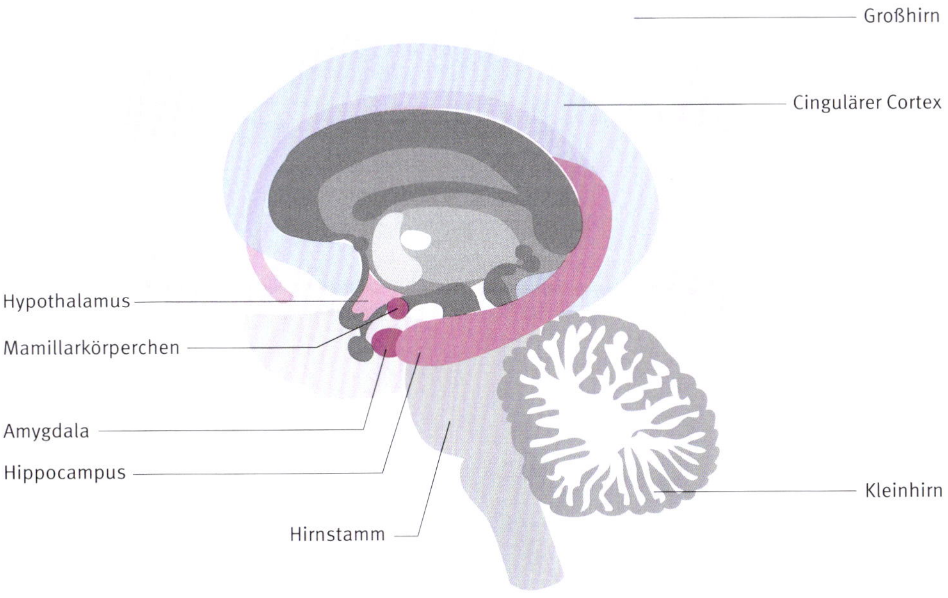

Was sind Neurotransmitter?

Neurotransmitter sind chemische Botenstoffe im Gehirn und im Nervensystem. Sie helfen dabei, Informationen zwischen Nervenzellen (Neuronen) zu übertragen. Wenn eine Nervenzelle ein Signal sendet, werden Neurotransmitter freigesetzt und binden sich an Rezeptoren auf der nächsten Nervenzelle. Dadurch wird das Signal weitergeleitet. Es werden sozusagen Nachrichten von einer Zelle zu einer anderen geschickt.

Heute ist das Konzept der Neurotransmitter ein fester Bestandteil der Neurowissenschaften und der Psychologie. Die wichtigsten Botenstoffe sind Serotonin, Noradrenalin, Dopamin, Acetylcholin, Glutamat und Gamma-Aminobuttersäure (GABA). Und was für uns interessant ist: TRH, das Thyreotropin-Releasing-Hormon des Hypothalamus, hat ebenfalls Eigenschaften eines Neurotransmitters und Neurohormons und ist in verschiedenen Strukturen des limbischen Systems zugange.

Das sympathische und das parasympathische Nervensystem

Ich hole nun ein wenig aus, weil es zum Verständnis wichtig ist. Der Nervus vagus ist der längste Nerv des menschlichen Körpers. Er hat seinen Ursprung in der Schädelbasis und verläuft nach unten über den Hals und den Brustkorb bis weit in den Bauchraum hinein. Er sendet Signale an die Schilddrüse, um die Hormonproduktion zu erhöhen oder zu verringern, je nach den Anforderungen des Körpers. Zudem kontrolliert er die Durchblutung der Schilddrüse und beeinflusst somit deren Funktion.

Der Vagusnerv steuert wie ein Autopilot die Funktion zahlreicher Organe, sodass wir uns nicht bewusst um Dinge wie unseren Herzschlag und die Verdauung kümmern müssen. Damit gehört er zum sogenannten vegetativen Nervensystem, das wir nicht bewusst durch unseren Willen steuern können. Daher wird es auch unwillkürliches Nervensystem genannt. Es besteht aus zwei Teilen, die wir bildhaft mit Bremse und Gaspedal vergleichen können: Der Parasympathikus fungiert als Bremse, das heißt, er fördert Entspannung und Regeneration und beruhigt den Körper. Dagegen gibt der Sympathikus Gas, das heißt, er aktiviert den Körper bei Stress oder Gefahr.

Der Vagusnerv ist Teil des Parasympathikus. Vom Vagusnerv wird der Neurotransmitter Acetylcholin freigesetzt, der eine zentrale Rolle in der Signalübertragung im parasympathischen Nervensystem spielt. Hingegen sind Adrenalin und Noradrenalin die Hauptneurotransmitter des sympathischen Nervensystems.

TRH spielt eine Schlüsselrolle

Das Gebiet der Neurotransmitter ist ziemlich komplex, sodass ich mich hier auf das Wesentliche beschränke. Fest steht, dass TRH, das Thyreotropin-Releasing-Hormon des Hypothalamus, eine Schlüsselrolle bei der Homöostase des endokrinen Systems, aber auch des Immunsystems innehat. TRH und chemisch ähnliche, davon abgeleitete Substanzen haben Potenzial für den therapeutischen Einsatz bei einer Reihe von neurologischen und psychiatrischen Erkrankungen. Erstaunlicherweise scheint TRH auch bei der Wundheilung eine Rolle zu spielen. Im Tierexperiment heilten Wunden schneller, wenn lokal TRH oder eine TRH-ähnliche Substanz angewendet wurde.

TRH hält die Balance aufrecht

Richten wir nun wieder den Fokus auf das Schilddrüsengeschehen. Man hat festgestellt, dass es einen Zusammenhang zwischen der Produktion von TRH in einem bestimmten Hirnnervenkern, dem Nucleus paraventricularis, und der Konzentration von TSH (Thyreoidea-stimulierendes Hormon) und T3 im Serum gibt. Das hormonelle Signal von ganz oben hat also unmittelbare Auswirkungen im Körper. Für das Verständnis außerdem wichtig ist die Tatsache, dass TRH sehr rasch, innerhalb von 5 Minuten wieder abgebaut wird. Das erklärt, warum unsere Stimmung und unsere seelische Befindlichkeit manchmal so rasch wechseln kann. Die sehr zügige Reaktion auf äußere Reize, die in neurohormonale Signale umgesetzt wird, steht im Dienst der Aufrechterhaltung des seelischen Gleichgewichts. Von wegen Chaos!

Ich fasse es einmal so zusammen: TRH ist der Helikopter, der im Notfall schnell dort ist, wo es ein sofortiges Eingreifen braucht, und der ebenso zügig wieder abhebt, wenn seine Mission erfüllt ist. Wir können auch sagen: TRH bewahrt uns vor dem Abkippen, vor dem drohenden Chaos, es bringt Ordnung und Struktur in unser manchmal labiles System: Es hält die Balance aufrecht.

Wie können Sie nun dafür sorgen, dass Ihr TRH stabil bleibt? Um das zu beantworten, gehe ich nochmals auf den Schilddrüsenregelkreis (Seite 15) ein. Wenn die Konzentration der Schilddrüsenhormone (wie fT3 und fT4) im Serum absinkt, wird das an die Hypophyse und an den Hypothalamus gemeldet, und es werden TRH (Thyreotropin-Releasing-Hormon) und TSH ausgeschüttet. Sinkt das fT3 im Serum ab, muss also die Schilddrüsenhormondosis erhöht werden, um den Hormonspiegel wieder zu normalisieren. Sobald dies der Fall ist, wird weniger TRH und TSH ausgeschüttet. Umgekehrt: Wenn fT3 im Serum zu hoch ist, wird weniger TRH und weniger TSH ins Blut abgegeben.

Diese Zusammenhänge sollen Sie und Ihre behandelnden Ärztinnen und Ärzte befähigen, die Medikation passgenau zu justieren. Sie können davon ausgehen: Wenn TSH und fT3 im Serum okay sind, ist auch TRH in Ordnung.

Wenn die Hormone Achterbahn fahren

Stimmungsschwankungen – dieses Phänomen kennen Sie vermutlich im Zusammenhang mit dem Prämenstruellen Syndrom oder auch von Schwangerschaft oder in den Wechseljahren. Immer wenn die Hormone Achterbahn fahren, kann dies Stimmungsschwankungen verursachen. Daher ist es nicht überraschend, dass es sich auch auf unsere Stimmung niederschlägt, wenn die Schilddrüse aus dem Gleichgewicht geraten ist. Das heißt: Eine ausgeglichene Schilddrüsenfunktion ist elementar für eine ausgeglichene Stimmung.

Die Chemie der Gefühle

Für optimales Wohlbefinden, für das Glücksgefühl oder Flow-Erlebnisse ist der richtige Mix aus körpereigenen Glückshormonen entscheidend. Da spielen Serotonin und seine Teammitglieder eine maßgebliche Rolle: Neben Serotonin sind das Adrenalin, Noradrenalin, Acetylcholin und GABA (Gamma-Amino-Buttersäure). Die Hormone bzw. Neurotransmitter üben ihre Wirkung durch Bindung an ihre Rezeptoren aus. Sie haben bei der ganzen Bandbreite der Gefühlsregungen, aber auch bei der Umsetzung in körperliche Aktionen eine Schlüsselrolle. Womit durch die Hintertür der schwer zu fassende Antrieb, die Motivation, ins Spiel kommt.

Hormone oder Neurotransmitter?

Serotonin ist sowohl ein Neurotransmitter als auch ein Hormon. Im Gehirn überträgt es als Neurotransmitter Signale zwischen Nervenzellen und spielt eine wichtige Rolle bei der Regulierung von Stimmung, Schlaf, Appetit und anderen Funktionen. Darüber hinaus wird es insbesondere im Magen-Darm-Trakt produziert – über 90 % des Stoffes – und kann dort hormonelle Wirkungen haben.

Adrenalin und Noradrenalin fungieren ebenfalls zum einen als Neurotransmitter im Nervensystem, zum anderen als Hormone im Blutkreislauf. Beide werden von den Nebennieren produziert.

Acetylcholin und GABA (Gamma-Amino-Buttersäure) hingegen sind beides Neurotransmitter. Von Acetylcholin war bereits die Rede: Es wird vom Vagusnerv produziert und ist der wichtigste Neurotransmitter des parasympathischen Nervensystems. GABA ist der wichtigste hemmende Neurotransmitter im zentralen Nervensystem und spielt eine entscheidende Rolle bei der Regulierung der neuronalen Erregbarkeit.

Serotonin als Glückshormon

Konzentrieren wir uns auf das Serotonin. Es benötigt, wie gesagt, Rezeptoren, um biochemische Reaktionen auszulösen, die wir körperlich, aber auch gefühlsmäßig wahrnehmen. Es gibt im Prinzip 7 Serotonin-Rezeptoren, und von jedem gibt es noch verschiedene Abwandlungen. Schauen wir uns die unterschiedlichen Wirkungen von Serotonin an.

Es ist verblüffend, was Serotonin alles kann, es ist nicht nur ein Zehnkämpfer, die Recherche bringt sogar deutlich mehr Wirkungen ans Licht: Serotonin hat einen Einfluss auf unsere Emotionen und den Antrieb und wirkt auf den Schlaf-Wach-Rhythmus. Es ist wichtig für das Belohnungssystem in unserem Kopf und spielt eine Rolle bei Appetit und dem Sättigungsgefühl. Serotonin vermittelt auch, wie wir mit einem Schmerzreiz umgehen und regelt die Körpertemperatur – bei dieser wichtigen Funktion haben auch die Schilddrüsenhormone ein Wörtchen mitzureden. Auch auf die Gedächtnisleistung wirkt sich Serotonin aus – ebenfalls zusammen mit den Schilddrüsenhormonen.

Serotonin mischt auch bei der Lust, bei der Sexualität mit, es vermittelt also angenehme, freudige Gefühle. Kein Wunder, dass Serotonin als das Glückshormon schlechthin gilt. Und wie gesagt: Die Schilddrüsenhormone werfen dem Serotonin die Bälle zu, sie sind Teamplayer.

Schilddrüsenhormone, Serotonin und Depressionen

Die Untersuchungen eines Forschungsteams aus Los Angeles zeigten, dass in den Jahrzehnten von 1970 bis 2000 die Verwendung von Schilddrüsenhormonen als Zusatzmedikation bei den sogenannten affektiven Störungen, z. B. der Depression, wiederholt studiert wurde, mit immer demselben Ergebnis: Schilddrüsenhormone wirken bei diesen Krankheitsbildern![34]

Die Hormone arbeiten zusammen mit Dopamin, Noradrenalin, Adrenalin und Histamin. Welche Überraschung! Das haben wir doch schon öfters gehört, dass Teamarbeit in unserem menschlichen Organismus groß geschrieben wird.

Doch weiter im Text: Das kalifornische Wissenschaftsteam führt aus, dass die Wechselwirkung zwischen Serotonin und den anderen Teammitgliedern Dopamin, Adrenalin, Noradrenalin und Histamin die positive Wirkung bei einer Gefühlsstörung wie der Depression ausmacht. Die Biomediziner durchforsteten die Studienergebnisse zum Thema Schilddrüse und Serotonin-System im Zentralnervensystem bei erwachsenen Menschen, aber auch bei Versuchstieren, die schon ausgewachsen waren. Welche Versuchsanordnungen wurden benutzt? Es wurden Hormone oder andere Botenstoffe verabreicht, und dann analysiert man, wieviel Neurotransmitter dabei ausgestoßen werden. Die Wissenschaft spricht von neuroendokrinen Challenge-Studien. Beim Menschen konnte gezeigt werden, dass im Zustand der Schilddrüsenunterfunktion das Ansprechen auf Serotonin vermindert ist. Aber: Dieser Effekt wird aufgehoben durch Schilddrüsenhormon.

Mein Tipp

Wenn Sie an Stimmungsschwankungen, an depressiven Gemütszuständen leiden: Lassen Sie Ihre Schilddrüse in einer Facharztpraxis abklären und nehmen Sie, falls eine behandlungsbedürftige Schilddrüsenunterfunktion vorliegt, gewissenhaft die verordneten Schilddrüsenhormone ein!

Bauer und sein Team fassen zusammen: Der Schilddrüsenhormon-Stoffwechsel hat einen modulierenden Einfluss auf das Serotonin-System im Gehirn. Das klingt gut, und es ist auch gut.

Wenn ich meine langjährigen Erfahrungen mit Tausenden von Patienten und Patientinnen einfließen lasse, komme ich zum Schluss, dass in der Tat die Schilddrüsenfunktion einen erheblichen Einfluss auf die Stimmungslage hat.

Es besteht Übereinstimmung in der medizinischen Literatur, dass eine Unterfunktion der Schilddrüse nicht nur im manifesten Stadium, sondern auch schon in der subklinischen Form mit depressiver Verstimmung korreliert ist. Noch nicht genügend verstanden ist das Phänomen, dass auch Patientinnen, deren Schilddrüsenunterfunktion nach üblichen Kriterien gut eingestellt ist, nicht symptomfrei werden.

Schilddrüsenüberfunktion und Euphorie

Aber auch die Schilddrüsenüberfunktion hat einen Einfluss auf die Stimmung. Ich erinnere mich an eine zum damaligen Zeitpunkt schon über 80-jährige Patientin, die überaus lebenslustig war und noch zum Skifahren ging. Sie hatte eine Schilddrüsenüberfunktion aufgrund eines autonomen Adenoms und weigerte sich standhaft, sich einer Radiojodtherapie zu unterziehen, die ich ihr empfohlen hatte. Sie befürchtete, nach der Behandlung träge und bequem zu werden und weniger Freude am Leben zu haben.

Über Euphorie bei Schilddrüsenüberfunktion habe ich nur wenige Beiträge gefunden. Die medizinische Datenbank Pubmed verzeichnet, Stand 29.07.2024, gerade mal 6 (!) Treffer. Ich nenne sie hier in Kürze.

Martina Chiera von der Universität Bologna und ihrer Mitautorinnen und -autoren erwähnen in ihrem Artikel neben der bekannten Tatsache, dass eine manifeste Unterfunktion der Schilddrüse (Hypothyreose) mit depressiven Symptomen vergesellschaftet sein kann, dass bei der Schilddrüsenüberfunktion, der Hyperthyreose, Symptome wie Übererregbarkeit, emotionale Labilität und Erregtheit auch gelegentlich Zornesausbrüche und auch – hier haben wir es – Euphorie auftreten können. Tröstlich ist, dass diese dramatischen Krankheitsäußerungen sich bessern, wie die Autorinnen anhand des Falles einer 73-jährigen italienischen Dame beschreiben.[35]

TRH, das Thyreotropin-Releasing-Hormon aus dem Hypothalamus, ist geeignet, wenn es intravenös injiziert wird, bei Vorbehandlung mit Schilddrüsenhormon eine leichte Euphorie auszulösen.[36] Wie wir wissen, ist TRH, außer seiner Wirkung auf die TSH-produzierenden Zellen der Hypophyse, auch ein Neurohormon und Neurotransmitter.

Vivette Glover vom Queen Charlotte and Chelsea Hospital, London, stellt die vielfältigen und gravierenden hormonellen Veränderungen im Zusammenhang mit der Entbindung heraus. Diese betreffen Progesteron, Östrogen, Cortisol und Beta-Endorphin. All diese Hormone und – im Falle des Beta-Endorphins – Neurotransmitter wirken auf die Psyche ein, und es ist wahrscheinlich, dass sie zu den Stimmungsschwankungen beitragen, die während dieser Phase auftreten. Glover beobachtete, dass die Depression nach der Entbindung nicht gleich, sondern mit einer Verzögerung von 2–3 Wochen auftritt und dass in manchen Fällen eine Euphorie vorausgeht. Die Wissenschaftlerin führt auch an, dass es unter den Frauen, die nach der Entbindung eine Depression entwickeln, eine Untergruppe gibt, die eine Schilddrüsendysfunktion aufweisen.[37]

Studien zur Stimmungslage und Schilddrüse

Ich mache mal einen Schnelldurchgang durch einige Studien, die sich mit dem Zusammenhang zwischen Stimmungslage und Schilddrüse befassen.

Das bereits erwähnte kalifornische Wissenschaftsteam stellte in einer weiteren Studie fest, dass affektive Erkrankungen (Depression) sich erfolgreich mit Schilddrüsenhormonen behandeln lassen. T3 kann das Ansprechen auf Antidepressiva verstärken und kann deren Wirkung auch bei schwer behandelbaren Depressionen steigern. Dieser Effekt ist zu erklären über T3-Rezeptoren im Zellkern, durch Enzyme, die das Gehirn mit dem psychoaktiven Schilddrüsenhormon T3 versorgen und auch über Gene, die im Gehirn den Schilddrüsenstoffwechsel beeinflussen. Ferner wird angenommen, dass

Schilddrüsenhormone Auswirkungen auf die Neurotransmitter Serotonin und Noradrenalin haben.[38]

Eine weitere amerikanische Studie ergab, dass Frauen, die entbunden haben, nicht selten in Depressionen verfallen. Bis zu 15 % der Mütter zeigen 2–3 Monate nach der Entbindung entsprechende Symptome. Das Risiko für eine derartige psychische Reaktion ist erhöht bei Frauen mit geringer sozialer Unterstützung und vermehrter Stressbelastung. Das Risiko für Panikstörungen oder Zwangssymptome steigt während der Schwangerschaft und nach der Entbindung an. Psychische Beeinträchtigungen wie Störungen des Affekts und Angstsymptome sprechen in hohem Maße auf Psychotherapie an. In ausgeprägten Fällen stehen Psychopharmaka zur Verfügung. Es gibt auch Hinweise, dass im unteren Normbereich liegende Werte von Gesamt- und freiem T4 mit depressiven Symptomen nach der Entbindung in Verbindung stehen.[39]

Eine niederländische Studie stellte interessante psychosomatische Zusammenhänge fest. Sie fand bei Frauen mit echoarmem Schallmuster im Ultraschall höhere Werte auf einer Skala, die Angst bewertete. Bemerkenswert war, dass nur Frauen vor der Menopause mit echoarmem Schallmuster höhere Depressivität aufwiesen und eher Psychopharmaka benötigten.[40]

Einfluss auf die Stimmung

Über die Neurotransmitter wirken Schilddrüsenhormone in vielfältiger Weise auf unsere Stimmungen ein. Seit langem bekannt ist die depressive Verstimmung bei einer Schilddrüsenunterfunktion.

Ein Autorenkollektiv aus Cagliari auf Sardinien untersuchte 222 Dorfbewohner und fand insgesamt bei 16,6 % der Untersuchten ein erhöhtes Anti-TPO. Anti-TPO-Positive hatten häufiger eine affektive Erkrankung oder eine Angststörung als Anti-TPO-Negative.[41]

Begleiterkrankungen

Es bestehen vielfältige Zusammenhänge zwischen Erkrankungen der Schilddrüse und rheumatischen Beschwerden sowie Schmerzerkrankungen der Muskeln und Gelenke.

Wir haben bereits gesehen, dass Funktionsstörungen der Schilddrüse verschiedene seelische Probleme mit sich bringen können. Doch auch auf der körperlichen Ebene gibt es zahlreiche Verbindungen.

Schilddrüse und rheumatische Erkrankungen

Sowohl eine Überfunktion der Schilddrüse (Hyperthyreose) als auch eine Unterfunktion der Schilddrüse (Hypothyreose) kann, unabhängig von der zugrunde liegenden Ursache, zu rheumaähnlichen Beschwerden führen. Eine Autoimmunerkrankung der Schilddrüse, sei es ein Basedow oder ein Hashimoto, kann ebenfalls verknüpft sein mit einer Erkrankung aus dem rheumatischen Formenkreis auf autoimmunologischer Basis.

Basedow und Rheuma

Ein Blick zurück in das Jahr 1840: Bereits in seiner denkwürdigen Schrift über die Augenveränderungen bei einer Überfunktion der Schilddrüse beschreibt der in Merseburg praktizierende Arzt Carl von Basedow einen Fall, wo einige Zeit nach Auftreten der Schilddrüsenüberfunktion sich auch typische rheumatische Beschwerden einstellten.

Ich selbst habe in den frühen Jahren meiner Praxistätigkeit eine damals 38-jährige Patientin erlebt, bei der ich kurz vor Weihnachten eine Basedow-Hyperthyreose diagnostiziert hatte. Zurückgekehrt aus dem Weihnachtsurlaub, staunte ich nicht schlecht, als dieselbe Frau einen weiteren Termin in der Praxis hatte, diesmal zur nuklearmedizinischen Untersuchung der Knochen und Gelenke. Die Diagnose war schnell klar: Die Patientin hatte zusätzlich zu dem Basedow eine primär chronische Polyarthritis als weitere Autoimmunerkrankung.

Kombination von Autoimmunerkrankungen

Es ist eine bekannte Tatsache, dass ein Mensch entweder zeitgleich oder in einem gewissen zeitlichen Abstand eine oder sogar mehrere weitere Autoimmunerkrankungen entwickeln kann.

Beispielsweise kann eine Autoimmunthyreoiditis mit einer Myasthenia gravis (wörtlich übersetzt: schwere Muskelschwäche, einer neurologischen Autoimmunerkrankung) verknüpft sein, aber auch mit einem Diabetes mellitus Typ I, einer autoimmunen Gastritis, einer vorzeitigen Ovarialinsuffizienz (Erschöpfung der Eierstockfunktion) oder einer Nebenniereninsuffizienz. Laut Literatur haben 3–5 % der Myasthenia-gravis-Patienten auch eine Immunhyperthyreose (Morbus Basedow), und ca. 1 % der von Basedow Betroffenen entwickeln eine Myasthenia gravis.

Hashimoto und Morbus Addison

Das Zusammentreffen eines Hashimoto mit einer Nebenniereninsuffizienz (Morbus Addison) wird nach einem Würzburger Pathologen, der dieses Krankheitsbild ca. 1930 beschrieben hatte als »Schmidt-Syndrom« bezeichnet. Ich hatte einmal einen zum damaligen Zeitpunkt 30-jährigen Hashimoto-Patienten, bei dem mir ein bräunlicher Teint auffiel. Ich schaute mir die Handinnenflächen an, die ebenfalls braun waren. Damit war für mich die Diagnose klar: Zusätzlich zum bereits diagnostizierten Hashimoto lag auch eine Nebenniereninsuffizienz vor, eine Unterfunktion der Nebennieren. Ich brauchte die dazu passenden Laborwerte nur noch zur Absicherung und zur Dokumentation. Für mich als Erfahrenen war es eine Blickdiagnose. Ich schickte den Patienten zur Einstellung des Morbus Addison in die Klinik. Als diese von mir eilends den Befund anforderte, erfuhr ich, dass der Patient im Aufzug auf dem Weg zur Station zusammengebrochen war: Muskelschwäche infolge des Schmidt-Syndroms.

Halten wir fest: Patienten und Patientinnen mit einer Nebenniereninsuffizienz sind typischerweise gebräunt, wobei die Handinnenflächen nicht ausgenommen sind von der Braunfärbung. Ein prominenter Addison-Patient war übrigens der frühere US-Präsident John F. Kennedy.

Hypothyreose und Rheuma

Eine aktuelle Studie aus China diskutiert die Zusammenhänge zwischen Unterfunktion der Schilddrüse und rheumatoider Arthritis.[42]

Durch eine genomweite Assoziationsstudie fand das Autorenkollektiv heraus, dass es eine positive genetische Assoziation gibt zwischen Hypothyreose und rheumatoider Arthritis. Mit modernsten Methoden wurde also die Beobachtung des Merseburger Sanitätsrates von Basedow, die aufmerksame und kundige Schilddrüsenexperten immer wieder nachvollziehen konnten, in den Rang einer allgemeingültigen Aussage erhoben.

Schilddrüse und Muskel- und Weichteilbeschwerden

Schilddrüsenerkrankungen gehen nicht selten einher mit Beschwerden an Muskeln, Gelenken und Weichteilen.

Hypothyreose und Muskel- und Weichteilbeschwerden

Häufige muskuloskelettale Beschwerden bei Hypothyreose, also einer Unterfunktion der Schilddrüse, sind: Muskelkrämpfe, Muskelschwäche, vor allem an den Oberschenkeln, Gelenkschmerzen, Steifheit und eingeschränkte Beweglichkeit der Gelenke sowie Schwellungen an den Gelenken, unter Umständen verbunden mit Gelenkergüssen.

Karpaltunnelsyndrom
Auch das Karpaltunnelsyndrom kann mit einer Schilddrüsenunterfunktion einhergehen. Dabei ist der sogenannte Nervus medianus, der in einem engen Kanal auf der Beugeseite des Handgelenks verläuft, eingeengt, was zu Missempfindungen, Schmerzen und Taubheitsgefühlen führt.

Mein Tipp: Ihre Neurologin oder Ihr Neurologe hat ein Karpaltunnelsyndrom diagnostiziert und Ihnen zu einer Operation geraten? Dann bestehen Sie darauf, dass durch eine fachärztliche Schilddrüsenuntersuchung zuvor eine Hypothyreose ausgeschlossen wird! Nicht selten kamen Patienten in meine Schilddrüsensprechstunde zur Abklärung, bei denen schon ein Termin zur Operation eines Karpaltunnelsyndroms festgesetzt war.

Schmerzen an den Oberschenkeln
Weitere Beschwerden an Muskulatur und Weichteilen bei einer Hypothyreose können Schmerzen an den Oberschenkeln sein, häufig verbunden mit Schwierigkeiten beim Aufstehen aus der Sitzposition heraus.

Eine Besonderheit ist, dass eine Hypothyreose insbesondere auf dem Boden eines Hashimoto mit einer Fibromyalgie kombiniert sein kann. Daher ist es möglich, dass eine Kombination von Fibromyalgie- und Hypothyreosebeschwerden vorliegt.

Mein Tipp

Lassen Sie bei Beschwerden in den Weichteilen, Knochen und Gelenken Ihre Schilddrüse gründlich fachärztlich abklären. Wenn notwendig, lassen Sie die Schilddrüsenfunktion optimal einstellen.

Hyperthyreose und Muskel- und Weichteilbeschwerden

Welche Schmerzen am muskuloskelettalen System können bei einer Überfunktion der Schilddrüse, einer Hyperthyreose, auftreten? Die Antwort ist ernüchternd: Es sind im Grunde genommen dieselben Beschwerden wie bei der Hypothyreose. Ausgenommen sind das Karpaltunnelsyndrom und die Beschwerden, die sich aus der Kombination mit einer Fibromyalgie ergeben. Manchmal allerdings sind die Muskelbeschwerden bei einer Hyperthyreose so ausgeprägt, dass die Betroffenen nahezu bewegungsunfähig sind. Beiden Erkrankungen gemeinsam ist, dass es schwerfällt, aus der Sitzposition aufzustehen. Ein wichtiger Unterschied ist, dass bei der Hypothyreose eher über Muskelschmerzen, bei der Hyperthyreose eher über Muskelschwäche geklagt wird.

Ein klassisches medizinisches Untersuchungsinstrument, der Reflexhammer, zeigt ganz deutlich den Unterschied zwischen den beiden Funktionszuständen: Bei Hyperthyreose sind die Reflexe stark gesteigert, bei der Hypothyreose sind sie abgeschwächt; in schweren Fällen von Schilddrüsenunterfunkton sind die Reflexe manchmal kaum noch oder gar nicht mehr auslösbar.

Studien zur Schilddrüse und Orthopädie

Als ich ganz aktuell zum Thema dieses Kapitels recherchierte, war ich erstaunt, wie viele Artikel ich fand. Zwei davon möchte ich Ihnen hier kurz vorstellen.

- Die adhäsive Kapsulitis – Frozen Shoulder oder Schultersteife – ist sehr schmerzhaft und hat eine starke Einschränkung der Beweglichkeit zur Folge. Eine chinesische Arbeitsgruppe fand heraus, dass sowohl eine subklinische als auch eine manifeste Unterfunktion der Schilddrüse mit einem erhöhten Risiko für eine Frozen Shoulder verbunden ist, während dies für die Hyperthyreose nicht gilt.[43] Wenn bei Ihnen also eine Frozen Shoulder diagnostiziert wurde: Suchen Sie zusätzlich zum Orthopäden eine Schilddrüsenexpertin auf.
- Selbst etwas so Banales wie ein Hallux valgus kann mit einer Unterfunktion der Schilddrüse in Verbindung stehen. Aus China stammt eine Publikation, in der das genetische Risiko für einen Hallux valgus einer Hypothyreose zugeordnet werden konnte. In die Datenbank, aus der die statistische Auswertung stammt, gingen mehr als 300 000 Patienten ein.[44]

Bei Beschwerden der Muskeln und Weichteile ist in jedem Fall eine gute Labordiagnostik wichtig. Dies gilt, wenn eine Schilddrüsenerkrankung diagnostiziert wurde und Sie Medikamente einnehmen, aber auch wenn es keine solche Diagnose gibt.

Wiederkehrende Muskellähmung

Ein eigenartiges Krankheitsbild, das zeigt, wie vielfältig die Symptome einer Schilddrüsenerkrankung sind, ist eine vorübergehende Lähmung der Muskulatur bei einer Schilddrüsenüberfunktion, die hypokaliämische periodische Paralyse. Auslöser sind z. B. kohlenhydratreiche Mahlzeiten, so tritt sie nach dem Besuch eines Fast-Food-Restaurants auf, wenn Pommes und Cola konsumiert wurden. Einmal hatte ich einen solchen Fall als Komplikation eines Morbus Basedow. Infolge meiner jahrelangen Beschäftigung mit den Schilddrüsenerkrankungen und intensiver kontinuierlicher Fortbildung war mir diese sehr seltene Erscheinung vertraut. Diese Erkrankung kann einer Schilddrüsenüberfunktion vorausgehen.[45]

Bei der hypokaliämischen periodischen Paralyse handelt sich um eine seltene Muskelerkrankung mit schmerzloser Muskelschwäche, welche symmetrisch die untere Extremität betrifft. Im Labor ist Kalium im Serum erniedrigt, während T3 und T4 erhöht sind. Die Muskelschwäche ist in der Regel vorübergehend, tritt aber immer wieder auf. Sie ist eine schwerwiegende Komplikation eines Morbus Basedow, die sogar die Aufnahme in einer Intensivstation erforderlich machen kann. Menschen asiatischer Herkunft sind im Vergleich zu Menschen europäischer Herkunft 10-mal häufiger betroffen. Und im Gegensatz zur Mehrzahl der sonstigen Schilddrüsenerkrankungen sind Männer häufiger betroffen als Frauen. Die Therapie besteht in der Kaliumsubstitution und der Gabe von Propylthiouracil.

Schilddrüse und Knochenstoffwechsel

Eine Schilddrüsenüberfunktion hat auch Einfluss auf den Knochenstoffwechsel. Wie bereits erwähnt, ist der gesamte Stoffwechsel bei einer Hyperthyreose beschleunigt und gesteigert – also auch der Knochenstoffwechsel und damit der Umsatz von Kalzium. So können wir bei einer Hyperthyreose auch eine vorübergehende Abnahme der Knochendichte messen, die jedoch mit Normalisierung der Schilddrüsenfunktion reversibel ist.

Mein Tipp für Leserinnen über 40: Lassen Sie spätestens, wenn Sie 45 geworden sind, Ihre Knochendichte bestimmen! Und wenn Sie eine vertrauenswürdige Facharztpraxis oder Ambulanz gefunden haben, bleiben Sie für Kontrollen dort in Behandlung. Denn es gibt verschiedene Untersuchungsmethoden, deren Messergebnisse nicht exakt übereinstimmen müssen.

Hypothyreose und Fibromyalgie

Die Fibromyalgie ist eine weltweit verbreitete chronische Erkrankung, die gekennzeichnet ist durch Schmerzen in Muskeln, Gelenken und Weichteilen sowie durch leichte Erschöpfbarkeit, chronische Müdigkeit und Schlafstörungen. Die Diagnose wird rein klinisch gestellt, indem bei der körperlichen Untersuchung geprüft wird, ob bestimmte definierte Punkte, die sogenannten Triggerpunkte, druckschmerzhaft sind. Die Bestimmung des Antikörpers gegen Serotonin (Seite 71) kann, wie bereits erwähnt, einen Hinweis auf die Erkrankung geben, ist aber kein Beweis.

Seit langem ist bekannt, dass es einen Zusammenhang gibt zwischen der Fibromyalgie und einer Hypothyreose, und es gibt eine Reihe überlappender Symptome, sodass eine exakte Schilddrüsenabklärung und eine Schilddrüsenhormonsubstitution bereits bei einer subklinischen Hypothyreose erforderlich sind. Häufig liegt auch ein Vitamin-D-Mangel vor, der substituiert werden sollte. Nicht zuletzt sind Fehlstellungen wie z. B. Skoliose oder sonstige orthopädische Probleme bei der Therapie zu berücksichtigen.

Eine Studie aus der Laval-Universität in Québec, Kanada, ging dem Zusammenhang zwischen Unterfunktion der Schilddrüse und einer »Fibrositis«, wie die Frankokanadier die Fibromyalgie nennen, nach.[46]

Untersucht wurden 100 Patienten mit subklinischer Hypothyreose. 19 Patienten berichteten von Schmerzen an Gelenken und/oder Muskeln mit Steifheit. Davon wiesen 5 Patienten sieben oder mehr druckschmerzhafte Triggerpunkte auf, was die Diagnose einer Fibromyalgie erlaubte. Bei 10 der 19 Patienten, darunter 3 mit Fibromyalgie, besserten sich die Beschwerden unter einer Substitutionsbehandlung mit Schilddrüsenhormonen.

Der amerikanische Rheumatologe Clement E. Tagoe trifft bemerkenswerte Feststellungen zum Zusammenhang zwischen einer Autoimmunthyreoiditis und rheumatischen Erkrankungen. Er führt aus, dass die Autoimmunthyreoiditis traditionell als eine einzelne organspezifische Autoimmunerkrankung betrachtet wurde mit einer starken Assoziation zu Schilddrüsenerkrankungen. Tagoe hebt die enge Verbindung der Autoimmunthyreoiditis mit verschiedenen anderen Autoimmunerkrankungen einschließlich rheumatologischer Krankheitsbilder hervor; eine Verbindung mit rheumatischen Beschwerden insbesondere bei der Schilddrüsenunterfunktion. Der Autor geht noch weiter und hält fest, dass auch die Autoimmunthyreoiditis als solche ohne Schilddrüsenunterfunktion bereits rheumatische Beschwerden verursachen kann. Und: Es gebe zunehmend mehr Belege für eine starke Assoziation zu generalisierten Schmerzsyndromen einschließlich der Fibromyalgie.[47]

Zum Abschluss möchte ich noch eine Studie über vielfältige Verknüpfungen von Symptomen und Krankheitserscheinungen bei Frauen mit Endometriose nennen. Die Schlussfolgerung der Studie lautet, dass bei Frauen mit Endometriose häufiger Erkrankungen wie Hypothyreose, Fibromyalgie, chronisches Müdigkeitssyndrom, Autoimmunerkrankungen, Allergien und Asthma vorkommen als in der allgemeinen (weiblichen) Bevölkerung der USA.[48]

Resümee

In diesem Kapitel haben wir gesehen, dass es starke Verbindungen gibt zwischen Beschwerden und Erkrankungen der Schilddrüse und denjenigen des orthopädisch-rheumatischen Formenkreises.

Wir haben erkannt, dass ein und derselbe Mensch an mehreren Autoimmunerkrankungen leiden kann und dass der Autoimmunstatus als solches einen Krankheitswert hat. Diese Lektion muss meines Erachtens die Ärzteschaft noch lernen.

Die wichtigste Erkenntnis ist: Funktionsstörungen und Erkrankungen der Schilddrüse können sehr vielfältige Symptome verursachen, von harmlosen Beschwerden bis hin zu lebensbedrohlichen Erscheinungen. Wegen der Vieldeutigkeit der Beschwerden ist eine subtile Feindiagnostik erforderlich, die Geduld, Erfahrung, Einfühlungsvermögen und einen souveränen Einsatz der heute zur Verfügung stehenden technischen Möglichkeiten erfordert.

Die gute Nachricht lautet: Sobald einmal die korrekte Diagnose gestellt ist, führt die optimale Therapie im Allgemeinen rasch zur Besserung der Beschwerden bis hin zur Symptomfreiheit.

Reine Frauensache

Warum ein eigenes Kapitel für Frauen? – Es gibt gute Gründe dafür: Die weibliche Schilddrüse unterscheidet sich in mehreren Aspekten von der männlichen.

Bei Frauen ist die Schilddrüse im Durchschnitt kleiner als bei Männern. Das hat unter anderem mit der meist geringeren Körpergröße der Frauen zu tun. Für die Funktion der Schilddrüse spielt es jedoch keine Rolle. Darüber hinaus gibt es aber noch einen anderen, wesentlichen Unterschied: Bei Frauen verändert sich die Schilddrüse im Laufe des weiblichen Zyklus. In der zweiten Zyklushälfte kommt es zu einer stärkeren Durchsaftung des Schilddrüsengewebes infolge der Gestagenwirkung und so ist sie vorübergehend vergrößert, wie sich im Ultraschall nachweisen lässt. Damit sind wir schon beim Thema: beim weiblichen Zyklus.

Der weibliche Zyklus

Biologische Rhythmen spielen eine bedeutsame Rolle, nicht nur in der Biochemie und in der Physiologie unseres Körpers. Ist nun der weibliche Rhythmus ein biologischer Rhythmus wie jeder andere auch? Nicht ganz, es gibt einige Besonderheiten. Schauen wir uns an, was im weiblichen Körper im Verlauf eines Zyklus von durchschnittlich 28 Tagen passiert.

Vier Zyklusphasen

Meist wird der Zyklus in zwei Phasen unterteilt, die sich teilweise überschneiden können; ich bevorzuge allerdings die feinere Einteilung in vier Phasen. Er beginnt laut der allgemein anerkannten Definition mit dem ersten Tag der Monatsblutung, die 3–7 Tage dauert. Das ist die Menstruationsphase. Am Ende der Monatsblutung setzt die Follikelphase ein und endet in der Zyklusmitte. Darauf folgt an Tag 12–14 des Zyklus die Ovulationsphase, das ist die kürzeste Phase im Zyklus, sie dauert 3–4 Tage und ist gekennzeichnet durch den Eisprung. Auf den Eisprung folgt die Lutealphase, die mit dem Einsetzen der Monatsblutung endet. In krankhaften Fällen, z. B. bei einer Unterfunktion der Schilddrüse, kann der Eisprung auch ausbleiben, wir sprechen dann von einem anovulatorischen Zyklus.

Drei Arten von Zyklen

Während des Zyklus gibt es tiefgreifende Veränderungen an der Gebärmutterschleimhaut, in den Eierstöcken und im Hormongeschehen, dabei wirken die Hormone auf den Ebenen des Hypothalamus, der Hypophyse und der Eierstöcke. Vom funktionellen Aspekt her unterscheiden wir drei Zyklen:

- Der Menstruationszyklus ist der gesamte Zyklus, der typischerweise etwa 28 Tage dauert.
- Der Ovarialzyklus bezieht sich auf die Veränderungen in den Eierstöcken, einschließlich der Follikelreifung und des Eisprungs.
- Der Hormonzyklus bezeichnet die hormonellen Veränderungen, die während des Zyklus stattfinden, insbesondere die Schwankungen von Hormonen wie Östrogen und Progesteron.

In der Grafik ist die gesamte Dynamik übersichtlich zusammengefasst.

Was die Dauer der Periode aussagt

Die Periode ist der Abschnitt des weiblichen Zyklus, der am deutlichsten wahrgenommen wird. Die Länge der Monatsblutung ist individuell verschieden, sie kann 2–6, im Extremfall sogar 7 Tage lang dauern. Aufgrund meiner langjährigen Erfahrung bin ich davon überzeugt, dass unter den Frauen, die eine besonders kurze oder eine besonders lange Periode haben, Fälle von nicht erkannten oder nicht optimal therapierten Schilddrüsenfunktionsstörungen zu finden sind. Auch der Abstand zwischen zwei Monatsblutungen kann schwanken zwischen 25 und bis zu 35 Tagen. Ich meine, dass hier ebenfalls verkappte Schilddrüsenfunktionsstörungen dahinterstecken.

Der weibliche Zyklus

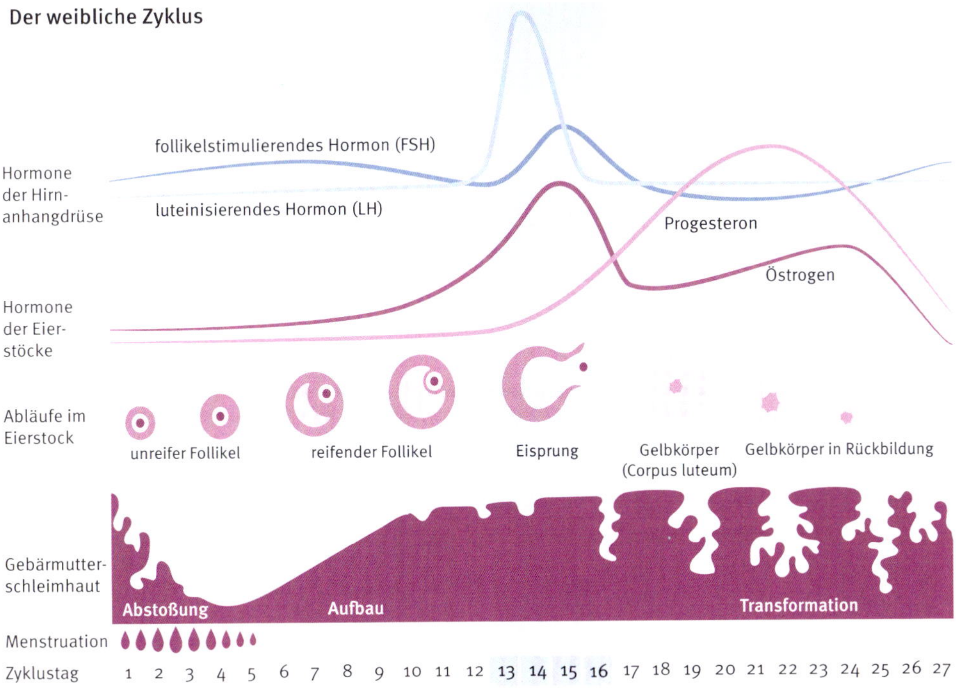

Zentrale Steuerung des Zyklus

Kommen wir zurück zum Zyklus. Er wird von der obersten Hormonsteuerzentrale, dem Hypothalamus, und der eine Hierarchieebene tiefer angesiedelten Hypophyse geregelt. Weiter vorn (Seite 88) war bereits die Rede davon.

- Der Hypothalamus produziert stoßweise (pulsatil) das Gonadotropin-Releasing-Hormon (GnRH).
- Durch das GnRH wird die Hypophyse aktiviert und schüttet Gonadotropine aus, genauer gesagt: luteinisierendes Hormon (LH) und follikelstimulierendes Hormon (FSH).
- LH und FSH stimulieren die Eierstöcke.
- Die Eierstöcke produzieren die Hormone Östrogen und Progesteron, die für den Aufbau und Erhalt der Gebärmutterschleimhaut verantwortlich sind sowie für das Eintreten der Menstruationsblutung.

Auch Hormone aus anderen Drüsen, wie den Nebennieren und der Schilddrüse, können die Funktion der Eierstöcke und die Menstruation beeinflussen.

FSH, LH und Gelbkörper

Das follikelstimulierende Hormon (FSH) sorgt dafür, dass die Funktionseinheiten der Eierstöcke, die Follikel, in der ersten Zyklushälfte wachsen und zum sprungbereiten Follikel heranreifen. Luteinisierendes Hormon (LH) ist dann für die Bildung des Gelbkörpers (Corpus luteum) verantwortlich. Das Corpus luteum entwickelt sich, wenn es zu einer Befruchtung, also zu einer Schwangerschaft, gekommen ist, zum Corpus luteum graviditatis. Ist es nicht zu einer Befruchtung gekommen, bildet sich der Gelbkörper zurück.

Hormonchaos in der Zyklusmitte

Das dramatischste Ereignis während des gesamten Zyklus ist wohl der gleichsam explosionsartige Anstieg von LH in der Zyklusmitte, gefolgt von einem jähen Absturz. Hier möchte ich am ehesten von einem Hormonchaos sprechen, denn im Verlauf weniger Tage spielt sich ein chemisches Drama auf der inneren Bühne der Frau ab. Östradiol, das wichtigste und wirksamste Östrogen, ist die Primadonna in der ersten Zyklushälfte, nur um dann nach dem Eisprung vom Progesteron übertrumpft zu werden.

Die Schwankungen der Produktion von Östrogenen (insbesondere Östradiol) und Progesteron im Zyklusverlauf sind es wohl, welche die individuell unterschiedlich ausgeprägten Stimmungsschwankungen von Frauen erklären, besonders bei den Frauen, die keine Antibabypille einnehmen. Das prämenstruelle Syndrom (Seite 107), auf das ich weiter unten näher eingehe, hat in diesen Hormonschwankungen seinen Ursprung.

Schilddrüsenhormone und weibliches System

Die Schilddrüsenhormone haben Einfluss auf die Eierstöcke, den Uterus und die zentralen hormonell aktiven Organe Hypothalamus und Hypophyse. Sie können auch den normalen Ablauf der Monatsblutung erheblich beeinträchtigen. Bei einer Unterfunktion kann es zu unregelmäßigen oder ausbleibenden Perioden kommen, während eine Überfunktion ebenfalls zu Veränderungen im Zyklus führen kann, und zwar eher zu häufigerer und verstärkter Blutung.

Beispielsweise weiß man heute, dass die Wahrscheinlichkeit eines beeinträchtigten Zyklus umso höher ist, je weiter die Laborparameter der Schilddrüse – TSH, fT3, fT4 – von der Norm abweichen. Dabei ist das Risiko für Menstruationsstörungen bei einer Hyperthyreose ca. 10-mal geringer als bei einer Hypothyreose. Mit einer Schilddrüsenhormonbehandlung ist der Zyklus in der Regel nach einigen Monaten wieder ausgeglichen.

Schilddrüse und Eierstöcke – best friends

Basis für das Verständnis, wie die Schilddrüse die weiblichen Organe beeinflusst, ist die wichtige Entdeckung, dass sich an der Oberfläche der Eierstöcke Rezeptoren befinden, die als »Empfangsknöpfe« für Schilddrüsenhormone fungieren.[49] Es findet ein ständiger Informationsaustausch zwischen Schilddrüse und Eierstöcken statt. Die beiden Organe sind sozusagen beste Freundinnen.

Störungen des weiblichen Zyklus

Zyklusstörungen können sich auf die Länge der Periode beziehen und die Rhythmik betreffen. Die normale Zykluslänge reicht von 25 bis zu 31 Tagen, in Einzelfällen sogar mehr. Ist der Zyklus zu lang (> 35 Tage), sprechen wir von einer Oligomenorrhö. Eine zu häufige Monatsblutung bezeichnen wir als Polymenorrhö (Zykluslänge 21 Tage und weniger). Auch kann die Blutung zu schwach oder zu stark sein, oder sie dauert deutlich länger als die durchschnittlichen 3–4 Tage.

Ein globales Problem

2022 wurden die Ergebnisse einer Umfrage veröffentlicht, an der ca. 250 000 Frauen im gebärfähigen Alter aus 120 Ländern teilnahmen, die unter Verwendung sozialer Medien befragt wurden.[50] Die Umfrage ergab, dass davon auszugehen ist, dass die allermeisten Frauen an Beschwerden im Zusammenhang mit der Monatsblutung leiden. Es gab erhebliche Unterschiede zwischen den einzelnen Ländern, dennoch handelt es sich um ein globales Problem.

Die häufigsten Zyklusbeschwerden

Hier sind zu nennen: mehr oder weniger starke Krämpfe und Schmerzen im Unterleib, Übelkeit und Erbrechen, Verstopfung oder Durchfall, Kopfschmerzen bis hin zur Migräne, Müdigkeit und Erschöpfung, Stimmungsschwankungen, Brustspannung oder sogar Schmerzen in der Brust. Ein Spezialfall ist das prämenstruelle Syndrom (PMS) oder dessen Sonderform, die prämenstruelle dysphorische Störung (PMDS). Hierauf gehe ich weiter unten (Seite 107) gesondert ein.

Die Blutung bleibt aus

In meiner Schilddrüsensprechstunde habe ich eine ganze Reihe von meist jüngeren Frauen behandelt, die von ihrer Frauenärztin mit dem Symptom »ausbleibende Monatsblutung« zu mir geschickt wurden. Der medizinische Fachausdruck hierfür lautet Amenorrhö. Um eine primäre Amenorrhö handelt es sich, wenn eine Frau noch nie eine Monatsblutung hatte. Bei einer sekundären Amenorrhö hatten die Betroffenen schon einmal eine Monatsblutung, sie ist aber länger als 3 Monate her.

Bei den zu mir überwiesenen Frauen gab es keine gynäkologischen oder sonstigen Ursachen, sodass nur die Schilddrüse für dieses Symptom verantwortlich sein konnte. In allen Fällen, an die ich mich erinnere, ist es durch meist niedrige Schilddrüsenhormondosen rasch, nach wenigen Monaten schon, zum Wiedereinsetzen der Monatsblutung gekommen.

Die Blutung kommt zu selten

Eine Überfunktion der Schilddrüse (Hyperthyreose) führt nach meinen Erfahrungen und übereinstimmenden Angaben der medizinischen Literatur nur selten zu Unregelmäßigkeiten der Monatsblutung. Ganz anders verhält es sich mit der Unterfunktion der Schilddrüse. Ein typisches Merkmal einer Schilddrüsenunterfunktion ist die zu seltene Monatsblutung, ein verlängerter Zyklus. Auch kann die Blutung bei Hypothyreose abgeschwächt sein.

Selbsthilfe bei Zyklusbeschwerden

Neben einer medikamentösen Behandlung können Sie in der Zeit vor und während Ihrer Periode selbst einiges dafür tun, um die Beschwerden zu lindern. Die wichtigsten Stellschrauben sind Ernährung, Bewegung und Entspannung.

- Sorgen Sie für ein gesundes Maß an Bewegung, z. B. durch ausgiebige Spaziergänge in der Natur.

Entspannung jeder Art hilft dabei, Zyklusbeschwerden zu lindern.

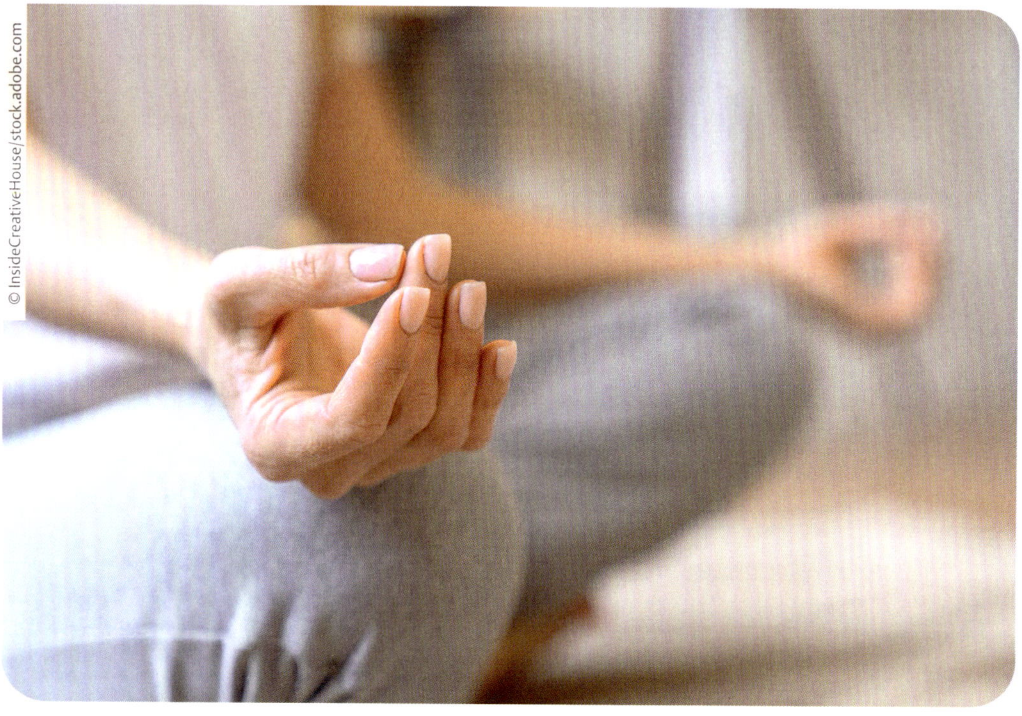

- Hören Sie sanfte, entspannende Musik.
- Trinken Sie ausreichend: täglich 1,5–2 Liter, am besten stilles Wasser und Kräutertees (z. B. Matchatee, Pfefferminztee oder Moringatee).
- Schränken Sie den Konsum stark gesüßter Getränke wie Limonaden oder Fruchtsäfte sowie koffeinhaltiger Getränke ein.
- Essen Sie ballaststoffreich, es sollten also Rohkost, Salate, Gemüse oder Vollkornprodukte auf Ihrem Speiseplan stehen.
- Essen Sie salzarm und verzichten Sie auf Fastfood.
- Sanfte Massagen der Bauchgegend oder ein Entspannungsbad mit ätherischen Ölen, z. B. Lavendel oder Rosmarin, können krampflösend wirken.
- Verbringen Sie viel Zeit mit Ihren Lieben und reduzieren Sie nach Möglichkeit konfliktträchtige Termine.
- Entspannungstechniken wie Meditation, Tai-Chi, Qigong, Yoga oder autogenes Training können hilfreich sein.

PMS und PMDS

Das prämenstruelle Syndrom (PMS) äußert sich in vielfältigen Beschwerden sowohl körperlicher als auch psychischer Natur. Es tritt charakteristischerweise in der zweiten Zyklushälfte auf, der Höhepunkt liegt häufig 2–3 Tage vor der Monatsblutung. Die Symptome bessern sich schlagartig mit dem Einsetzen der Menstruation und verschwinden in den meisten Fällen vollkommen. Allerdings gibt es einen gewissen Prozentsatz von Frauen, die während des gesamten Zyklus Beschwerden haben.

Eine schwere Form des PMS ist die PMDS, die prämenstruelle dysphorische Störung. Sie kann während des Menstruationszyklus auftreten und sich durch aggressives oder impulsives Handeln oder eine depressive Stimmung äußern.

Woher kommen PMS und PMDS?

Lange wurde spekuliert über die Ursachen dieser Leiden, die Frauen in ihrem Alltag mitunter stark beeinträchtigen. Ich will auf die zahlreichen überholten Erklärungsversuche nicht näher eingehen. Das aktuell gültige Konzept besagt, dass die Empfindlichkeit eines der Rezeptoren für den Neurotransmitter GABA (Gamma-Amino-Buttersäure) auf Allopregnanolon sich verändert hat und dies die Symptome des PMS oder PMDS auslösen könnte. Allopregnanolon ist ein Stoff, der aus dem Hormon Progesteron entsteht. An entsprechenden Medikamenten, die in diesen Mechanismus eingreifen, wird bereits gearbeitet.[51]

Die wichtigsten Symptome von PMS und PMDS

Körperliche Symptome von PMS und PMDS sind Migräne, Durchfälle, Ödemneigung, Völlegefühl, Schmerzen beim Geschlechtsverkehr, Spannungsgefühl in der Brust, Erschöpfung, Übelkeit, Rückenschmerzen, Unterbauchschmerzen, niedriger Blutdruck.

Psychische Symptome sind Gefühlsschwankungen, Antriebslosigkeit, Reizbarkeit, Hyperaktivität, Affektlabilität, Angstzustände, Depressivität, Heißhungerattacken.

Bei der PMDS ist die psychische Symptomatik besonders schwerwiegend.

Selbsthilfe bei PMS und PMDS

Es gibt verschiedene Möglichkeiten, PMS und PMDS vorzubeugen bzw. die Beschwerden zu lindern. Dabei spielen Ernährung, Bewegung und Lebensstil eine große Rolle. Einiges davon habe ich bereits im Abschnitt »Selbsthilfe bei Zyklusbeschwerden« (Seite 106) aufgeführt.

- Fast Food, Junkfood, stark salzhaltige Snacks, zucker- oder koffeinhaltige Erfrischungsgetränke, tierische Fette, stark industriell verarbeitete Gerichte, Süßigkeiten mit hohem Gehalt an Einfachzuckern wirken sich ungünstig aus.
- Zu empfehlen ist eine mediterrane Ernährung mit vielen verschiedenen Gemüsesorten, Rohkost, Salat und auch frischem Obst. Sie liefert zahlreiche gesunde Inhaltsstoffe wie Vitamine, Mineralien und Antioxidanzien.
- Spezifisch wirksam sind Speiseöle mit möglichst hohem Gehalt an mehrfach ungesättigten Fettsäuren, z.B. Leinöl, Färberdistelöl oder Omega-3-Öl. Vermeiden Sie unbedingt Palmöl und Kokosöl, denn sie hemmen die körpereigene Umwandlung von Fettsäuren in mehrfach ungesättigte Fettsäuren.
- Positiv auf den Krankheitsverlauf wirken körperliche Aktivitäten, wie Spazierengehen, Laufen, Schwimmen, Radfahren, auch Yoga, Meditation, Entspannungsverfahren, Akupunktur – alles, was hilft, Stress abzubauen.
- Soziale Kontakte in einem förderlichen Umfeld stärken die Psyche, sorgen für Ausgeglichenheit und das allgemeine Wohlbefinden.

Mein Tipp

Bei PMS werden verschiedene pflanzliche Mittel empfohlen. Ein Präparat, das sich in meiner Sprechstunde bei zahlreichen Patientinnen bewährt hat, sind Borretschölkapseln. Sie können sie kontinuierlich einnehmen oder täglich 1 Kapsel ab dem 14. oder 15. Zyklustag.

Menstruationszyklus und Schilddrüse

In einer aktuellen Studie zum Thema Menstruationszyklus und Schilddrüse stellen die Autorinnen fest, dass die Achsen Hypothalamus–Hypophyse–Schilddrüse und Hypothalamus–Hypophyse–Gonaden miteinander verschwistert sind (»intertwined« im Originaltext), und dass die häufigsten hormonellen Probleme, die die Fortpflanzung beeinflussen, Erkrankungen der Schilddrüse sind.[52]

In die Studie wurden 485 Patientinnen mit einer frisch diagnostizierten Schilddrüsenerkrankung einer Internistisch-Endokrinologischen Klinik in Izmir/Türkei und 108 gesunde Frauen einbezogen. Die Patientinnen wurden in fünf Gruppen eingeteilt: subklinische Hypothyreose, manifeste Hypothyreose, subklinische Hyperthyreose, manifeste Hyperthyreose und Euthyreose.

Die Ergebnisse: Übermäßig starke und lange Menstruationsblutungen (Hypermenorrhö) waren bei Patientinnen mit manifester Hypothyreose mit 33% häufiger als bei den gesunden Frauen (6%). Bezüglich der übrigen Menstruationsstörungen gab es keine Unterschiede.

Endometriose, PCOS und Schilddrüse

Bei der Endometriose findet man Anteile des Gewebes, das normalerweise die Innenseite der Gebärmutter auskleidet (das Endometrium), außerhalb der Gebärmutter. Die Erkrankung ist oft mit starken Schmerzen verbunden, insbesondere während der Menstruation. Sie betrifft 5–10% der menstruierenden Frauen. Das Polyzystische Ovar-Syndrom (PCOS) ist eine häufige hormonelle Störung bei Frauen im gebärfähigen Alter. Es geht mit unregelmäßigen Menstruationszyklen oder ausbleibender Periode einher. Hinzu kommt eine Störung des Zuckerstoffwechsels: Das Ansprechen auf Insulin ist verringert.

Es gibt eine schwache Assoziation zwischen TSH-Rezeptor-Antikörpern als Ausdruck einer Hyperthyreose und einer Endometriose sowie eine Verknüpfung zwischen Schilddrüsenunterfunktion und dem PCOS.[53]

Resümee

Der Menstruationszyklus mit seinen körperlichen Veränderungen hat täglich Einfluss auf das Wohlbefinden der Frauen, sowohl physisch als auch psychisch. Er beeinflusst ihr Energielevel, ihre Stimmung, ihre Leistungsfähigkeit und ihr Gewicht. Nicht gegen ihn zu arbeiten, ist die wichtigste Strategie, um größere Probleme zu vermeiden. Auf der körperlichen Ebene hilft dabei ein gesunder Lebensstil mit ausreichend Bewegung und einer maßvollen und ausgewogenen Ernährung. Auf der psychischen Ebene gilt es, übermäßige Stressfaktoren zu vermeiden und für ein gutes soziales Umfeld zu sorgen.

Immer wieder wird deutlich, dass der Medizin ein ganzheitlicher, fachübergreifender Ansatz Not tut. Dies erscheint umso mehr geboten, als die großen endokrinen Funktionskreise Hypothalamus, Hypophyse und periphere Hormondrüsen wie Schilddrüse, Eierstöcke und Nebennierenrinde miteinander vernetzt sind.

Wenn Sie mit Ihren eigenen Ressourcen an eine Grenze stoßen, scheuen Sie sich nicht, professionelle Hilfe in Anspruch zu nehmen. Dazu können, neben im traditionellen westlichen System ausgebildete Medizinerinnen, auch Psychotherapeutinnen, Heilpraktiker, Ernährungsberaterinnen, Physiotherapeuten, aber auch chinesische oder koreanische Ärztinnen gehören.

Erarbeiten Sie ein persönliches Lebenskonzept auf der Basis Ihrer persönlichen Wertvorstellungen, lernen und praktizieren Sie eine Entspannungstechnik wie Autogenes Training, progressive Muskelrelaxation nach Jacobsen oder auch fernöstliche Methoden wie Yoga und Ähnliches.

Seelische Ausgeglichenheit und emotionale Stabilität helfen sehr dabei, mit den biologischen Gegebenheiten besser zurechtzukommen.

Wundermittel Vitamin D

Vitamin D gewinnt seit einigen Jahren zunehmende Aufmerksamkeit. Schauen wir uns an, was es bei Zyklusbeschwerden bewirken kann.

Vitamin D ist entscheidend für die weibliche Fortpflanzung, da es die Kalzium-Homöostase reguliert, die zyklischen Schwankungen der Geschlechtshormone beeinflusst und die Funktion von Neurotransmittern unterstützt.

Aufschlussreiche Studie Eine Studie hat ergeben, dass eine hochdosierte Supplementation mit Vitamin D verschiedene Zyklusbeschwerden positiv beeinflussen kann.[54]

Fast 900 junge Frauen im Osten des Iran erhielten über einen Zeitraum von 9 Wochen pro Woche 50 000 I. E. Cholecalciferol (Vitamin D_3). Es gab 4 Gruppen: eine Gruppe nur mit PMS, eine Gruppe mit Dysmenorrhö (schmerzhafte Monatsblutung), eine Gruppe sowohl mit Dysmenorrhö als auch PMS und eine Gruppe ohne Beschwerden.

Nach den 9 Wochen fiel die Inzidenz von PMS von 15 % auf 5 %, die von Dysmenorrhö von 36 % auf 32 %, in der Gruppe mit PMS und Dysmenorrhö sank sie von 33 % auf 28 %. Diese Symptome hatten sich verbessert: PMS-Symptome wie Rückenschmerzen und Wutausbrüche wurden weniger, bei Dysmenorrhö verringerte sich die Intensität der Schmerzen.

Die Schlussfolgerung der Autoren: Hochdosierte Vitamin-D-Supplementation kann die Prävalenz von PMS und Dysmenorrhö verringern und die physischen und psychischen PMS-Symptome bessern.

Vitamin-D-Kur bei Dysmenorrhö und PMS

Meine Empfehlung lautet: Wenn Sie an PMS und/oder Dysmenorrhö leiden, lassen Sie sich Blut abnehmen für die Bestimmung von Vitamin D, Kalzium und Kreatinin. Wenn Kalzium und Kreatinin in Ordnung sind und Sie einen auch nur leicht suboptimalen Vitamin-D-Spiegel haben, nehmen Sie 9 Wochen lang 50 000 I. E. Vitamin D pro Woche. Danach lassen Sie die Laborwerte noch einmal überprüfen. Sind die Kalzium- und Kreatininwerte nicht in Ordnung, sollten Sie diese zunächst fachärztlich abklären lassen.

Schwanger werden

Funktionsstörungen der Schilddrüse können den Zyklus und damit die Fruchtbarkeit der Frau beeinträchtigen. Im Zentrum steht hierbei der Eisprung.

Das weibliche Fortpflanzungssystem ist ein wahres Wunderwerk. Dabei beginnt es ziemlich unspektakulär. Männlicher und weiblicher Fötus legen zunächst die gleiche Wegstrecke zurück. Dann, ab einem bestimmten Zeitpunkt, trennen sich die Wege. Verantwortlich dafür ist das Anti-Müller-Hormon. Es sorgt dafür, dass sich beim männlichen Fötus der Urogenitaltrakt, die ableitenden Harnwege und die Geschlechtsorgane in männlicher Richtung entwickeln. Beim weiblichen Fötus fehlt das Anti-Müller-Hormon und die Unterleibsorgane nehmen weibliche Züge an.

Beim weiblichen Fötus wird zunächst eine riesige Zahl von Urkeimzellen angelegt, die sich in rascher Folge weiter differenzieren und dabei immer weniger werden. Bei der Geburt sind es noch, je nach Quelle, 400 000–500 000. Bis zur Pubertät sind es bereits erheblich weniger geworden. Während der gesamten fruchtbaren Phase der Frau sind es insgesamt nur noch 400–500 Eizellen, die sich bis zur Sprungreife entwickelt und ihre schützende Umgebung verlassen haben.

Wie die Schilddrüse den Eisprung beeinflusst

Was ist wichtig, damit es zu einem Eisprung kommt? In dieser Frage sind sich alle medizinischen Fachleute einig: Die stoßweise (pulsatile) Abgabe des Gonadotropin-Releasing-Hormons (GnRH) ist unbedingte Voraussetzung für einen Eisprung. Hierfür ist auch eine bestimmte Taktung wichtig. Dieser sogenannte GnRH-Pulsgenerator kann in verschiedenen Rhythmen schlagen. Stellen Sie sich vor, da oben im Kopf, unterhalb des Großhirns, gibt ein Metronom den Takt vor, in dem der Hypothalamus das GnRH ausstößt. Die Hypophyse gehorcht brav und gibt die Gonadotropine (LH und FSH) ab, die die Hormonausschüttung der Keimdrüsen steuern. Im Eierstock ist die ausgewählte Eizelle im dominanten Follikel, dem Graafschen Follikel, heran. Ein Enzym, die Kollagenase, löst die schützende Schicht, die den dominanten Follikel umgibt, teilweise auf. Die Eizelle wird freigesetzt und tritt in den Eileiter hinaus.

Wann zum Arzt?

Gelegentliche Zyklen ohne Eisprung können vorkommen, ohne dass ein krankhafter Befund vorliegt. Auch treten sie häufig während der Pubertät, nach der Geburt (Postpartum) und vor der Menopause auf. Allerdings: Bei gehäuften Zyklen ohne Eisprung sollte eine fachärztliche Abklärung stattfinden.

Ohne Eisprung keine Befruchtung

Sie können sich vorstellen, dass auf all diesen Ebenen, im Hypothalamus, in der Hypophyse und an den Eierstöcken die biochemischen Vorgänge gestört sein können. Und an all diesen Stellen sind Schilddrüsenhormone mit im Spiel. Sie sind wichtig, damit die weiblichen Organe Eierstöcke, Gebärmutter und Plazenta richtig funktionieren. Sowohl eine Über- als auch eine Unterfunktion der Schilddrüse kann die Fruchtbarkeit beeinträchtigen, beispielsweise kann es zu einem unregelmäßigen Menstruationszyklus und fehlendem Eisprung kommen. Und es ist klar: Ohne einen Eisprung gibt es keine Befruchtung.

Wie erkennen Frauen, ob sie einen Eisprung hatten?

Es gibt verschiedene Möglichkeiten, einen Eisprung festzustellen. Da ist einmal der Mittelschmerz, ein leichtes Ziehen im Unterleib, das aber nicht alle Frauen spüren. Mit einiger Übung können Frauen auch den Muttermund tasten. Dieser wird nach dem Eisprung weiter, um den Spermien den Durchtritt zu erleichtern. Ein weiteres Anzeichen ist die Konsistenz des Zervixschleims, der um den Eisprung herum dünnflüssig und spinnbar ist. An den restlichen Tagen ist er zäh und undurchsichtig. Bei manchen Frauen tritt eine leichte Blutung in der Periodenmitte auf, andere haben ein Spannungsgefühl in den Brüsten. Schließlich kann nach dem Eisprung die Lust auf Sex steigen.

Eine einfache und bewährte Methode ist die Messung der Basaltemperatur morgens vor dem Aufstehen. Die Temperatur sollte täglich zum gleichen Zeitpunkt und mit der gleichen Methode (rektal oder vaginal) gemessen und gewissenhaft dokumentiert werden. Kurz nach dem Eisprung steigt die Temperatur um mindestens 0,2 Grad Celsius an und ist auch an den darauffolgenden Tagen leicht erhöht. Dies ist anerkanntermaßen das sicherste Zeichen dafür, dass ein Eisprung stattgefunden hat.

Woran erkennen Frauen, dass kein Eisprung stattgefunden hat?

Wenn die Menstruationszyklen sehr unregelmäßig sind oder die Periode ganz ausbleibt, ist zu vermuten, dass kein Eisprung stattfindet. Auch wenn eine Frau sonst den Mittelschmerz verspürt, kann dessen Ausbleiben ein Zeichen sein. Ein weiteres Anzeichen ist, wenn der Zervixschleim zäh und milchig bleibt. Am zuverlässigsten ist auch hier: Wenn die Basaltemperatur im Verlauf des Zyklus nicht ansteigt, gab es mit ziemlicher Sicherheit keinen Eisprung. Vorausgesetzt, es lag keine Krankheit vor, die das Ergebnis der Messungen verfälschen kann.

Weiterhin kann mit technischen Mitteln ein entsprechender Nachweis erbracht werden, z. B. mit einem vaginalen Ultraschall, wenn der Progesteronspiegel im Serum oder im Speichel niedrig bleibt und wenn beim Ovulationstest kein LH-Anstieg erfolgt.

PCOS und fehlender Eisprung

Zu den bekannten Krankheitszuständen mit fehlendem Eisprung gehört das Polyzystische Ovarsyndrom (PCOS), das 1935 von Stein und Leventhal beschrieben wurde. Betroffen sind bis zu 15% der Frauen im gebärfähigen Alter. Das PCOS ist häufig mit einer Autoimmunthyreoiditis (Hashimoto) verknüpft.

Fehlender Eisprung als frühes Symptom

Zyklen ohne Eisprung zählen zu den frühesten Symptomen verschiedener Erkrankungen. Beispielsweise funktionelle oder organische Hypothalamus-Erkrankungen, wenn also kein GnRH freigesetzt wird. Die Ursache dafür ist ein erhöhter Prolaktinspiegel. Die vermehrte Produktion von Prolaktin, die auch Symptom einer Unterfunktion der Schilddrüse (Hypothyreose) sein kann, ist für 20% der Anovulationszustände verantwortlich. Auch eine Destruktion der Hypophyse oder ein gestörtes Feedback durch periphere Hormone kann der Grund dafür sein, dass kein Eisprung stattfindet, und natürlich die vorzeitige Erschöpfung der Eierstöcke.

Zusammenhänge: Schilddrüsen- und Geschlechtshormone

Zusammenhänge zwischen dem System der Schilddrüsenhormone und den Geschlechtshormonen gibt es auf der Ebene der zentralen Hormondrüsen Hypothalamus, Hypophyse und den Geschlechtsorganen: Rezeptoren für Schilddrüsenhormone sind nachgewiesen in den Eierstöcken und in der Schleimhaut der Gebärmutter (Endometrium), beim Mann an den Testikeln.

Die wichtigsten Hormonsysteme Schilddrüse, Keimdrüsen und Nebennierenrinde sind durch ein fein austariertes Regelwerk miteinander verbunden. Wir unterscheiden die Achse Hypothalamus-Hypophyse-Schilddrüse (HPT, hypothalamus-pituitary-thyroid), die Achse Hypothalamus-Hypophyse-Ovar (HPO, hypothalamus-pituitary-ovary) und die Achse Hypothalamus-Hypophyse-Nebennierenrinde (HPA, hypothalamus-pituitary-adrenal).

Hormonachsen und Homöostase

Das Bemerkenswerte ist nun, dass diese 3 Achsen permanent miteinander zusammenarbeiten. Unter normalen Umständen, bei angemessenen Anforderungen an den Energiehaushalt und bei durchschnittlichem Stresspegel ist das Gesamtsystem im Gleichgewicht, wir sprechen von der Homöostase. Bei erhöhten Anforderungen, dazu kann schon eine aus dem Rahmen fallende körperliche Herausforderung wie z.B. ein Fallschirmsprung oder eine geistige Beanspruchung wie eine Prüfung sein, gerät das System aus dem Gleichgewicht. Bei akutem Stress geschieht das kurzzeitig. Im Übrigen betrachtet der Körper eine physiologische Gegebenheit wie eine Schwangerschaft energetisch auch als eine Stresssituation.

Voraussetzungen für einen gesunden Zyklus mit Eisprung

Damit eine Schwangerschaft möglich ist, muss die Frau einen Eisprung haben. Fassen wir zusammen, welche Faktoren wichtig sind, damit es zu einem Eisprung kommt:

- hormonelle Balance (einschließlich normaler Schilddrüsenfunktion)
- gesunder Lebensstil
- angemessenes Körpergewicht
- ausreichende Nährstoffversorgung
- regelmäßiger Zyklus
- Vermeidung von extremer sportlicher Betätigung

Schwanger sein

Die Schilddrüse steht in enger Verbindung mit dem gesamten Hormonsystem des Körpers und hat Einfluss auf verschiedene hormonelle Prozesse im weiblichen System. So auch in der Schwangerschaft.

Der Schwangerschaftstest ist positiv, die gynäkologische Untersuchung hat die Schwangerschaft bestätigt. In 9 Monaten wird ein gesundes Kind erwartet. Obwohl dies ein natürlicher Prozess ist, stellt er für den Körper dennoch eine große Herausforderung dar. Zudem spielt die Schilddrüse, in Wechselwirkung mit den höheren Hormonzentren wie Hypothalamus, Hypophyse und dem weiblichen Hormonsystem, das ebenfalls zentral reguliert wird, eine wichtige Rolle.

Einfluss der Schilddrüse in der Schwangerschaft

Damit Sie ein Verständnis für die Problematik bekommen, schildere ich die tiefgreifenden Veränderungen, denen die Schilddrüse in der Schwangerschaft ausgesetzt ist. Zu bedenken ist dabei immer, dass die schwangere Frau und der Embryo über die Plazenta 9 Monate innig miteinander verbunden sind und voneinander abhängen.

Die Plazenta fungiert als eine Art Schnittstelle zwischen dem mütterlichen und dem fetalen System. In ihr laufen wichtige Synthesevorgänge ab, die für die Versorgung des Fötus entscheidend sind. Dieses Zusammenspiel wird mit dem Begriff »fetomaternale Einheit« beschrieben.

Herausforderungen gibt es nicht nur für die Schwangere und den Fötus, auch die betreuenden Ärztinnen und Ärzte haben eine ganze Reihe von Aufgaben zu erfüllen, die vielfach die Konsultation von Spezialisten erfordern.

Die Laborwerte in der Schwangerschaft

Beginnen wir mit den Laborwerten. Eine ganze Reihe davon ändert sich während der Schwangerschaft und von Trimester zu Trimester gelten unterschiedliche Referenzbereiche.

Blutwerte rund um die Schilddrüse
Das wichtigste Transporteiweiß für Schilddrüsenhormone, das Thyroxin-bindende

Globulin, abgekürzt TBG, das in der Leber gebildet wird, steigt an. Dadurch verändern sich auch die Werte für das Gesamt-T4 und das Gesamt-T3. In diesem Zusammenhang ist es wichtig zu erwähnen, dass etwa 99 % der Schilddrüsenhormone an Eiweißstoffe im Blut gebunden werden. Nur knapp 1 % des Schilddrüsenhormons liegt frei vor und kann sofort zum Einsatz kommen. Dies schützt den Organismus davor, von Schilddrüsenhormonen überflutet zu werden, ist also eine Art Puffer. Das ist einer von mehreren Gründen dafür, dass der Schilddrüsenhormonbedarf während der Schwangerschaft ansteigt. Der Puffereffekt macht sich in abgeschwächter Form auch bei der Einnahme östrogenhaltiger Antibabypillen bemerkbar.

Der grundlegend wichtige Laborwert für die Schilddrüse, das Thyreoidea-stimulierende Hormon (TSH), macht charakteristische Änderungen durch. Mein damaliger Oberarzt an der Würzburger Uniklinik, Christoph Reiners, legte schon zu Beginn der 1980er Jahre seine Ergebnisse hierzu vor. Er fand heraus, dass zu Beginn der Schwangerschaft das TSH niedrig ist, in manchen Fällen so niedrig, dass eine Schilddrüsenüberfunktion zu diskutieren ist. Im weiteren Schwangerschaftsverlauf steigt das TSH an, um sich dann auf einem Niveau zu stabilisieren, das im Allgemeinen über dem Ausgangsniveau liegt. fT3 und fT4 machen eine gegenläufige Entwicklung durch. Dies korrekt zu interpretieren und die richtigen Schlüsse daraus zu ziehen, setzt spezielle Fachkenntnisse voraus.

Der Jodstoffwechsel während der Schwangerschaft

Eine weitere Veränderung betrifft den Jodstoffwechsel. Das zur Verfügung stehende Jod verteilt sich auf einen größeren Körperanteil, es tritt eine Art Verdünnungseffekt ein. Gleichzeitig wird mehr Jod mit dem Urin ausgeschieden. In der Summe führt dies dazu, dass während der Schwangerschaft das Risiko einer unzureichenden Versorgung mit Jod besteht, was negative Auswirkungen auf die körperliche und geistig-intellektuelle Entwicklung des Fötus haben kann.

Mein Tipp

Scheuen Sie sich als Schwangere nicht, eine spezielle Schilddrüsensprechstunde aufzusuchen, wenn Sie das Gefühl haben, in Ihrer Frauenarztpraxis hinsichtlich Ihrer Schilddrüse nicht optimal betreut zu werden.

Der in vielen Weltgegenden herrschende Jodmangel verstärkt sich tendenziell während der Schwangerschaft. Daher hat die Weltgesundheitsorganisation (WHO) die Empfehlung für die tägliche Jodzufuhr während der Schwangerschaft höher angesetzt als außerhalb dieser besonderen Situation. Die nationalen Fachgesellschaften haben dies übernommen. Schwangere sollten täglich 150–200 µg Jodid in Form von Tabletten zu sich nehmen. Dem schließe ich mich vor dem Hintergrund der in den letzten Jahren schlechter gewordenen Jodversorgung in Deutschland, insbesondere bei jüngeren Frauen, an. Häufig wird dies dadurch gelöst, dass in dem während der Schwangerschaft obligaten Multivitaminpräparat 150 µg Jodid enthalten ist.

Schilddrüsenhormone und Jod

Es kursieren eine Reihe von unterschiedlichen Empfehlungen für Schilddrüsenpatien-

Jod für Schwangere

Lassen Sie sich nicht beirren: Jede Schwangere braucht zusätzliches Jod, um für sich und den Fötus die optimale Versorgung sicherzustellen. Ausnahme: eine aktive (floride) Hyperthyreose und heiße Knoten!

tinnen, die schwanger sind. Von meinen Patientinnen habe ich immer wieder gehört, dass ihnen in der Apotheke gesagt wurde, sie bräuchten kein zusätzliches Jod, wenn sie Schilddrüsenhormone einnehmen. Dazu kann ich nur sagen: Es ist ein Riesenunterschied, ob Jod in Form eines Jodsalzes wie Kaliumjodid vorliegt oder in organischer Form, gebunden an Schilddrüsenhormon oder an sonstige jodhaltige Mittel.

Schauen wir uns in diesem Zusammenhang einmal die Vorgänge in der Plazenta an. Die Plazenta schafft ja die Verbindung zwischen mütterlichem und fötalem Kreislauf. Beim Stoffaustausch in der Plazenta spielt unter anderem die Teilchengröße eine wichtige Rolle. So können kleinere Moleküle oder auch elektrisch geladene Teilchen, Ionen, leichter hin und her wandern zwischen Mutter und Fötus als größere Teilchen. Jodid z. B. passiert mit Leichtigkeit die Plazenta. Der Fötus deckt also seinen Jodbedarf aus dem Jod, das im mütterlichen Kreislauf zirkuliert. Schilddrüsenhormon hingegen überwindet kaum die Barriere zwischen mütterlichem und fötalem Kreislauf. Sie verstehen nun, warum Sie allein es in der Hand haben, für eine optimale Jodversorgung des Fötus zu sorgen.

Beginn der Schwangerschaft

Damit ein neues Leben entsteht, müssen im Körper der angehenden Mutter viele komplizierte und aufeinander abgestimmte Vorgänge ablaufen. Dabei kann auch einiges schiefgehen. Zuerst muss die befruchtete Eizelle in die Gebärmutter gelangen und sich dort einnisten. Es kann Schwierigkeiten bei der Einbettung geben oder es kommt zu einer Eileiterschwangerschaft, bei der sich die befruchtete Eizelle im Eileiter statt in der Gebärmutter einnistet. Der Weg durch den Eileiter in die Gebärmutter dauert ein paar Tage, erst nach dieser Zeit beginnt die eigentliche Schwangerschaft.

Diese Hürde betrifft alle Frauen. Das Problem verschärft sich jedoch, wenn eine Funktionsstörung oder Erkrankung der Schilddrüse hinzukommt.

Die Einnistung und der TSH-Wert

Um deutlich zu machen, wie wichtig hier eine kompetente Betreuung ist, erzähle ich die folgende Fallgeschichte. Eines Tages kam eine Patientin, die schon länger in der Kinderwunschklinik zur Behandlung gewesen war, spontan in meine Schilddrüsensprechstunde. Es war 3–4 Tage nach dem Embryonentransfer, also der Einbringung befruchteter Eizellen in die Gebärmutter. Die Patientin war Mitte 30 und hatte schon mehrere Jahre versucht, schwanger zu werden, bisher ohne Erfolg. Verständlicherweise hatte sie den Wunsch, dass es diesmal klappte. Als sie zu mir kam, war sie ziemlich aufgeregt. Was war passiert? Ein Labor hatte bei ihr einen TSH-Wert (Seite 64) von deutlich über 5 mU/l festgestellt. Der Wert war im Vergleich zur Voruntersuchung angestiegen und nun eindeutig erhöht. Der gynäkologische Endokrinologe in ihrem Kinderwunschzentrum hatte ihr empfohlen, ihre Schilddrüsenhormondosis herabzusetzen. Das war ihr komisch vorgekommen und sie hatte den spontanen Einfall, bei mir vorbeizuschauen. Das war ihr Glück! Ich korrigierte die Fehlinterpretation – genau das Gegenteil war richtig: Ich erhöhte die Dosis. Der Erfolg: 9 Monate später kam ihr Kind zur Welt.

Warum die Einnistung so wichtig ist
Wenn eine Samenzelle sich mit der Eizelle vereinigt hat, sprechen wir von einer Zygote. Diese enthält den doppelten Chromosomensatz eines Menschen, also 46 Chromosomen. Die Hälfte stammt von der Mutter, die andere Hälfte vom Vater. Die Zygote entsteht im Eileiter und bewegt sich sodann in Richtung Gebärmutter. In dieser Zeit teilt sie sich vielfach. Wenn das sogenannte Morulastadium erreicht ist, bei 16–32 Zellen, beginnt die Einnistung, auch Implantation oder Imprägnation genannt. Dies geschieht etwa 3–4 Tage nach dem Zeugungsakt.

Nun wissen wir seit einigen Jahren, dass auch die Schleimhaut der Gebärmutter, deren Innenauskleidung, das sogenannte Endometrium, Rezeptoren für Schilddrüsenhormone aufweist. So ist es plausibel, dass eine optimale Konzentration an Schilddrüsenhormonen erforderlich ist, damit dieser entscheidend wichtige Vorgang der Einnistung reibungslos funktioniert.

Bei der Kinderwunschpatientin, von der ich eben gesprochen habe, war der TSH-Wert oberhalb des Referenzbereichs. Ich erhöhte die Schilddrüsenhormondosis geringfügig und bestellte die Patientin 14 Tage später wieder ein. Und: Es lief gut! Ab da an war das TSH bei jeder der darauf folgenden Kontrollen, die in Abständen von ca. 4 Wochen stattfanden, im optimalen Bereich.

Alles, was es im Zusammenhang mit dem Zyklus, dem Schwangerschaftsverlauf und natürlich über das Zusammenspiel zwischen den speziell weiblichen Vorgängen und der Schilddrüse zu wissen gab, hat mich fasziniert. Ich habe mich intensiv mit dem Thema beschäftigt und jede geglückte Schwangerschaft brachte weitere Erfahrungen mit sich und motivierte mich, weiterzumachen und mich noch tiefer mit der Materie zu befassen. Bald wurde mir klar, dass das standardisierte Vorgehen der Kinderwunschklinik seine Lücken hatte. Die in der Schwangerschaft raschen Änderungen der Schilddrüsensituation wurden nicht genügend berücksichtigt. Genau in diese Lücke stieß ich hinein und gab den Patientinnen die nötige Sicherheit. Zu sehen, wie gut es lief, erfüllte mich mit einem Gefühl der Freude und tiefer Befriedigung. Natürlich gab es auch Rückschläge, wenn trotz optimaler Schilddrüseneinstellung einmal eine Fehlgeburt vorkam. Nicht alles ist die Schilddrüse.

Risiken für schwangere Schilddrüsenpatientinnen

Für die fetale Entwicklung sind Schilddrüsenhormone von entscheidender Bedeutung. Eine Schilddrüsenfunktionsstörung oder eine nicht optimal eingestellte Über- oder Unterfunktion der Schilddrüse kann daher zu verschiedenen, teilweise schweren Komplikationen führen. Dazu gehören: Spontanabort, Wachstumsrückstand des Fötus bzw. Embryos, Präeklampsie, Eklampsie, Frühgeburt, Totgeburt, Neurokognitive Entwicklung gehemmt, Missbildungsrisiko, geringes Geburtsgewicht, Plazentaruptur, Nachblutung nach der Entbindung, Neugeborenensterblichkeit.

Eine Schwangerschaft erhöht bei Patientinnen mit Hypothyreose schon frühzeitig den Schilddrüsenhormonbedarf. Eine Faustregel besagt, dass schon bei positivem Schwangerschaftstest die Schilddrüsenhormondosis um 50 % erhöht werden sollte. Etwas undifferenzierter erscheint der Rat, an zwei Tagen in der Woche die doppelte Schilddrüsenhormondosis einzunehmen. Diese pauschalen Empfehlungen scheinen mir nicht sinnvoll.

Vorgehensweise bei schwangeren Schilddrüsenpatientinnen

In meiner langjährigen Arbeit mit Schilddrüsenpatientinnen und auch in der Zusammenarbeit mit Frauenärztinnen hat sich ein an die individuelle Patientin angepasstes Vorgehen anhand der Laborwerte als optimal erwiesen.

Wichtig und von fundamentaler Bedeutung ist die ausreichende Jodversorgung während der Schwangerschaft. Dies ist ein weltweites Problem. Verschiedene Länder, z. B. China, haben ein flächendeckendes Programm zur Optimierung der Jodversorgung der gesamten Bevölkerung aufgelegt, mit gutem Erfolg. Hochentwickelte europäische Länder wie z. B. Norwegen haben erstaunlicherweise das Problem, dass Schwangere nicht optimal mit Jod versorgt sind.

Mein Tipp

Ich kann es nicht oft genug wiederholen: Eine ausreichende Jodversorgung während der Schwangerschaft ist elementar wichtig für die Gesundheit von Mutter und Kind.

Hyperthyreose und Schwangerschaft
Auch in der Schwangerschaft gilt: Jede Hyperthyreose muss abgeklärt werden!

Die häufigste Ursache einer Schilddrüsenüberfunktion in der Schwangerschaft ist die immunogene Hyperthyreose vom Typ Basedow. Differenzialdiagnostisch ist aber die sogenannte Schwangerschaftshyperthyreose in Betracht zu ziehen, die durch vermehrte Produktion des Schwangerschaftshormons HCG (Human Chorion Gonadotropin) zustande kommt. HCG ist chemisch in seiner dreidimensionalen Gestalt dem TSH so ähnlich, dass es sich an die TSH-Rezeptoren in den Eierstöcken setzen und dort eine vermehrte Produktion von Schilddrüsenhormonen bewirken kann. Die Schwangerschaftshyperthyreose bedarf keiner spezifischen Therapie, sie klingt von selbst ab. Die HCG-Konzentration nimmt nämlich im normalen Schwangerschaftsverlauf so weit ab, dass der stimulierende Einfluss auf die Schilddrüsenhormonproduktion wegfällt.

Eher selten, aber durchaus vorkommend, ist ein autonomes Adenom in der Schwangerschaft als Ursache einer Hyperthyreose. Ich hatte einmal eine zum damaligen Zeitpunkt etwa 30-jährige Schwangere mit einem Knoten. Es war versäumt worden, diesen vor der Schwangerschaft szintigraphisch abzuklären. Bei jeder Kontrolle stieg das FT3 an, und es war klar: Das musste ein heißer Knoten sein! Konsequenz: das jodhaltige Folsäurepräparat wurde durch ein nicht jodiertes Äquivalent ersetzt. Das FT3 normalisierte sich erwartungsgemäß, die Situation war gut beherrschbar, der weitere Schwangerschaftsverlauf bis zur Entbindung war unkompliziert. Dieser Fall zeigt, dass es sinnvoll ist, auch bei jüngeren Frauen mit Knoten ab 1 cm Durchmesser eine Schilddrüsenszintigraphie durchzuführen.

Wenn durch eine fachärztliche Untersuchung die Diagnose einer Basedow-Hyperthyreose in der Schwangerschaft gesichert werden konnte, sind die Risiken der Erkrankung gegenüber den Risiken der Medikamente abzuwägen, die zur Behandlung der Schilddrüsenüberfunktion eingesetzt werden. Im Abschnitt Schilddrüsenmedikamente und Schwangerschaft (Seite 121) führe ich das Thema näher aus.

Bis vor einigen Jahren galt die Empfehlung der Fachgesellschaften, Schwangere mit Hyperthyreose medikamentös zu behandeln, und zwar mit der niedrigstmöglichen Dosis des Thyreostatikums. Das Ziel war, fT3 und fT4 im Normbereich zu halten und keinesfalls das TSH ansteigen zu lassen. Inzwischen wird Basedow-Patientinnen der Rat gegeben, sich operieren zu lassen, bevor die Familienplanung in die ernsthafte Phase kommt. Bei der Therapie einer Basedow-Hyperthyreose während der Schwangerschaft ist die zusätzliche Gabe von Schilddrüsenhormon zu vermeiden. Dadurch steigt die erforderliche Dosis des Thyreostatikums an, was wiederum die Gefahr einer beginnenden Schilddrüsenunterfunktion nach sich zieht.

Zusammenarbeit mit Kinderwunschkliniken

Meiner Erfahrung nach berücksichtigen die Kinderwunschkliniken nicht immer den Einfluss ihrer medikamentösen Interventionen auf den Schilddrüsenstoffwechsel. Das mag manchen Misserfolg einer In-vitro-Fertilisation erklären. Nachdem mir dieser Zusammenhang klar geworden war, habe ich die Frauen aus der Kinderwunschklinik, bei denen eine sogenannte ovarielle Hyperstimulation durchgeführt wurde, unmittelbar nach dem Embryonentransfer zur Blutentnahme bestellt und wenn es mir erforderlich schien, entweder Schilddrüsenhormon gegeben oder die Dosis erhöht. Die kontrollierte ovarielle Hyperstimulation führt zu einem erheblichen Anstieg von Östradiol; dies wiederum kann das TSH erhöhen. Bei einer Autoimmunthyreoiditis kann sich das besonders ungut auswirken. Eine Autoimmunthyreoiditis kommt bei 5–20 % der nicht-selektierten Schwangeren vor.[55]

Schilddrüse und Schwangerschaft – Veröffentlichungen

Bei meinen Recherchen zum Thema »Schilddrüse und Schwangerschaft« bin ich auf zahlreiche interessante Artikel gestoßen. Die medizinische Datenbank Pubmed verzeichnet hierzu von 1875 (!) bis 2024 mehr als 13 000 Publikationen. Eine Veröffentlichung befasst sich mit der Rolle von Selen bei Schilddrüsenproblemen in der Schwangerschaft.[56] Die Autoren stellen fest, dass es zunehmend Hinweise für den Einfluss von Selen auf die Schwangerschaft und die Entwicklung des Kindes gibt. Es lägen jedoch noch nicht genügend Daten vor, um eine eindeutige Empfehlung für den Einsatz von Selen in der Schwangerschaft zu geben.

Eine weitere Veröffentlichung bietet eine ausführliche Darstellung der Schilddrüsensituation in der Schwangerschaft.[57] Das von der Mutter produzierte Schilddrüsenhormon ist während der kritischen Phase der Organentwicklung im ersten Schwangerschaftsdrittel wichtig für die Entwicklung des Fötus, insbesondere des Gehirns und des Skelettsystems. Beim Fötus sind in der 12.–14. Schwangerschaftswoche wichtige Entwicklungsschritte vollzogen: die Organbildung, die Reifung von Hypothalamus, Hypophyse und Schilddrüse. Wenn die Mutter an einer Schilddrüsenunterfunktion leidet, muss die Gabe von Schilddrüsenhormon bzw. eine erforderliche Dosisanpassung in der Frühschwangerschaft erfolgen. Nach der 14. Schwangerschaftswoche können bereits irreversible Entwicklungsstörungen des kindlichen Zentralnervensystems vorliegen, wenn die Schilddrüsenhormonversorgung des Fötus unzureichend war. Eine subklinische Unterfunktion kann bei Schwangeren in bis zu 17% vorliegen, während eine Schilddrüsenüberfunktion bei Schwangeren extrem selten ist und maximal bei 1% der Schwangeren vorkommt.

Ziemlich häufig ist der Nachweis von erhöhten Werten für den Schilddrüsenantikörper Anti-TPO. Hier liegen wir im Bereich von 10–12%. Antikörperpositive Schwangere haben ein erhöhtes Risiko für die Entwicklung einer Schilddrüsenunterfunktion in der Schwangerschaft und nach der Entbindung. Wir können davon ausgehen, dass bei dieser Klientel eine allgemeine Autoimmunproblematik vorliegt mit erhöhtem Risiko für Frühaborte, Schwierigkeiten bei der Einnistung der befruchteten Eizelle oder Problemen bei Maßnahmen der künstlichen Befruchtung.

Unterschiedlicher Umgang mit Risiken

In den verschiedenen Ländern gibt es unterschiedliche Strategien für den Umgang mit potenziellen Risiken für Schilddrüsenpatientinnen in der Schwangerschaft. Die Optionen sind ein fallweises, individuelles Vorgehen oder aber ein allgemeines Screening der Schwangeren. Das Problem ist, dass beim fallweisen Vorgehen bei 30–50% der Schwangeren ein Schilddrüsenproblem nicht erkannt wird.

So wie ich es erlebt habe, wird in Deutschland bei Schwangeren bzw. Kinderwunschpatientinnen häufig nur dann gezielt die Schilddrüse untersucht, wenn bereits Probleme aufgetaucht sind. Was hingegen von den Fachgesellschaften allgemein empfohlen wird, ist die Substitution mit Jod und Folsäure sowie weiteren Mikronährstoffen bereits bei Kinderwunsch.

Wenn sich Knoten entwickeln

In einer Arbeit aus Brasilien wird nochmals auf die bekannte Tatsache hingewiesen, dass sich in der Schwangerschaft häufig Knoten entwickeln. Es besteht also die Notwendigkeit zu entscheiden, ob es sich um gutartige oder bösartige Knoten handelt.[58]

In meiner Schilddrüsensprechstunde habe ich die Erfahrung gemacht, dass es in Einzelfällen durchaus vorkam, dass Knoten der Schilddrüse während der Schwangerschaft neu entstanden sind. In der Mehrzahl der Fälle waren es Knoten mit einem Durchmesser von weniger als 1 cm; in diesem Bereich hat es nur wenig Konsequenzen, selbst wenn es sich um einen bösartigen Knoten handeln würde. Unter den Tausenden von Schwangeren, die ich in meiner Schilddrüsensprechstunde betreut habe, kann ich mich nur an zwei Fälle erinnern, bei denen die Knoten größer als 1 cm im Durchmesser waren. In einem Fall entwickelte sich während der Schwangerschaft eine leichte Schilddrüsenüberfunktion, die unproblematisch zu behandeln war. Bei einer Patientin sah der Knoten im Ultraschall merkwürdig aus, sodass sich die Frage einer Feinnadelpunktion stellte. In Deutschland ist es jedoch unter Schilddrüsenfachleuten üblich,

Knoten während der Schwangerschaft nicht zu punktieren, um keinen unnötigen Stress zu erzeugen. Dieser Vorgehensweise schloss ich mich an. Wobei natürlich bei allen Beteiligten trotzdem während der gesamten Schwangerschaft eine latente Spannung erhalten blieb, die sich erst löste, als nach der Entbindung der Knoten punktiert wurde und es sich herausstellte, dass er gutartig war.

Mein Tipp

An dieser Stelle nochmals meine dringende Empfehlung: Lassen Sie bei ernsthaftem Kinderwunsch Ihre Schilddrüse abklären, auch wenn Sie keine Beschwerden haben! Sie können sich viel Kummer und unnötige Aufregungen ersparen. Und sollten sich dabei Knoten von 1 cm Durchmesser oder mehr herausstellen: Lassen Sie in einer nuklearmedizinischen Praxis eine Schilddrüsenszintigraphie durchführen, um festzustellen, ob es sich um einen heißen oder einen kalten Knoten handelt.

Schilddrüsenmedikamente und Schwangerschaft

Es gibt inzwischen eine umfangreiche Literatur zum Thema Schilddrüsenmedikamente und Schwangerschaft. In den letzten zwei Jahrzehnten hat sich die Zahl der wissenschaftlichen Veröffentlichungen zu diesem Aspekt in etwa verdreifacht. Wir können also auf einen reichen Erfahrungsschatz zurückgreifen und als Ärztinnen oder Ärzte den Ratsuchenden ein gutes Maß an Sicherheit geben.

In einige der jüngsten Arbeiten habe ich mich vertieft. Eine Arbeitsgruppe aus Boston/Massachusetts, USA, ringt sich dazu durch, den Einsatz von Schilddrüsenhormonen sowohl bei manifester als auch bei latenter Hypothyreose zu empfehlen.[59] Dies ist mir eine Genugtuung und rechtfertigt rückblickend meine seit vielen Jahren geübte Praxis. Das Thema ist heiß umstritten und wird in der Fachwelt kontrovers diskutiert. Eine Arbeit aus Nagoya, Japan[60], hat einen bemerkenswerten Ansatz: Wenn bei Frauen, die eine oder mehrere Fehlgeburten hinter sich hatten und erneut schwanger wurden, Chromosomenanomalien ausgeschlossen wurden, gab es eine Rate von ca. 90 % Lebendgeburten und nur marginale Unterschiede bei den Gruppen mit Schilddrüsenunterfunktion, mit guter Schilddrüsenfunktion (Euthyreose) und der Gruppe der mit Schilddrüsenhormonen behandelten. Dies ist schon eine spezielle Klientel, kam aber in meiner Kinderwunschsprechstunde häufig vor. In Deutschland wird häufig erst dann nach Chromosomenanomalien geschaut, wenn schon mehrere Fehlgeburten vorkamen, wie mir Patientinnen berichtet haben. Die japanische Studie umfasste mehr als 1000 Patientinnen, die ein Schilddrüsenproblem hatten und zugleich Fehlgeburten hatten verkraften müssen.

Ein Spezialthema ist die Schilddrüsenhormontherapie bei Patientinnen, die im Rahmen einer ART-Prozedur, einer Maßnahme der künstlichen Befruchtung, schwanger geworden sind. Da ist die Datenlage so, dass die Schilddrüsenhormontherapie in der Regel kein Problem darstellt.

Statistiken sind wichtig und wertvoll und sind oder sollten Grundlage für eine Beratung auf rationaler Ebene sein. Aber hinter jedem Einzelfall, der von einer nebenwirkungsarmen Therapie profitiert, wie es die Schilddrüsenhormontherapie darstellt, steht ein Schicksal, und es scheint mir lohnenswert, die Chancen, die darin liegen, zu nutzen. Die Beratung sollte stets individualisiert erfolgen, natürlich unter Berücksichtigung der wissenschaftlichen Erkenntnisse, ergänzt durch die Erfahrungen aus der Praxis. Es ist immer wieder schön zu sehen, wie glücklich die Frauen sind, die es, häufig nach zahlreichen enttäuschenden Erfahrungen, geschafft haben, dank fachlicher Unterstützung ein Kind zu gebären.

Mein Tipp

Abschließend ein Tipp für die Leserinnen, die kurz vor der Entbindung stehen: Nehmen Sie Ihre Schilddrüsenmedikamente auch nach der Entbindung zunächst unverändert weiter, es sei denn, Ihre Ärztin oder Ihr Arzt hat Ihnen eine anderslautende Empfehlung gegeben. Suchen Sie 1–2 Wochen nach der Entbindung Ihre Schilddrüsenpraxis auf.

Auch möchte ich noch auf den sogenannten immunologischen Rebound-Effekt hinweisen: Dieser ist häufig bei Frauen zu beobachten, die von einer Hashimoto-Thyreoiditis oder Morbus Basedow betroffen sind. Das bedeutet, ihnen geht es während einer Schwangerschaft oft besser, da die Immunreaktionen unterdrückt werden. Nach der Entbindung kehren die Beschwerden dann mit voller Wucht zurück. Lassen Sie sich auch hier gut beraten.

Stillen mit Schilddrüsenproblemen

Stillen ist die normalste Sache der Welt. Doch wie ist das für Frauen mit einer Schilddrüsenerkrankung? Gibt es für sie Einschränkungen?

Schon seit vielen Jahren wird von Fachleuten darauf hingewiesen, wie wichtig das Stillen für den Säugling, aber auch für die Mutter ist. Durch die intime körperliche Nähe zwischen Mutter und Kind wird ein unauflösbares Band fürs Leben geknüpft. Der Säugling erlebt sich zunächst als seelisch eins mit der Mutter, bis im Lauf der Zeit beim Kind das Bewusstsein für sein eigenes Dasein erwacht.

Das Stillen schafft nicht nur eine enge Bindung zwischen Mutter und Kind. Wie die moderne psychologische Forschung herausgefunden hat, schützt es die Mutter auch vor der Depression nach der Entbindung, der postpartalen Depression.[61]

Ein weiterer Vorteil sind die immunologischen Aspekte des Stillens, Stichwort Leihimmunität.

Was wissen wir über das Stillen?

Was habe ich im Medizinstudium über das Stillen gelernt? Es wurde erst im fortgeschrittenen klinischen Studium zum Thema. Unser Kinderkliniker, Professor Konrad Hilber von der Kinderklinik des Städtischen Krankenhauses München-Schwabing, erzählte uns liebevoll und engagiert von diesem wichtigen Akt und vermittelte uns viel Wissenswertes.

Thema Leihimmunität

Damals war die Leihimmunität ein wichtiges Thema. Wir lernten, dass das Neugeborene, der Säugling, noch nicht mit einem voll entwickelten Immunsystem auf die Welt kam. Und dass die Abwehrstoffe, die Antikörper, die der Säugling mit der Muttermilch aufnimmt, im Lauf der Monate nach der Geburt ganz allmählich abgebaut werden und ziemlich bald der Zeitpunkt kommt, wo es wichtig wird, durch

Impfungen die körpereigene Abwehr des Säuglings bzw. Kleinkindes zu entwickeln. Wir wissen heute, dass die Darmflora beim Aufbau der sogenannten erworbenen Immunität eine entscheidende Rolle spielt, natürlich unabhängig von den Impfungen, die nach wie vor wichtig sind.

Die meisten Frauen stillen

In meiner Klientel habe ich die Mütter bei jedem Besuch in meiner Praxis danach gefragt, wie es mit dem Stillen steht. In den allermeisten Fällen kam die Antwort: »Ja, ich stille!« Allerdings hatte ich den Eindruck, dass den Müttern, die nicht oder nur kurz gestillt hatten, diese Aussage peinlich war. Das finde ich schade. Denn ob eine Mutter sich bewusst gegen das Stillen entschieden hat oder ob es medizinische Gründe dafür gibt: Mit ihrem »Wert« als Mutter hat dies nichts zu tun.

Veränderungen der Brust

Die Brüste vergrößern sich im Lauf der Schwangerschaft, sie werden empfindlicher und spannen, da das Drüsengewebe und die Milchgänge sich zunehmend entwickeln. Der Warzenhof, die Areola, wird größer und dunkler. Um den Warzenhof bildet sich ein Kranz von ca. einem Dutzend spezieller Drüsen: die Montgomery-Drüsen. Diese sondern ein fettartiges Sekret ab, das die Brustwarze und deren Umgebung geschmeidig hält. Während des Stillvorgangs formen sie einen luftdichten Abschluss zwischen der Brustwarze und den Lippen des Säuglings, damit sich dieser beim Saugen leichter tut. Es wird angenommen, dass die Montgomery-Drüsen einen Duftstoff von sich geben, der dem Säugling den Weg zur Mutterbrust weist. Bekannt ist auch, dass der Säugling die Brust seiner Mutter unter Tausenden von anderen Brüsten erkennt.

Neben den anatomischen Veränderungen der Brust gibt es eine ganze Reihe biochemisch-hormoneller Vorkehrungen, die getroffen werden, damit das Stillen reibungslos ablaufen kann. So ist das Hormon Prolaktin für die Produktion der Milch verantwortlich. Daneben gibt es eine Reihe anderer Hormone, die daran beteiligt sind, die Brust für das Stillen vorzubereiten.

Stillen in der medizinischen Literatur

Bei meiner Recherche zum Thema »Stillen und Schilddrüse« habe ich eine überraschende Fülle an Veröffentlichungen gefunden. Auf einige Beiträge gehe ich zusammenfassend ein.

In einer Studie, die sich mit den Auswirkungen von Schilddrüsenfunktionsstörungen auf das Stillen befasst, heben die Autoren den kurz- und langfristigen Nutzen des Stillens für die Mütter und den Nachwuchs hervor. Selbst Frauen mit Schilddrüsenerkrankungen unter Medikation sollten 6–12 Monate lang stillen, falls es keine sonstigen Kontraindikationen gibt. Für die meisten Säuglinge ist das Stillen bzw. die Muttermilch die allererste Nahrungsquelle, über welche sie auch mit Jod versorgt werden, das für die Bildung der Schilddrüsenhormone wichtig ist.[62]

In einem Artikel über das Stillen im 21. Jahrhundert[63] resümieren die Autorinnen und Autoren, dass in Ländern mit niedrigem und mittlerem Einkommen nur 37 % der Kinder, die jünger sind als 6 Monate, ausschließlich über die Muttermilch ernährt werden. Stillen bietet den Kindern Schutz vor Infektionskrankheiten und unvollständigem Zahnschluss, bessere intellektuelle Entwicklung und möglicherweise weniger Gewichtsprobleme und weniger Diabetes. Für die Stillenden verringerte das Stillen das Brustkrebsrisiko und verlängerte den Abstand zwischen den Geburten. Eventuell schützt es auch vor Eierstockkrebs und Typ-2-Diabetes. Hochgerechnet kann Stillen mehr als 800 000 Todesfälle bei Kindern, die jünger als 5 Jahre sind, verhindern und jährlich 20 000 Todesfälle an Brustkrebs.

Versorgung mit Schilddrüsenhormonen und Jod

Schilddrüsenhormone sind in jedem Lebensalter wichtig, auch für den Fötus und das Kleinkind. Bevor die körpereigene Schilddrüsenhormonbildung des Fötus beginnt, was ab der 12. Schwangerschaftswoche geschieht, wird diese Aufgabe von der werdenden Mutter übernommen.

Für den Säugling ist die Versorgung mit Jod essenziell; dies geschieht über die Muttermilch. Auf diesen Umstand wurde ich bereits im Frühstadium meiner Facharztweiterbildung von meinem damaligen Oberarzt Christoph Reiners aufmerksam gemacht. Er wies uns junge Assistenten auch darauf hin, dass die Jodversorgung des Säuglings Priorität hat und dass die Stillende in einen Jodmangel gerät, wenn sie nicht regelmäßig Jod einnimmt. In der Tat ist die Stillzeit die Phase mit dem höchsten Jodbedarf: Es müssen zwei versorgt werden, Mutter und Kind.

Dabei ist der Jodbedarf des Säuglings und Kleinkindes im Verhältnis zum Körpergewicht überproportional hoch. Neugeborene benötigen bis zum 5. Lebensmonat 15 µg Jod pro Tag und pro Kilogramm Körpergewicht, Kleinkinder brauchen 90 µg Jod pro Tag. Eine tägliche Jodzufuhr erscheint deshalb geboten. Muttermilch ist eine ausgezeichnete Quelle für Jod. Allerdings kann der Jodgehalt der Muttermilch schwanken von ca. 5 bis über 2000 µg pro Liter.[64]

Empfohlene Jodzufuhr für Stillende

Die Weltgesundheitsorganisation WHO empfiehlt für Stillende eine tägliche Jodzufuhr von 250 µg Jodid. Nach aktuellen Erkenntnissen beträgt die durchschnittliche Jodversorgung über die Nahrung und das Trinkwasser in Deutschland knapp über 100 µg täglich, also sollte während der Stillzeit täglich 150 µg Jod in Form von Jodtabletten eingenommen werden.

Besonders wichtig ist die Einnahme von Jodtabletten für Stillende, die sich vegan oder vegetarisch ernähren und die keine Meeresfische oder Meeresgetier (und auch keine Meeresalgen) zu sich nehmen.

Biochemische Besonderheiten

Eine chilenische Arbeitsgruppe erörtert molekularbiologisch-genetische Gesichtspunkte in Bezug auf das Thema Schilddrüse und Stillen.[65] Die Autoren weisen auf das Vorkommen von genetischen Varianten iodierter Proteine aus dem Schilddrüsenstoffwechsel hin, wodurch es zur Produktion fehlerhaft zusammengesetzter Schilddrüsenhormone und dadurch zu einer angeborenen Schilddrüsenunterfunktion kommen kann. Der Nachwuchs, der unter den Bedingungen von Jodmangel oder unzureichender Schilddrüsenhormonversorgung aufwächst, läuft Gefahr, dass die intellektuelle und geistige Entwicklung beeinträchtigt ist. Schwangere, die Trägerinnen genetischer Varianten sind, welche die Schilddrüsenhormonversorgung betreffen, sind möglicherweise nicht in der Lage, den Fötus ausreichend mit Schilddrüsenhormon zu versorgen, oder haben Schwierigkeiten, infolge eines Defektes im Jodtransportprotein die Muttermilch ausreichend mit Jod anzureichern.

Die behandelnden Ärzte sollten ihre Aufmerksamkeit (auch) auf die Mütter richten, bei deren Neugeborenen mithilfe des Neugeborenenscreenings eine angeborene Schilddrüsenunterfunktion diagnostiziert wurde. Hier geht es speziell um die vorübergehende Form einer angeborenen Schilddrüsenunterfunktion, die transiente kongenitale Hypothyreose. Diese kann verschiedene Ursachen haben. Dazu zählen: endemischer Jodmangel (Vorkommen bei mehr als 10 % der Bevölkerung), eine Medikation der Schwangeren mit Thyreostatika, exzessive Jodzufuhr bei der werdenden Mutter, mütterliche Antikörper oder eben genetische Varianten.

Selten: Jodid-Transport-Defekt in der Brustdrüse Stillender

Wir wollen uns anhand des angeführten Artikels der chilenischen Gruppe mit dem Jodid-Transportdefekt während der Stillzeit befassen, einem auch in Ärztekreisen wenig bekannten Krankheitsbild. Die Schwangere steht während der ersten fünf Monate der Schwangerschaft vor der Aufgabe, nicht nur sich selbst, sondern auch den Föten ausreichend mit Schilddrüsenhormonen zu versorgen. Dies ist eine Herausforderung, die mit Stress für die angehende Mutter verbunden ist. Um dieser stressvollen Situation gerecht zu werden, sollte die gesamte tägliche Jodzufuhr der Schwangeren 250 µg täglich betragen.

Die Schilddrüsenhormonproduktion der Schwangeren wird nicht nur durch TSH, das Thyreoidea-stimulierende Hormon, sondern auch durch HCG angefeuert. HCG, das humane Choriongonadotropin, hat eine chemische Struktur, die derjenigen des TSH eng verwandt ist. TSH und HCG tragen gemeinsam dazu bei, dass Enzyme und Transportproteine synthetisiert werden, die für den Schilddrüsenstoffwechsel wichtig sind. Dazu gehören der Natrium-Iodid-Symporter, der Jodid aus dem Blut in die Schilddrüse pumpt, das Pendrin, welches das aufgenommene Jodid weiterschafft, die duale Oxidase, die bei der Schilddrüsenhormonsynthese eine Rolle spielt, und der duale Oxidase Reifungsfaktor 2 (DUOXA2). Am Anfang des Buches (Seite 11) habe ich diese Vorgänge bereits erläutert.

Nur noch so viel: Diese sogenannte Dyshormonogenese, die fehlerhafte Herstellung von Schilddrüsenhormonen, ist für 10–15 % der angeborenen Schilddrüsenunterfunktionen verantwortlich. In einem solchen Fall muss die Versorgung mit Schilddrüsenhormonen unverzüglich beginnen, um schwere neurologische Entwicklungsschäden beim Neugeborenen zu verhindern. Jede angeborene Schilddrüsenunterfunktion sollte ursächlich abgeklärt werden mit Ultraschall, Messung von T3, T4, TSH, Thyreoglobulin und auch durch nuklearmedizinische Verfahren.

Diese Fälle sollten in Kliniken behandelt werden, in denen das erforderliche Expertenwissen vorhanden ist. Es muss abgeklärt werden, ob es sich um eine vorübergehende oder eine bleibende Unterfunktion handelt. Eine permanente Schilddrüsenunterfunktion muss lebenslang mit Schilddrüsenhormonen behandelt werden. Nach Ablauf von 3 Jahren soll überprüft werden, ob die kindliche Schilddrüse sich so weit entwickelt hat, dass sie in der Lage ist, selbstständig ausreichend Schilddrüsenhormone zu produzieren. Wenn dies der Fall ist, kann die Schilddrüsenhormoneinnahme beendet werden.

Mein Tipp

Sind Sie Hebamme? Dann denken Sie daran, den von Ihnen betreuten Wöchnerinnen die dringende Empfehlung zu geben, täglich 150 µg Jodid einzunehmen und einen kurzfristigen Termin in ihrer Schilddrüsenpraxis zu vereinbaren.

Die Mütter, bei denen Mutationen nachgewiesen wurden, die die Schilddrüsenhormonsynthese betreffen, sollen beobachtet und nachgesorgt werden, damit im Falle einer erneuten Schwangerschaft entsprechende Vorkehrungen getroffen werden können.

Wenn Stillende Thyreostatika einnehmen

Was ist zu beachten, wenn die Mutter zur Behandlung einer Hyperthyreose Thyreostatika einnimmt? Natürlich gehen auch Thyreostatika zu einem gewissen, eher geringen Prozentsatz in die Muttermilch über. Und grundsätzlich ist bei den Patientinnen mit Hyperthyreose auch nach der Entbindung anzustreben, dass mit einer möglichst geringen Thyreostatikadosis behandelt wird. Es gibt nur wenige Untersuchungen darüber, aber in der Zeitschrift Can Fam Physician[66] wurde eine Leseranfrage bezüglich des Einsatzes von Thyreostatika in Schwangerschaft und Stillzeit folgendermaßen beantwortet: Der Übertritt von Thyreostatika in die Muttermilch sei sehr gering und die Vorteile des Stillens auch unter Thyreostatikamedikation würden die Nachteile deutlich überwiegen.

Die Wechseljahre

Jede Frau kommt in die Wechseljahre. Doch wie die gewaltigen massiven körperlichen und seelischen Veränderungen erlebt werden, ist individuell sehr unterschiedlich.

Als Wechseljahre – dies mag Ihnen banal vorkommen, soll aber hier genau definiert werden – bezeichnen wir den Übergang vom gebärfähigen Alter bis zum höheren Alter. Sie beginnen meist mit Mitte 40, enden mit etwa 60 Jahren und werden in verschiedene Phasen eingeteilt: die Perimenopause, die Menopause und die Postmenopause. In dieser Zeit finden in unserem Körper verschiedene hormonelle Veränderungen statt.

Die Perimenopause beginnt meist mit Mitte 40 und zeigt sich durch erste Veränderungen im Zyklus. Die Abstände zwischen den Periodenblutungen werden länger, bis die Menstruation vollständig ausbleibt. Diese Phase dauert im Durchschnitt 4 Jahre, kann aber auch deutlich kürzer oder länger sein. Die Menopause ist der Zeitpunkt der letzten Regelblutung, er wird rückblickend bestimmt, wenn 12 Monate lang keine Blutung aufgetreten ist. Die Menopause tritt meist um das 50. Lebensjahr herum auf. Die Postmenopause dauert wiederum einige Jahre und ist in der Regel im Alter zwischen 60 und 65 Jahren beendet. Dies sind ungefähre Angaben, die Dauer der einzelnen Phasen kann individuell deutlich variieren.

Einschnitt oder Entwicklung?

Ein Synonym für die Wechseljahre ist Klimakterium. Darin steckt das griechische Wort »Klimax«. Klimax bedeutet Höhepunkt, Gipfelpunkt. Das klingt doch vielversprechend! Manche Frau legt dann erst richtig los und startet dann eine zweite oder gar dritte Karriere.

Die Wechseljahre sind eine reine Frauensache. Als männlicher Autor bin ich auf die Außenperspektive angewiesen und auf das Literaturstudium. Das Thema machen Frauen in der Regel unter sich aus. Auch mit meiner Frau waren die Gespräche darüber eher spärlich und nicht sehr ausführlich. Ich habe aber den Eindruck, dass sie sehr gut damit zurechtgekommen ist. Sie war 50, als sie nach jahrelanger aufwändiger Ausbildung ihre eigene Praxis als Psychotherapeutin und Psychoanalytikerin eröffnete und mit ihren einzigartigen Fähigkeiten auch schwierigsten Patienten helfen konnte. Meinen Leserinnen kann ich nur Mut machen, ihre Fähigkeiten und Stärken sowie die bisher gewonnenen Erfahrungen dazu zu nutzen, entweder in den bisherigen Beruf zurückzukehren oder noch einmal etwas Neues zu beginnen.

Veränderung gestalten

Der Übergang von der fruchtbaren Phase in die Jahre der Reife geht langsam vonstatten. Das gibt Frauen die Chance, aktiv zu planen und zu gestalten und sogar bewusst neue Möglichkeiten zu schaffen und die Freiheit zu genießen. Natürlich gibt es große individuelle Unterschiede und vielfältige Szenarien. Häufig sind die Kinder dann schon aus dem Haus, ziehen vielleicht weit weg. Möglicherweise fällt auch eine Trennung vom Partner in diese Zeit, sei es durch Scheidung, eine schwere Erkrankung, z. B. ein Herzinfarkt, Schlaganfall oder eine Krebserkrankung. Oder eine Beziehung wird noch fester, noch enger und das Paar wächst noch mehr zusammen.

Was sich verändert

Schauen wir uns genauer an, was sich in der Zeit vor und nach der Menopause verändert.

Hilfreiches Labor

Die Patientinnen meiner Schilddrüsensprechstunde haben dieses Thema zumeist auf der Sachebene abgehandelt. Wenn die Frage auftauchte: »Bin ich schon im Wechsel?«, habe ich in der Regel angeboten, dies durch eine Laboruntersuchung zu klären, nämlich die Bestimmung von FSH, dem follikelstimulierenden Hormon aus der Hypophyse, was im Rahmen der üblichen Laboruntersuchungen problemlos miterledigt werden konnte. Ein Anstieg des FSH-Spiegels ist ein Indikator dafür, dass die Menopause näher rückt.

Die körperlichen Begleiterscheinungen

Was läuft biologisch-medizinisch ab? Wie gesagt: Es ist eine allmähliche Entwicklung, es passiert nicht über Nacht, es sei denn, die Gebärmutter und/oder die Eierstöcke müssen z. B. aufgrund einer Krebserkrankung

Die hormonellen Veränderungen in den Wechseljahren

Östrogen: Die Produktion von Östrogen nimmt ab, da im Laufe der Jahre immer weniger Follikel in den Eierstöcken heranreifen. Dies kann zu verschiedenen Symptomen führen, wie Hitzewallungen, Nachtschweiß, Stimmungsschwankungen und vaginaler Trockenheit.

Progesteron: Die Progesteronproduktion sinkt, was zu unregelmäßigen Menstruationszyklen führt, bis die Regelblutung schließlich ganz ausbleibt.

FSH (follikelstimulierendes Hormon): Der Körper reagiert auf den Rückgang der Eierstockfunktion, indem er mehr FSH produziert.

LH (luteinisierendes Hormon): Ähnlich wie FSH steigt auch der LH-Spiegel an.

entfernt werden. Bereits in den Vierzigern kann es sein, dass gelegentlich der Eisprung ausbleibt. Auch ist es normal, dass ganz allmählich die Blutung seltener wird und auch manchmal für Monate sich nicht einstellt. Darüber hinaus gehen die Wechseljahre mit verschiedenen körperlichen Symptomen einher.

Hitzewallungen

Lästig sind die Hitzewallungen, auch fliegende Hitze genannt. Ja, die Hitzewelle kommt wie angeflogen und verbreitet sich, vom Brustraum ausgehend, in Sekundenschnelle. Häufigkeit und Dauer sind sehr unterschiedlich. Manche Frauen bekommen die Wallungen nahezu im Sekundentakt, einige nur wenige Male am Tag. Die Hitzewallungen können auch nach vollständigem Aufhören der Monatsblutung, also in der Postmenopause, bis zu 5 Jahren fortdauern. Dies entspricht auch der Erfahrung, die ich in meiner Schilddrüsensprechstunde gemacht habe. Mehr als Dreiviertel aller Frauen leiden mehr als 1 Jahr lang an der aufsteigenden Hitze. Mit zunehmendem Alter nehmen die Häufigkeit und Intensität der Hitzewallungen ab.

Den Hitzewallungen gehen manchmal Symptome wie Herzklopfen, Kopfschmerzen, Schwächegefühl oder Schwindel voraus. Gegen Ende der Hitzeattacke kommt es manchmal zu Schwitzen und Kältegefühl. In einer kühlen Umgebung sind die Beschwerden seltener, weniger intensiv und insgesamt besser und leichter zu ertragen.

Da die klimakterischen Beschwerden Ähnlichkeit haben mit Symptomen einer Hyperthyreose, bekam ich ziemlich oft Frauen zwischen 45 und 55 zum Ausschluss einer Schilddrüsenüberfunktion überwiesen. Ich habe genau hingehört und konnte häufig anhand winziger Unterschiede in der Schilderung der Symptome die diagnostische Einordnung vornehmen.

Übrigens leiden stark übergewichtige Frauen im Allgemeinen mehr an den klimakterischen Beschwerden als normalgewichtige.

Veränderungen im Urogenitalbereich

Durch den Wegfall der Östrogene wird die Vagina dünner, weniger elastisch und ist anfälliger für mechanische Verletzungen, aber auch für Infekte. Dies kann auch dazu führen, dass der Geschlechtsverkehr von Schmerzen begleitet ist. Mit Östrogensalben, die lokal angewandt werden, können diese postmenopausalen Beschwerden gelindert werden.

Östrogen und die Vitalität

Dreh- und Angelpunkt ist das allmähliche Versiegen der Östrogenproduktion in den Eierstöcken, bedingt durch die mit den Jahren immer stärkere Abnahme der Follikel, die heranreifen. Das wirkt sich auf die Vitalität aus. So berichten viele Frauen davon, dass sie in den Wechseljahren weniger Energie haben und häufig müde sind. Östrogen begünstigt auch die Unternehmungslust und die körperliche Leistungsfähigkeit. Bekannt ist, dass Leistungssportlerinnen in der ersten Zyklushälfte, in der die Östrogene überwiegen, besser performen als in den zwei letzten Wochen der Periode.

Vorzeitige Erschöpfung der Eierstockfunktion

Hier erwähne ich noch eine normabweichende Entwicklung, die ziemlich selten ist, aber doch hin und wieder in meiner Schilddrüsensprechstunde vorkam: die vorzeitige

Ovarerschöpfung (prämature Ovarialinsuffizienz; POI). Diese vorzeitige Erschöpfung der Eierstockfunktion kommt recht selten vor und ist zu diagnostizieren, wenn die Menopause (deutlich) vor dem 40. Lebensjahr eintritt. Dies geschieht im Allgemeinen auf autoimmunologischer Basis und natürlich auch im Rahmen einer Autoimmunerkrankung mehrerer Organe.

In meiner Klientel kam das extrem selten vor, ich kann mich nur an zwei Fälle erinnern. Offen gestanden fühlte ich mich ziemlich hilflos mit der Thematik und wusste gar nicht so recht, wie ich den noch jüngeren Frauen (um die fünfunddreißig) vermitteln sollte, dass es nun mit der Fruchtbarkeit vorbei ist. Ich hatte auch den Eindruck, dass die behandelnden Frauenärztinnen meiner Diagnose nicht so recht glaubten.

Noch ist die POI selten, doch laut einer aktuellen chinesischen Arbeit steigt die Inzidenz weltweit von Jahr zu Jahr und ist eine der häufigsten Ursachen einer Unfruchtbarkeit geworden. Die Autoren diskutieren, dass epigenetische Faktoren, also auch der Lifestyle mit allem, was dazugehört, ursächlich heranzuziehen sind.[67]

Ein Forscherteam aus Shanghai bearbeitete die Fragestellung des weltweiten Vorkommens von POI.[68] Die Ergebnisse waren wie folgt: globales Vorkommen 3,5 %, als Folge eines medizinischen Eingriffs 11,2 %. Am häufigsten war dieses Krankheitsbild in Nordamerika mit 11,3 %, gefolgt von Südafrika mit 5,4 %. Eine autoimmunologische Ursache lag in 10,5 % der Fälle vor. Die Verfasser der Studie schlagen vor, dass das Bewusstsein für dieses Krankheitsgeschehen geschärft werden sollte, sowohl im öffentlichen Gesundheitswesen als auch in der Informationsvermittlung.

Eine beachtenswert finnische Studie ergab, dass das Risiko bei Verwandten von Frauen mit POI, ebenfalls diese Erkrankung zu bekommen, ca. 5 % betrug.[69] Auch die Finnen betonen, dass ein entwickeltes Bewusstsein für diese Erkrankung dazu beitragen kann, frühzeitig die Diagnose zu stellen und Maßnahmen zur Vorbeugung einer Osteoporose zu ergreifen.

Knochengesundheit in den Wechseljahren

Ein Thema, das Sie frühzeitig angehen sollten, ist die Gesundheit Ihrer Knochen. Im Kapitel über die Laborwerte (Seite 68) habe ich erwähnt, dass Östradiol, das wichtigste der Östrogene, unter anderem die Knochen stabilisiert und bis zur Menopause vor Osteoporose schützt. Um dem Knochenschwund vorzubeugen, sollten Sie aber nicht bis zu den Wechseljahren warten. Sorgen Sie schon vorher dafür, dass Ihre Knochen stark sind und stark bleiben.

Die Grundpfeiler für nachhaltige Knochengesundheit

Die wichtigste Rolle für gesunde Knochen spielt die Ernährung. Achten Sie darauf, genügend Kalzium aufzunehmen, das in Kuhmilch und daraus gewonnenen Produkten enthalten ist, aber auch in grünem Gemüse und Vollkornbrot, und trinken Sie kalziumreiche Mineralwässer (mehr als 150 mg/l). Sorgen Sie außerdem dafür, dass Ihr Vitamin-D-Spiegel ausgeglichen ist, ggf. mit Substitution.

Ebenfalls wichtig ist Bewegung: Ein konsequentes Bewegungsprogramm mit dreimal wöchentlich mindestens dreißigminütiger sportlicher Aktivität, wie Radfahren, Schwimmen, flott Spazierengehen, trägt dazu bei, auch in der Menopause die Knochen stabil zu halten.

Darüber hinaus sollten Sie auf Zigarettenrauchen verzichten und auf einen mäßigen Kaffeekonsum achten.

Und: Lassen Sie sich von Ihrer Frauenärztin hinsichtlich einer eventuellen Hormonersatztherapie beraten. 75% des Verlustes an Knochenmasse in den ersten 15 Jahren nach der Menopause sind durch den Östrogenmangel bedingt![70]

Ich wiederhole meinen Appell (Seite 100): Lassen Sie ab dem 40. oder spätestens 45. Lebensjahr Ihre Knochendichte bestimmen!

Die Schilddrüse und die Wechseljahre

Fokussieren wir uns nun auf unser Hauptthema: die Schilddrüse. Sie nimmt in diesem Geschehen, das sich hauptsächlich im Bereich des Unterleibs abspielt, eine weitgehend passive Rolle ein. Dieses Geschehen wird durch Hypothalamus und Hypophyse gesteuert und hat selbstverständlich Auswirkungen auf den ganzen Körper sowie das seelische Erleben.

Mein Tipp

Wenn Sie ein Schilddrüsenproblem haben, planen Sie ab dem 40. Lebensjahr alle 6 Monate einen Besuch in Ihrer Schilddrüsenpraxis ein. Liegt eine Autoimmunerkrankung der Schilddrüse vor, entsprechend häufiger (nach ärztlicher Empfehlung).

Wird bei Ihnen eine Östrogensubstitution durchgeführt und nehmen Sie gleichzeitig Schilddrüsenhormontabletten ein? Dann sollten Sie berücksichtigen, dass die Dosis der Schilddrüsenhormone in einem solchen Fall manchmal erhöht werden muss. Denn Östrogen konkurriert mit den Schilddrüsenhormonen um die Bindungsplätze am SHBG, dem Sexualhormon-bindenden Globulin.

Anpassungsleistung der Schilddrüse

Es gibt auch Veränderungen, die unabhängig von der Menopause gemäß dem fortschreitenden Alter im Schilddrüsenstoffwechsel eintreten. Die Jodaufnahme in die Schilddrüse nimmt ab, es wird weniger Schilddrüsenhormon produziert, während das TSH normal bleibt mit leichter Tendenz zu ansteigenden Werten. Der Bedarf an wirksamem Schilddrüsenhormon nimmt in dieser Lebensphase ab. Falsch wäre es, bei Frauen in den Wechseljahren, die Schilddrüsenhormone einnehmen, die Dosis einfach zu erhöhen. Im Gegenteil: Die Expertenmeinung hierzu lautet, dass eher die Dosis des Schilddrüsenhormonpräparates leicht zu erniedrigen sei. Ab dem 45. Lebensjahr ist also die Schilddrüsenhormondosis ggf. nach unten zu korrigieren, um das TSH in einem gesunden Bereich zu halten (kleiner als 1,0 muss das TSH in keinem Falle sein!).

Knoten in der Schilddrüse

In den Jahren rund um die Menopause nimmt die Knotenhäufigkeit in der Schilddrüse zu. Glücklicherweise sind die allermeisten Schilddrüsenknoten gutartig. Dennoch muss, unabhängig vom Alter, jeder Schilddrüsenknoten genau abgeklärt werden unter Einsatz des gesamten diagnostischen Arsenals. Bei einem Knotendurchmesser von 1 cm und größer soll nach wie vor eine nuklearmedizinische Schilddrüsenuntersuchung, eine Schilddrüsenszintigraphie (Seite 58) durchgeführt werden.

Autonome Knoten, das sind Knoten in der Schilddrüse, die vermehrt Schilddrüsenhormone produzieren, sind in der Perimenopause ziemlich häufig. Sie können gut mit Radiojod behandelt werden, wenn keine größeren zystischen Anteile oder karzinomverdächtige Knoten vorhanden sind.

Das autonome Adenom hat die Eigenheit, dass es meist nur dann Beschwerden macht, wenn Jod im Übermaß zugeführt wird. Ziemlich charakteristisch ist ein eigenartiges Ziehen am oberen Ende des Brustbeins, zwischen den Schlüsselbeinen, das in den Brustraum ausstrahlt, verbunden häufig mit einem Beklemmungsgefühl.

Resümee

Lesen Sie dieses Kapitel sorgfältig durch und nehmen Sie sich die Anregungen, die ich Ihnen gegeben habe, zu Herzen. Ihr 40. Geburtstag ist ein guter Anlass, die nächsten Jahrzehnte sorgfältig zu planen. Beziehen Sie nicht nur die Gesundheit in Ihr Lebenskonzept ein, sondern berücksichtigen Sie alle Lebensbereiche. Denken Sie auch an Ihre finanzielle Absicherung im Alter und lassen Sie sich kompetent beraten.

Neben den regelmäßigen Schilddrüsenkontrollen sollten Sie spätestens jetzt auch die turnusmäßigen Vorsorgeuntersuchungen bei Ihrer Hausärztin und bei Ihrem Gynäkologen in Anspruch nehmen.

Nochmals: Denken Sie an Ihre Knochengesundheit, treiben Sie regelmäßig Sport und ernähren Sie sich gesund. Verwenden Sie Speiseöle mit hohem Gehalt an mehrfach ungesättigten Fettsäuren und reduzieren Sie ggf. Übergewicht.

Sie werden durch ein langes, gesundes Leben belohnt werden und jederzeit genügend Energie zur Verfügung haben, um all das zu verwirklichen, was Ihnen wichtig ist.

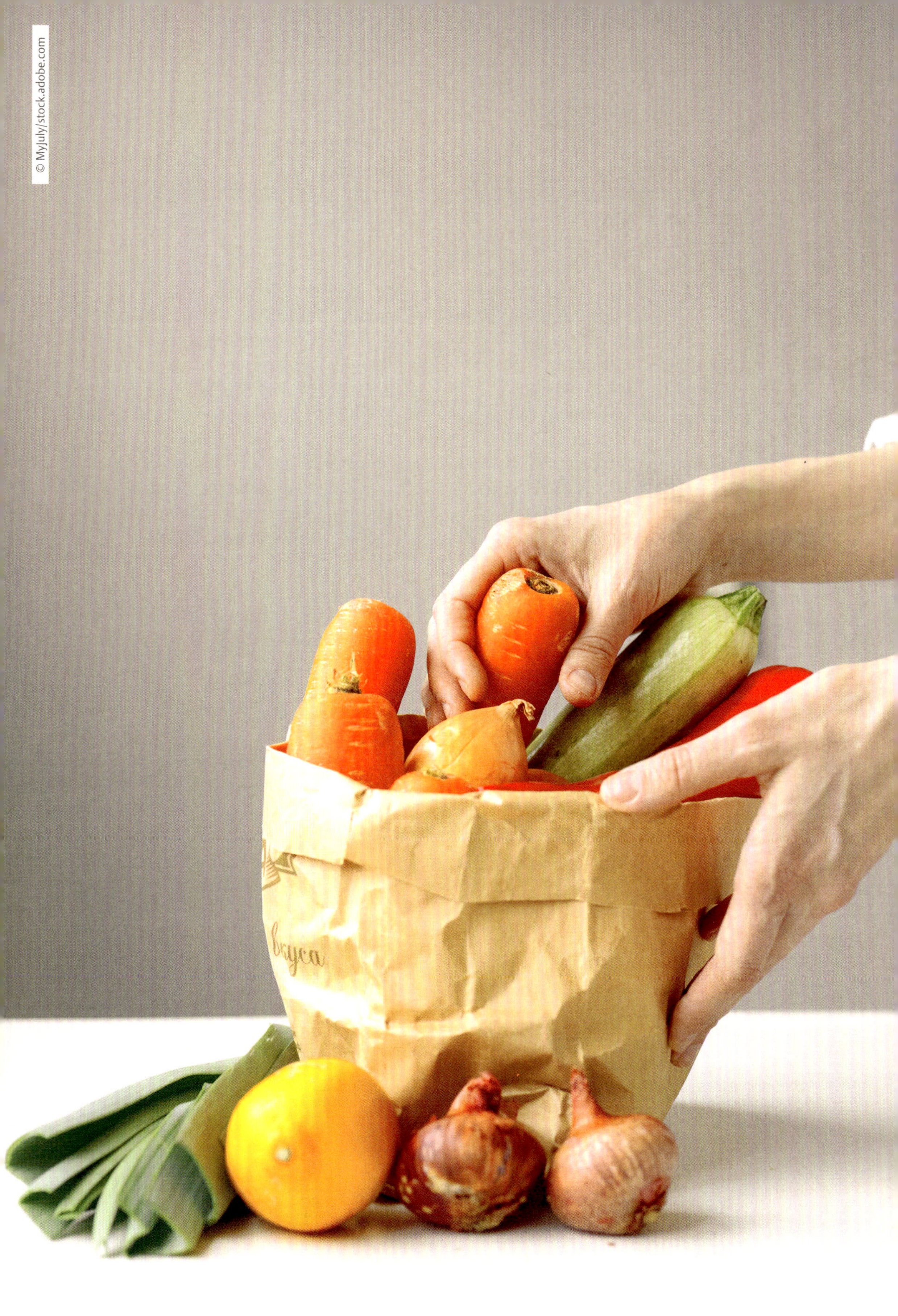
вкуса

Was der Schilddrüse hilft

Eine gesunde Lebensweise fördert nicht nur das allgemeine Wohlbefinden, sie trägt auch dazu bei, die Funktion der Schilddrüse zu unterstützen.

Optimale Ernährung für die Schilddrüse

Die Idee, dass Lebensmittel als Medizin wirken können, hat in den letzten Jahren an Bedeutung gewonnen. Schauen wir uns an, was dahintersteckt. Und was es insbesondere für unsere Schilddrüse bedeutet.

Edison, der Erfinder der Glühbirne, soll einmal gesagt haben, der Arzt der Zukunft werde den menschlichen Körper nicht mit Arzneimitteln behandeln, sondern Krankheiten mit der Ernährung vorbeugen und heilen. Diese Vision spiegelt eine wachsende Erkenntnis wider, dass die Ernährung eine fundamentale Rolle für unsere Gesundheit spielt. In einer Welt, in der chronische Krankheiten wie Diabetes, Herz-Kreislauf-Erkrankungen und Adipositas immer häufiger auftreten, wird die Bedeutung einer gesunden Ernährung zunehmend anerkannt.

Wenn ich bei meinen Patientinnen und Patienten das Thema Ernährung angesprochen habe, habe ich nahezu ausnahmslos zu hören bekommen: »Ich ernähre mich gesund!« Aber mal ehrlich: Was heißt schon »gesunde Ernährung«? Hier sind zahlreiche unterschiedliche Vorstellungen im Umlauf.

Gesunde Ernährung – was ist das?

Sie werden mir sicher zustimmen, wenn ich sage, dass eine gesunde Ernährung uns mit allen Nährstoffen versorgt, die unser Körper benötigt, um optimal zu funktionieren. Doch das ist eine recht allgemeine Aussage. Werden wir konkreter: Welche Nährstoffe sind das? Und: Gibt es auch Nährstoffe, auf die wir nicht nur verzichten können, sondern auf die wir sogar verzichten müssen, um uns nicht zu schaden?

Beide Fragen sind nicht ganz einfach zu beantworten. Zwar gibt es bestimmt Nährstoffe, von denen wir wissen, dass sie lebenswichtig für unseren Körper sind. Darauf werde ich gleich näher eingehen. Jedoch müssen wir auch berücksichtigen, dass jeder Mensch eine individuelle Konstitution besitzt und der Nährstoffbedarf zudem mit dem Alter, der Lebensphase und dem Gesundheitszustand zusammenhängt. Das gilt für notwendige wie für schädigende Nährstoffe.

Lassen Sie es mich also so formulieren: Bei der Ernährung ist es wichtig, auf Ausgewogenheit zu achten und darauf, die für uns notwendigen Nährstoffe aufzunehmen und die schädlichen zu vermeiden. Dabei sind die individuellen Bedürfnisse zu berücksichtigen. Da dies ein Schilddrüsenratgeber ist, werden wir vor allem die Gesundheit der Schilddrüse im Blick behalten und beachten, was der Schilddrüse nützt und was ihr schadet.

Die verschiedenen Ernährungsstile

Es gibt verschiedene Arten von Ernährungsweisen. Hier sind die wichtigsten Gruppen:

- Omnivoren (Mischköstler): Diese Menschen essen alles – Fleisch, Fisch, Gemüse, Obst und Milchprodukte.
- Vegetarier: Hier gibt es verschiedene Arten:
  - Ovo-Lacto-Vegetarier: Sie essen sowohl Eier als auch Milchprodukte.
  - Lacto-Vegetarier: Sie essen Milchprodukte, aber keine Eier.
  - Ovo-Vegetarier: Sie essen Eier, aber keine Milchprodukte.
- Veganer: Sie ernähren sich ausschließlich von pflanzlichen Lebensmitteln und verzichten auf alle tierischen Produkte.
- Frutarier: Eine spezielle Gruppe unter den Veganern, die sich hauptsächlich von Früchten ernährt.
- Flexitarier: Diese Menschen essen hauptsächlich vegetarisch, erlauben sich aber gelegentlich Fleisch oder Fisch.
- Pescetarier: Sie essen Fisch und Meeresfrüchte, verzichten jedoch auf Fleisch.

Aus ernährungsphysiologischer Sicht und aufgrund meiner langjährigen Erfahrung mit Schilddrüsenerkrankungen kann ich sagen:

- Die insbesondere für die Schilddrüse wichtige Jodversorgung ist am ehesten bei denen gesichert, die regelmäßig Fisch und Meeresfrüchte oder auch Algen verzehren.
- Das größte Risiko für einen Jodmangel besteht bei denen, die auf Lebensmittel tierischer Herkunft (oder Meeresalgen!) konsequent verzichten.
- Dabei ist zu beachten: Die größte Gefahr einer manchmal erheblichen Überversorgung mit Jod durch die Ernährung besteht dann, wenn größere Mengen von Meeresalgen verzehrt werden.

Grundlagen einer schilddrüsengesunden Ernährung

Fassen wir die Grundsätze einer Ernährung, die unsere Schilddrüse gesund hält, einmal zusammen.

- Die Kalorienzufuhr soll an das Ausmaß unserer körperlichen Aktivität angepasst sein.
- Die Ernährung soll abwechslungsreich und vielfältig sein.
- Die Ernährung soll die lebenswichtigen Mineralien, Vitamine und Spurenelemente

Ernährung für die Schilddrüsengesundheit

Es gibt nicht die eine optimale Ernährung für die Schilddrüse. Es ist zu unterscheiden, ob wir einer Erkrankung vorbeugen möchten oder ob bereits eine Schilddrüsenerkrankung vorliegt. Ist die Schilddrüse erkrankt, ist wiederum zu trennen zwischen autoimmunen und nicht autoimmun bedingten Krankheiten.

sowie alle essenziellen Aminosäuren und Fettsäuren enthalten.
- Angestrebt wird ein eher geringer Anteil an tierischer Nahrung und ein tendenziell hoher Anteil an Lebensmitteln pflanzlichen Ursprungs, also eine pflanzenbetonte Ernährung.

Unter normalen Umständen deckt eine gesunde pflanzenbasierte Mischkost, die ausreichend Eiweiß, nicht zu viele Kohlenhydrate und eher wenig Fett enthält, den Kalorienbedarf und sorgt für genügend Mineralstoffe, Vitamine und Spurenelemente. Doch in bestimmten Lebensphasen, z. B. in der Schwangerschaft und in der Stillzeit, genügt das nicht, hier bestehen erhöhte Anforderungen an die Versorgung mit Mineralien, Vitaminen und Spurenelementen.

Gesund trinken

Nicht nur das, was wir essen, versorgt unseren Körper mit wichtigen Nährstoffen, sondern auch das, was wir in flüssiger Form zu uns nehmen.
Eine gesunde erwachsene Person sollte täglich 1,5 bis 2 Liter Flüssigkeit zu sich nehmen. Der größte Anteil davon sollten kalorienfreie Getränke (Mineralwasser) sein. Mineralwässer mit Mineralien, die prickeln und sprudeln, haben eine wichtige Funktion als Lieferanten von Mineralien wie Kalzium, Magnesium und Spurenelementen. Wie hoch der Gehalt an den einzelnen Mineralstoffen ist, steht auf dem Etikett. Bei den Mineralwässern empfehle ich solche, die reichlich Kalzium enthalten, das heißt mehr als 150 mg/l.

Einteilung der Nährstoffe

Die Nährstoffe, die wir zu uns nehmen, lassen sich in zwei Kategorien unterteilen: Makronährstoffe und Mikronährstoffe.

Mit den Makronährstoffen decken wir unseren Energiebedarf. Zu ihnen gehören Eiweiße (Proteine), Kohlenhydrate und Fette. Es gibt klare Vorgaben, wie viel wir davon jeweils zu uns nehmen sollen: Nach den Empfehlungen der Deutschen Gesellschaft für Ernährung (DGE) sollten Kohlenhydrate 50 bis 60 % unserer Ernährung ausmachen, Fette etwa 25 % und Eiweiße ca. 15 %.

Mikronährstoffe liefern dem Organismus zwar keine Energie, aber sie sind dennoch sehr wichtig: Wir brauchen sie, damit unser Stoffwechsel reibungslos funktioniert und sie unterstützen lebenswichtige biochemische Prozesse. Zu den Mikronährstoffen zählen Vitamine, Mineralstoffe und sekundäre Pflanzenstoffe. Die Mineralstoffe werden wiederum unterteilt in Spurenelemente, von denen wir nur geringe Mengen benötigen, und Mengenelemente, von denen unser Körper mehr als 50 mg pro Tag braucht.

Proteine

Eiweiße bzw. Proteine dienen nicht nur der Energiegewinnung, sondern auch dem Aufbau unserer Zellen und Gewebe sowie von Hormonen und Enzymen. Sie sind somit unverzichtbar für den reibungslosen Ablauf unzähliger biochemischer Reaktionen.

Eiweiße sind aufgebaut aus insgesamt 21 Aminosäuren. Sie werden unterteilt in essenzielle Aminosäuren, das sind Isoleucin, Threonin, Lysin, Methionin, Phenylalanin, Threonin, Tryptophan und Valin. Einige

Mein Tipp

Führen Sie eine Woche lang Buch und notieren Sie, was Sie verzehren. Schreiben Sie wirklich alles auf, auch die Milch im Kaffee, das Gummibärchen und den Keks zwischendurch.
Es gibt praktische Apps für das Handy, in die Sie die Nahrungsmittel und die Menge, die Sie davon essen, eingeben können. Die Eingaben können Sie dann per Knopfdruck auswerten: Die App rechnet Ihnen genau aus, wie viel Fett, Eiweiß und Kohlenhydrate Sie am Tag oder auch in der Woche zu sich genommen haben. So können Sie Ihre Essgewohnheiten analysieren. Und Sie werden erkennen, welche Lebensmittel besonders viel Fett enthalten, z. B. Fertignahrungsmittel wie Käse, Wurst, Backwaren und alle industriell verarbeiteten Nahrungsmittel oder auch Produkte vom Bäcker.
Möglicherweise kann auch ein Termin bei einer Ernährungsberatung sinnvoll sein.

Aminosäuren sind bedingt essenziell, dazu zählen Histidin, Arginin, Cystein und Tyrosin. Tyrosin haben wir schon früher als Baustein der Schilddrüsenhormone kennengelernt. Bei einer normalen Ernährung wird der Körper mit allen Aminosäuren in ausreichender Menge versorgt.

Die essenziellen Aminosäuren sind lebenswichtig. Ohne sie kommt die körpereigene Produktion von Proteinen zum Erliegen, damit bricht der gesamte Stoffwechsel zusammen und es können strukturerhaltende Stoffe nicht mehr gebildet werden.

Die essenziellen Aminosäuren für die Schilddrüse

Für unser Thema, die Schilddrüsengesundheit, sind die Aminosäuren Tyrosin, Tryptophan, Methionin und Cystein besonders interessant.

Tyrosin – Baustein für die Schilddrüsenhormone
Tyrosin ist neben Jod der wesentliche Baustein für die Schilddrüsenhormone. Im Allgemeinen ist Tyrosin in der Ernährung ausreichend enthalten. Wenn es einmal nicht der Fall sein sollte, kann der Körper es aus Tryptophan bilden. Also müssen Sie sich keine Sorgen machen. Allerdings ist Tryptophan dafür eigentlich zu schade: Es ist wichtig als Ausgangsstoff für die Produktion des Glückshormons Serotonin, aber auch für Melatonin, das für einen gesunden Schlaf und die biologischen Rhythmen zuständig ist.

Methionin und Cystein – lebenswichtiger Schwefel
Methionin und Cystein sind schwefelhaltige Aminosäuren, die als wesentliche Moleküle in dem selenhaltigen Enzym Glutathionperoxidase vorkommen. Von diesem gibt es mehrere Varianten. Eine bestimmte Glutathionperoxidase entgiftet das bei der Biosynthese der Schilddrüsenhormone entstehende Wasserstoffperoxid.

Reich an essenziellen Aminosäuren

Von allen Lebensmitteln haben Eier den höchsten Gehalt an allen essenziellen Aminosäuren. Sämtliche Fleischsorten sowie Fisch, Milch und Milchprodukte sind ebenfalls reich an essenziellen Aminosäuren. Der Bedarf kann aber auch aus Nahrungsmitteln pflanzlichen Ursprungs gedeckt werden, z. B. mit Sojabohnen, Quinoa, Hülsenfrüchten, Nüssen und Samen.

Tierische Nahrungsmittel enthalten in der Regel mehr essenzielle Aminosäuren als Lebensmittel auf Pflanzenbasis. Doch es ist kein Problem, den Bedarf mit einer pflanzlichen Ernährung zu decken. Um sicherzustellen, dass der Körper alle notwendigen Aminosäuren erhält, ist eine vielfältige Ernährung entscheidend. Durch eine abwechslungsreiche Zusammenstellung der Nahrungsmittel kann eine ausgewogene Ernährung gewährleistet werden, die alle essenziellen Nährstoffe in ausreichender Menge liefert. Bestimmte Kombinationen sind besonders zu empfehlen, z. B. Getreide zusammen mit Hülsenfrüchten zu verzehren, Haferflocken mit Nüssen oder Gemüse mit Hülsenfrüchten.

Die Superkombi: Eiweiß plus Jod

Noch eine Anmerkung zu zwei Eiweißquellen: Bei Meeresfischen kommt zum Proteingehalt noch der Jodreichtum hinzu. Das ist besonders wichtig in Zeiten einer tendenziell schlechteren Jodversorgung in zahlreichen Ländern, auch in Deutschland. Wenn Sie sich vegetarisch oder vegan ernähren: Meeresalgen sind eine bedeutsame Quelle für das Spurenelement Jod, aber bitte nicht übertreiben. Es besteht die Gefahr der Überversorgung!

Meeresalgen sind nicht nur lecker, sondern auch eine wichtige Jodquelle.

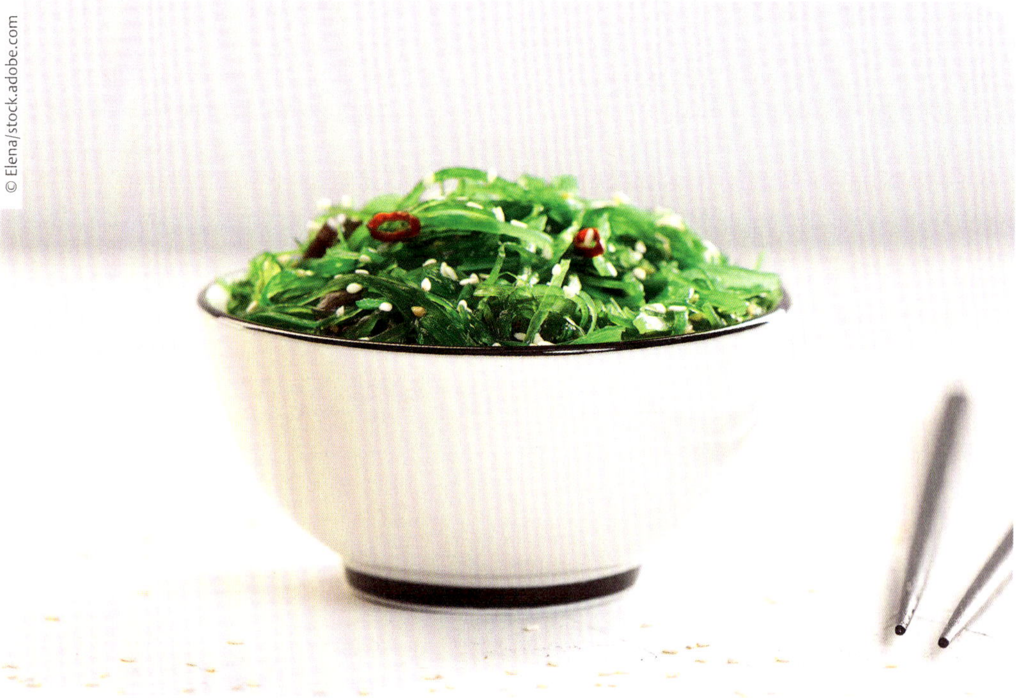

Fette

Kommen wir zu den Fetten. Hier wird zwischen gesättigten und ungesättigten Fettsäuren unterschieden. Gesättigte Fettsäuren enthalten keine, einfach ungesättigte Fettsäuren eine Doppelbindung, mehrfach ungesättigte enthalten zwei oder mehr Doppelbindungen. Mindestens die Hälfte der Fettsäuren sowohl in tierischen als auch in pflanzlichen Zellen enthalten mindestens eine Doppelbindung.

Essenziell – nicht essenziell

Essenzielle – lebensnotwendige – Nährstoffe kann der Körper nicht selbst herstellen, er muss sie mit der Nahrung aufnehmen.
Nicht essenzielle Nährstoffe kann der Körper hingegen selbst produzieren. Hier ist er nicht auf Zufuhr von außen angewiesen.

Die essenziellen Fettsäuren

Essenzielle Fettsäuren sind spezielle Arten von mehrfach ungesättigten Fettsäuren, die der Körper nicht selbst herstellen kann. Die beiden wichtigsten sind Omega-6-Fettsäuren, die in pflanzlichen Ölen, Nüssen und Samen vorkommen, und Omega-3-Fettsäuren in Leinsamen, Chiasamen, Walnüssen und bestimmten Pflanzenölen.

Biologisch am wertvollsten sind die ungesättigten Fettsäuren, insbesondere die mehrfach ungesättigten Fettsäuren. Besonders wichtig sind sie für Frauen, die am Prämenstruellen Syndrom leiden (PMS oder PMDD). Ich bin im Kapitel über den weiblichen Zyklus bereits darauf eingegangen (Seite 107).

Omega-3- und Omega-6-Fettsäuren

Bei der Frage, welche Lebensmittel besonders reich sind an gesunden Fettsäuren, müssen wir etwas genauer werden. Wie gesagt, sind mehrfach ungesättigte Fettsäuren besonders günstig. Doch hier ist in der Wissenschaftsszene eine heftige Diskussion im Gang bezüglich des unterschiedlichen Effekts von Omega-3- und Omega-6-Fettsäuren. Unumstritten ist wohl, dass Omega-3-Fettsäuren in jedem Fall gesundheitsfördernd sind. Bei Omega-6 kommt es auf die Kettenlänge an. Langkettige Omega-6-Fettsäuren können wohl Probleme machen, während mittel- und vor allem kurzkettige Omega-6-Fettsäuren vorteilhaft sind.

Einig sind sich die Wissenschaftler darin, dass der Anteil von Omega-6- zu Omega-3-Fettsäuren unter 5:1 liegen sollte. Üblicherweise liegt das Verhältnis bei 15:1 – also viel zu viel Omega-6. Es gilt also, den Omega-6-Verzehr zu reduzieren und den von Omega-3 zu erhöhen.

Wie schaffen Sie das? Essen Sie keine oder wenig Wurstwaren, sie enthalten viel Omega-6. Verabschieden Sie sich von Maiskeim- oder Sonnenblumenöl und verwenden Sie stattdessen Oliven-, Färberdistel- und Rapsöl, die einen hohen Gehalt an Omega-3 aufweisen. Für die kalte Küche ist Leinöl perfekt geeignet. Wenn Sie sich vegan oder vegetarisch ernähren, essen Sie Chiasamen und Walnüsse. Sie mögen Fisch? Dann wählen Sie vorzugsweise Fischsorten wie Lachs, Kabeljau und Heilbutt.

Kohlenhydrate

Bei den Kohlenhydraten, die ja den Löwenanteil unserer Ernährung ausmachen sollten, sind die komplexen Kohlenhydrate zu bevorzugen. Sie sind häufig besonders ballaststoffreich, was unserer Verdauung und unserer Darmflora, dem Darmmikrobiom (Seite 153), zugutekommt.

Das bedeutet: Essen Sie bevorzugt Vollkornprodukte. Denn jede Art von Vollkornprodukten – Vollkornmehl, Vollkornbrot, Vollkornbrötchen, Vollkornnudeln, Vollkornreis und Haferflocken – enthält komplexe Kohlenhydrate und darüber hinaus jede Menge Ballaststoffe (Seite 156). Diese sind das perfekte Futter für die wohltuenden Mikroorganismen in unserem Darm.

Energielieferant

Kohlenhydrate bestehen aus mehr oder weniger langen Ketten von Zuckerbausteinen, die wichtigsten Bausteine sind Glukose (Traubenzucker) und Fruktose (Fruchtzucker).

Wenn wir Kohlenhydrate zu uns nehmen, werden sie aufgespalten, die Glukosemoleküle gelangen ins Blut und werden von dort aus in die Zellen transportiert. Dort dienen sie als Brennstoff für die Energiegewinnung.

Gesunder Reis

Wenn Sie Reis mögen, essen Sie bitte nur ungeschälten Reis. Dieser enthält nicht nur komplexe Kohlenhydrate, sondern auch noch Vitamine und Mineralstoffe.

Überschüssige Glukose wird als Glykogen in Leber und Muskeln gespeichert. Sind auch diese Speicher gefüllt, wird der zusätzliche Traubenzucker in Fett umgewandelt und eingelagert. Darauf greift der Körper zurück, wenn das Glykogen verbraucht ist und es keinen Nachschub an Kohlenhydraten über die Nahrung gibt. Sind sämtliche Speicher leer, wird Eiweiß als Energielieferant herangezogen.

Kohlenhydrate sind auch wichtig für die Regulierung des Blutzuckerspiegels und sie sind dazu bestimmt, glukoseabhängige Zellen (wie z. B. im Gehirn) mit Energie zu versorgen.

Achtung Fruktose

Achtung: Auch überschüssiger Fruchtzucker wird in Fett umgewandelt. Bevorzugen Sie daher Obstsorten mit eher geringem Fruchtzuckergehalt, z. B. Beerenobst. Datteln, Feigen und getrocknete Früchte sind besonders fruktosereich. Zum Vergleich: 100 g Datteln enthalten 32 g Fruktose, 100 g Beeren nur 2–3 g.

Ein Übermaß an Fruchtzucker, besonders, wenn er aus verarbeiteten Lebensmitteln stammt, kann zu Übergewicht, Leberverfettung und erhöhtem Risiko für Herz-Kreislauf-Erkrankungen und Typ-2-Diabetes führen.

Fettlösliche Vitamine

Nach den Makronährstoffen wende ich mich nun den Mikronährstoffen zu: den Vitaminen, Mineralstoffen – Spurenelemente und Mengenelemente – und sekundären Pflanzenstoffen.

Zu den fettlöslichen Vitaminen gehören die Vitamine A, D, E und K. Es ist wichtig, diese

Vitamine

Vitamine sind vor allem an der Regulierung des Stoffwechsels beteiligt, sie sind wichtig für biochemische Reaktionen. Der Körper braucht nur winzige Mengen davon, damit alles reibungslos funktioniert.
Die insgesamt 13 Vitamine werden in 2 Gruppen unterteilt:

- Wasserlösliche Vitamine sind die 8 Vitamine der B-Gruppe sowie Vitamin C.
- Fettlösliche Vitamine sind die Vitamine A, D, E und K.

Vitamine nicht ohne Grund in großen Mengen einzunehmen. Wenn der Körper sie nicht benötigt, werden sie im Fettgewebe gespeichert. Sammelt sich zu viel davon an, kann dies zu gesundheitlichen Problemen führen.

Vitamin A für das Sehen, das Immunsystem und die Fortpflanzung

Vitamin A existiert auch in einer Vorform, dem Provitamin A (Beta-Karotin), welches hauptsächlich in pflanzlichen Lebensmitteln wie Karotten und grünem Blattgemüse vorkommt und im Körper in die aktive Form von Vitamin A umgewandelt wird. Für Vitamin A und die damit verwandten Verbindungen gibt es auch die Bezeichnung Karotinoide. Unter den Nahrungsmitteln tierischer Herkunft sind Kalbs- und Schweineleber besonders reich an Vitamin A.

Ein kleines Experiment

Als ich im Medizinstudium hörte, dass Vitamin A fettlöslich ist, führte ich in meiner Studentenbude ein einfaches Experiment durch.

Mein Tipp

Fettlösliche Vitamine brauchen Fett, um vom Körper effektiv aufgenommen zu werden. Mischen Sie also ein paar Tropfen Speiseöl in Ihren Möhrensaft oder in den Möhrensalat, am besten Leinöl oder Olivenöl.

Ich nahm eine Möhre, schnitt sie klein und gab sie in eine Tasse mit Milch. Was passierte? Die Milch färbte sich orange, und das ziemlich schnell. Mein Professor hatte also doch recht, Vitamin A ist fettlöslich, das konnte ich mir nun sehr gut merken.

Vitamin A und Schilddrüse

Eine Arbeitsgruppe aus Italien von der Universität Sapienza in Rom befasste sich mit den Wirkungen von Vitamin A auf den Schilddrüsenstoffwechsel.[71]

Die Untersuchungen ergaben, dass Retinsäure, ein Abkömmling von Vitamin A, die Aufnahme von Jodid in die Schilddrüsenzelle über den Natrium-Iodid-Symporter (Seite 12) steigern kann. Dieses Prinzip wird seit einiger Zeit genutzt bei der Therapie von fortgeschrittenen Schilddrüsenkarzinomen.

Vitamin A in der Therapie von Schilddrüsentumoren

Vitamin A gehört zu den Retinoiden, die in der Lage sind, den Schilddrüsenstoffwechsel zu beeinflussen. Vitamin-A-Mangel ist oft kombiniert mit funktionellen und strukturellen Veränderungen der Schilddrüse und tritt oft zusammen mit Jodmangel auf. Außerdem spielen Retinoide eine wichtige Rolle im Immunsystem, indem sie hel-

Mein Tipp

Bitte nehmen Sie Vitamin A nicht unkontrolliert ein, es besteht die Gefahr der Überdosierung!

fen, bestimmte Immunzellen, die regulatorischen T-Zellen, zu aktivieren, zu vermehren und zu differenzieren.

Es wird angenommen, dass die regulatorischen T-Zellen bei der Entstehung der Hashimoto-Thyreoiditis beteiligt sind. Retinoide wirken unter anderem als Kofaktoren für Wachstum und Differenzierung von Zellen und können darüber auch Einfluss auf Autoimmunerkrankungen wie Hashimoto haben.

Sonnenvitamin Vitamin D

Vitamin D – Cholecalciferol – ist ein Hormon des Kalzium-Stoffwechsels. Es kommt in Lebertran, Eiern, Leber und Milch vor.

Vitamin D, heute zunehmend als D-Hormon bezeichnet, ist für die Schilddrüse wichtig. Bei Patientinnen mit Autoimmunerkrankungen der Schilddrüse sinken nach der Verabreichung von Vitamin D die Titer des Antikörpers gegen die thyreoidale Peroxidase (Anti-TPO).

Im Abschnitt »Wundermittel Vitamin D« (Seite 110) erfahren Sie mehr.

Vitamin E – antioxidativ und gut für die Schilddrüse

Vitamin E – Tocopherol – schützt die ungesättigten Fettsäuren vor Oxidation. Es kommt in Getreidekeimen und Pflanzenölen vor.

In Studien konnte bei Patientinnen mit Schilddrüsenüberfunktion durch Vitamin E die Entstehung von reaktiven Sauerstoff-Spezies verhindert werden.[72] Eine ältere Arbeit zeigte an Wistar-Ratten, dass Vitamin E vor der Kropfbildung schützte.[73]

Multitalent Vitamin K

Vitamin K – Phyllochinon – kommt in grünen Pflanzen und vielen pflanzlichen Ölen vor. Besonders hohe Konzentrationen finden sich in verschiedenen Gemüsesorten und tierischen Geweben. Dieses Vitamin spielt eine entscheidende Rolle bei der Synthese mehrerer Gerinnungsfaktoren, die für die Blutgerinnung im Körper notwendig sind. Vitamin K kann auch von den Bakterien im Darm synthetisiert werden.

Vitamin K – gut für die Schönheit und die Knochen

Vitamin K spielt eine wichtige Rolle für die Gesundheit der Knochen und wird zunehmend im Kontext von Anti-Aging-Maßnahmen betrachtet. Obwohl das Vitamin nicht direkt in der Schilddrüsenphysiologie vorkommt, ist es dennoch von erheblichem Interesse, insbesondere für Frauen. Dies liegt sowohl an den medizinischen Vorteilen, die es bietet, als auch an den kosmetischen Aspekten, die zur Erhaltung eines jugendlichen Erscheinungsbildes beitragen können, indem es die Hautgesundheit unterstützt.

Wasserlösliche Vitamine

Wasserlöslich sind die B-Vitamine und Vitamin C. Sie werden über die Niere ausgeschieden, sodass es bei normaler Nierenfunktion nicht zu einer Überdosierung kommt.

Vitamin B_1

Vitamin B_1 – Thiamin – hat eine wichtige Funktion im Zwischenstoffwechsel, insbesondere von Aminosäuren. Es kommt in Nüssen, Weizenkeimen und Schweinefleisch vor.

Vitamin B_2

Vitamin B_2 – Riboflavin – kommt vor in Aal, Hefe, Käse, Hühnerbrust und Milch. Es hilft dabei, Energie aus Fetten, Kohlenhydraten und Eiweißen zu gewinnen.

Vitamin B_3

Vitamin B_3 – Niacin – ist zuständig für Hunderte von biochemischen Reaktionen. Es ist gut für Herz und Kreislauf, für die Funktion von Hirn und Haut, kann Schmerzen an Knochen und Gelenken lindern und hilft bei Depressionen. Vitamin B_3 ist z. B. in Fleisch, Thunfisch und Lachs, Geflügel, Nüssen und Saaten, Pilzen, Vollkornbrot, Sonnenblumenkernen und Kaffee enthalten.

Vitamin B_5

Vitamin B_5 – Pantothensäure – hat vielfältige Aufgaben im Stoffwechsel und ist gut für die Funktion des Herzens, des Verdauungssystems und der Nerven. Das Vitamin kann Müdigkeit bekämpfen und hilft bei rheumatischen Beschwerden. Wir können es beziehen aus Fleisch, Fisch, Vollkornprodukten, Eiern, Milchprodukten, Avocado, Brokkoli, Süßkartoffeln und Pilzen.

Vitamin B_6

Vitamin B_6 – Pyridoxin – ist enthalten in Leber, Fisch, Erbsen, Walnüssen, Bierhefe. Es ist wichtig im Aminosäurenstoffwechsel und hilft bei der Produktion von Neurotransmittern wie Serotonin, Gamma-Amino-Buttersäure und Dopamin.

Für Frauen wichtig zu wissen: Vitamin B_6 hilft beim Prämenstruellen Syndrom, zu-

Referenzwerte für die Tageszufuhr an Vitaminen

fettlösliche Vitamine	empfohlener Tagesbedarf für Erwachsene
Vitamin A (Retinol)	0,8–1,1 mg
Vitamin D (Cholecalciferol)	5 µg (entspricht 200 I. E.)
Vitamin E (Tocopherol)	12 mg
Vitamin K (Phyllochinon)	65–80 µg
wasserlösliche Vitamine	**empfohlener Tagesbedarf für Erwachsene**
Vitamin B_1 (Thiamin)	1,1–1,6 mg
Vitamin B_2 (Riboflavin)	12 mg
Vitamin B_3 (Niacin)	Frauen 12 mg Männer 15 mg
Vitamin B_5 (Pantothensäure)	6 mg
Vitamin B_6 (Pyridoxin)	Frauen 1,4 mg Männer 1,6 mg
Vitamin B_7 (Biotin, Vitamin H)	30–60 µg
Vitamin B_9 (Folsäure)	200 µg
Vitamin B_{12} (Cobalamin)	500 µg Schwangere und Stillende 1000 µg
Vitamin C (Ascorbinsäure)	Frauen 95 mg Männer 110 mg

sammen mit Kalzium und Vitamin E sowie Leinöl, Färberdistelöl und Borretschöl.

Vitamin B_7

Vitamin B_7 ist besser bekannt als Biotin. Es wird auch als Vitamin H bezeichnet. Biotinmangel war in meiner Klientel nicht so selten. Ein Symptom ist Haarausfall, der sich bei einer Substitution schnell verbessert.

Vitamin B_9

Vitamin B_9 ist besser bekannt als Folsäure. Das Vitamin ist neben Eisen und Vitamin B_{12} für die Blutbildung sehr wichtig. Wichtige Quellen sind Blattgemüse und Blattsalate.

Für Frauen mit Kinderwunsch hat die Folsäure eine besondere Bedeutung: Sie verhindert Neuralrohrdefekte. Die aktuellen Empfehlungen der Gynäkologischen und der Endokrinologischen Fachgesellschaften gehen dahin, Folsäure und übrigens auch Jod bereits einzunehmen, wenn eine Schwangerschaft geplant ist.

Mein Tipp

Ein Hinweis für Frauen mit Kinderwunsch: In einer Studie, die in einer brasilianischen Fachzeitschrift veröffentlicht wurde, waren die Serumspiegel von Folsäure, Ferritin und Zink bei Frauen, die nicht schwanger wurden, niedriger als bei den Frauen, die schwanger wurden.[74]
Wenn Sie betroffen sind, sollten Sie Ihren Status von Zink, Folsäure und Ferritin prüfen und optimieren.

Vitamin B_{12}

Vitamin B_{12} – Cobalamin – kommt in Fisch und Fleisch vor. Es ist wichtig für die Blutbildung, so führt ein Mangel an Vitamin B_{12} zur perniziösen Anämie und zu einem schweren neurologischen Krankheitsbild, der funikulären Myelose. Hashimoto-Patientinnen haben gar nicht so selten auch einen Vitamin-B_{12}-Mangel.

Vitamin C

Vitamin C – Ascorbinsäure – findet sich in Obst und Gemüse. Es ist ein wichtiges Antioxidans und schützt die Zellen vor oxidativem Stress. Vitamin C verbessert die Aufnahme von Eisen und übrigens auch die Aufnahme des Schilddrüsenhormons im Dünndarm. Es fördert auch die Kollagenbildung und ist somit wichtig für die Gesundheit von Haut, Knochen, Zähnen und Blutgefäßen.

Mineralstoffe: Mengenelemente

Die Mengenelemente kommen in unserem Körper in relativ großen Mengen vor, daher der Name. Zu ihnen gehören Natrium, Kalium, Kalzium, Magnesium, Phosphor, Chlorid und Sulfat.

Natrium und Chlorid

Um Natrium und Chlorid – in der Verbindung als Kochsalz bekannt – müssen wir uns hinsichtlich einer Mangelsituation keine Gedanken machen. Hier droht, falls Sie keine Entwässerungstabletten oder bestimmte Natrium ausscheidende Mittel gegen Bluthochdruck einnehmen, keine Gefahr. Kochsalz befindet sich in fast allen Lebensmitteln, die wir zu uns nehmen, von Brot und Backwaren über Wurstwaren und Käse, Fertiggerichte und Snacks bis zu Fertigsaucen und Würzmitteln. Auch bei der mediterranen Kost wird massenhaft Kochsalz verwendet, z. B. bei Oliven und fertigen Antipasti aus dem Supermarkt.

Kalzium für Knochen und Nerven

Kalzium verdient einen eigenen Abschnitt an dieser Stelle. Kalzium ist wichtig für den Aufbau von Knochen und Zähnen und hat große Bedeutung für den Erregungsablauf, das heißt, für die Kontraktion der Muskeln, die Signalweiterleitung durch die Nerven und dafür, dass das Herz in einem gesunden Rhythmus schlägt. Außerdem übernimmt es wichtige Aufgaben bei dem Abbau von Glykogen, der Speicherform von Glukose, bei der Blutgerinnung und der Membranstabilität.

Nur 1 % des im Körper vorhandenen Kalziums befindet sich nicht in Knochen und Zähnen.

Kalzium in der Schwangerschaft

Während der Schwangerschaft steigt der Kalziumbedarf einer Frau deutlich an. Denn das Baby braucht Kalzium für den Aufbau seiner Knochen und Zähne, und auch die Mutter benötigt zusätzliches Kalzium, um ihre eigenen Knochen zu stärken, da sie durch die Schwangerschaft und die Stillzeit anfälliger für Osteoporose werden kann.

Neben Milchprodukten sind auch grünes Blattgemüse, Hülsenfrüchte sowie Nüsse und Samen hervorragende Kalziumlieferanten. Der Kalziumbedarf kann also auch sehr gut mit einer pflanzlichen Ernährung gedeckt werden.

Gute Kalziumlieferanten

Erwachsene benötigen täglich ca. 1000 mg Kalzium. Der Bedarf lässt sich mit einer ausgewogenen Ernährung gut decken. Reich an Kalzium sind z. B. Mohn, Sesam und Kuhmilchprodukte, darunter insbesondere Hartkäse, sowie Hülsenfrüchte, z. B. rote Linsen. Bei Gemüse und Rohkost sind besonders zu erwähnen Grünkohl, Rucola, Brokkoli, Fenchel, Chinakohl. Und natürlich liefern auch Mineralwässer Kalzium. Übrigens hilft Vitamin D dabei, das Kalzium aus der Nahrung optimal aufzunehmen.

Kalziummangel nach Schilddrüsenoperation

Bei einer Operation der Schilddrüse oder der Nebenschilddrüsen kann es zu einem Kalziummangel kommen. Das ist im Auge zu behalten.

Wenn Sie eine solche Operation hinter sich haben, rate ich Ihnen zu kalziumreichen Mineralwässern (mehr als 150 mg/l). Damit können Sie einem Kalziummangel vorbeugen. Voraussetzung ist, dass Sie keine Nierensteine und auch nicht die Neigung dazu haben und auch keine Überfunktion der Nebenschilddrüsen.

Magnesium für Nerven, Muskulatur, Herz

Magnesium ist von elementarer Bedeutung für die Funktion unserer Nerven und unserer Muskeln einschließlich Herzmuskel. Magnesiummangel wird häufig nicht erkannt, und nach meinen Erfahrungen und auch

Mein Tipp

Magnesium kommt in Vollkornprodukten, Nüssen, Kürbis- und Sonnenblumenkernen vor. Streuen Sie also Kerne über den Salat oder geben Sie welche in Ihr Müsli. Wenn bei Ihnen ein Magnesiummangel diagnostiziert wurde, empfiehlt es sich, immer eine kleine Dose mit Sonnenblumenkernen dabei zu haben, die Sie zwischendurch als Snack genießen können.

nach Erkenntnissen der medizinischen Wissenschaft ist es nicht ganz einfach, einen Magnesiummangel auszugleichen.

Für einen ausgeglichenen Magnesiumspiegel benötigen wir eine tägliche Zufuhr von 400 mg Magnesium. Eine Überversorgung brauchen wir nicht zu befürchten, wenn unsere Nieren gesund sind. Wenn Sie Magnesiumpräparate einnehmen, sollten Sie die Dosis auf mehrere kleine Portionen über den Tag verteilen, denn die Aufnahmekapazität des Darmes ist begrenzt. Auch kann so das Risiko von Nebenwirkungen, wie z. B. Durchfall, verringert werden.

Ohne Kalium kein Leben!

Kalium zählt zu den essenziellen Elementen für das Leben: Jede lebende Zelle braucht Kalium, ohne Kalium ist kein Leben möglich!

In folgenden Situationen besteht die Gefahr eines Kaliummangels: bei Einnahme bestimmter Blutdrucksenker, bei Verwendung von Abführmitteln, bei anhaltendem Durchfall oder Erbrechen, bei Essstörungen, wie z. B. Magersucht, oder bei Mangelernährung.

Ein Zuviel an Kalium, eine Hyperkaliämie, ist häufig keine. Hier kommt es auf die schonende und gekonnte Blutentnahme an! So kann z. B. langes Stauen, Herumstochern bei der Venenpunktion oder die Verwendung einer zu dünnen Nadel das Ergebnis verfälschen. Oder wenn bei einer umfangreichen Blutentnahme mehrere Röhrchen befüllt werden und aus der zuletzt entnommenen Probe Kalium bestimmt wird. – Schon bei der Materialgewinnung, vor der eigentlichen Analyse, kann eine Menge falsch gemacht werden.

Wenn daher bei Ihrer Laboruntersuchung ein erhöhter Kaliumwert im Serum herauskommt, lassen Sie diesen kontrollieren und schauen Sie der entnehmenden Person auf die Finger!

Besprechen Sie das Thema Hyperkaliämie bitte mit dem Arzt Ihres Vertrauens und lassen Sie sich ggf. auch von einem Herzspezialisten oder Nierenspezialisten untersuchen.

Phosphor: Bestandteil der DNS

Phosphor bzw. Phosphat ist in zahleichen Nahrungsmitteln pflanzlicher und tierischer Herkunft enthalten, z. B. in Nüssen, Hülsenfrüchten und Vollkornprodukten, aber auch

Mein Tipp

Die heutige Ernährung enthält oft eher wenig Kalium. Um einem Kaliummangel vorzubeugen oder ihn ggf. zu beheben, empfehle ich Aprikosen, frisch oder als Saft. Auch Bananen, Nüsse und Linsen sind gute Kaliumlieferanten.

in Kuhmilch und Kuhmilchprodukten wie Joghurt, Käse und Quark und natürlich in Fleisch und Wurstwaren.

Phosphat ist ein wichtiger Bestandteil von DNA und RNA, den Molekülen, die unsere genetischen Informationen speichern und übertragen. Außerdem spielt Phosphat eine entscheidende Rolle in energiereichen Verbindungen, die für viele Körperfunktionen notwendig sind, einschließlich der Produktion von Schilddrüsenhormonen. Ein Mangel an Phosphor ist nicht bekannt.

Schwefel: Bestandteil von Enzymen

Schwefel kommt in der Ernährung in erster Linie gebunden an schwefelhaltige Aminosäuren wie Methionin und Cystein vor. Diese sind in zahlreichen Lebensmitteln tierischer und pflanzlicher Herkunft enthalten, z. B. in Eiern, Nüssen, Hülsenfrüchten, Fleisch und verschiedenen Gemüsesorten. Ein Mangel an Schwefel ist nicht bekannt.

Mineralstoffe: Spurenelemente

Die Spurenelemente sind bereits in sehr kleinen Mengen wirksam und treten daher in unserem Körper nur in ganz geringen Konzentrationen auf. Zu ihnen zählen Eisen, Fluor, Zink, Selen und Jod. Sie unterstützen insbesondere verschiedene physiologische Funktionen im Körper, die zur Regulierung von Entzündungsprozessen beitragen können.

Eisen

Eisen kommt in roten Blutkörperchen vor und ist für den Transport sowie die Speicherung von Sauerstoff notwendig. Es spielt eine wichtige Rolle bei der zellulären Energiegewinnung, der Synthese von Botenstoffen und der Zellteilung. Zudem schützt Eisen die Zellen vor freien Radikalen und stärkt das Immunsystem. Die Speicherform von Eisen im menschlichen Körper ist Ferritin. Um einen möglichen Eisenmangel zu diagnostizieren, wird daher die Ferritinkonzentration im Blut (Seite 67) gemessen.

TPO, die thyreoidale Peroxidase, ist ein eisenhaltiges Enzym, das bei der Synthese der Schilddrüsenhormone die Schlüsselrolle spielt. Patienten mit einer Autoimmunerkrankung der Schilddrüse, wie Hashimoto, haben häufig einen Eisenmangel. Daher

Referenzwerte für die Tageszufuhr an Mineralstoffen

Mengenelemente	empfohlener Tagesbedarf für Erwachsene
Kalzium	1000 mg
Magnesium	400 mg
Kalium	4000 mg
Spurenelemente	**empfohlener Tagesbedarf für Erwachsene**
Eisen	10–15 mg
Fluor	3,5 mg
Zink	Männer 14 mg Frauen 8 mg Schwangere ab 4. Monat 11 mg Stillende 13 mg
Selen	60 µg
Jod	200 µg Stillende 250 µg

empfehle ich, bei Hashimoto nicht nur das kleine und große Blutbild zu bestimmen, sondern auch die Ferritinkonzentration zu messen.

Fluor

Fluor (Fluorid) ist wichtig für die Stabilität von Knochen und Zähnen. Es erhöht die Widerstandskraft der Zähne gegen Karies, weshalb es oft bereits Babys und Kleinkindern in Form von Fluortabletten verabreicht wird und auch in Zahnpasta enthalten ist. Zudem wird Fluor im Körper für Nägel, Haare und Haut benötigt.

Zink

Zink ist ein wichtiger Kofaktor für über 300 Enzyme und reguliert den Stoffwechsel von Kohlenhydraten, Fetten, Proteinen und Nukleinsäuren. Es spielt eine Rolle bei der Bildung von Neurotransmittern, Insulin, Spermien sowie beim Zellwachstum und Hormonstoffwechsel. Zudem unterstützt Zink die Immunabwehr, Wundheilung und Insulinspeicherung, wirkt als Antioxidans und ist am Vitamin-A-Stoffwechsel beteiligt.

Selen

Selen besitzt antioxidative Eigenschaften, schützt also die Zellen vor freien Radikalen und stärkt die körpereigene Abwehr. Es unterstützt die Produktion und Aktivierung von Schilddrüsenhormonen und macht Vitamin E noch wirksamer.

Jod

Von Jod war hier schon wiederholt die Rede. Es ist wichtig für die Funktion der Schilddrüse und Bestandteil der Hormone Thyroxin (T4) und Trijodthyronin (T3). Im Kapitel »Die Jodprophylaxe mit Jodsalz« (Seite 34) befasse ich mich ausführlich mit dem wichtigen Spurenelement.

Sekundäre Pflanzenstoffe

Kommen wir zu den sekundären Pflanzenstoffen. Diese bioaktiven Verbindungen werden von Pflanzen produziert und schützen sie vor Schädlingen, Krankheiten und Umwelteinflüssen. Sie zählen nicht zu den essenziellen Nährstoffen, haben aber Einfluss auf eine Vielzahl von Stoffwechselprozessen. Aufgrund ihrer entzündungshemmenden und antibakteriellen Eigenschaften werden ihnen gesundheitsfördernde Wirkungen zugeschrieben. Sie spielen daher in der antientzündlichen Ernährung eine wichtige Rolle.

Polyphenole

Eine übergeordnete Gruppe sind die Polyphenole – chemische Verbindungen, die in vielen pflanzlichen Lebensmitteln vorkommen. Sie sind bekannt für ihre antioxidativen Eigenschaften und spielen eine wichtige Rolle in der menschlichen Ernährung. Polyphenole können in verschiedene Klassen unterteilt werden, darunter Flavonoide, Phenolsäuren und Lignane.

Flavonoide

Flavonoide sind eine wichtige Untergruppe der Polyphenole. Diese Verbindungen sind in vielen Obst- und Gemüsesorten enthalten und haben antioxidative Eigenschaften. Beispiele sind Quercetin und Anthocyane. Studien deuten darauf hin, dass Anthocyane antioxidative Eigenschaften besitzen und entzündungshemmend wirken können. Sie könnten auch das Risiko von chronischen Krankheiten wie Herz-Kreislauf-Erkrankungen und bestimmten Krebsarten verringern.

Die antientzündliche Ernährung

Das Konzept der antientzündlichen Ernährung zielt darauf ab, dass in unserem Körper keine Entzündungen entstehen oder dass bereits bestehende chronische Entzündungen reduziert werden. Der Fachbegriff lautet antiinflammatorische Ernährung, von lat. »inflammatio« = Entzündung.

Befinden sich Entzündungsherde in unserem Körper, wird unser Immunsystem aktiv, ähnlich wie die Feuerwehr, die ausrückt, wenn irgendwo ein Feueralarm ausgelöst wurde. Tatsächlich gibt es in unserem Körper gewissermaßen einen Feuermelder, der uns anzeigt, ob irgendwo ein Brand schwelt.

CRP – der Feuermelder unseres Körpers

In der Labordiagnostik gibt es den Begriff Entzündungsparameter. Der wichtigste Entzündungsparameter ist das C-reaktive Protein, abgekürzt CRP. Es ist ein sogenanntes Akute-Phase-Protein, das bei Entzündungen und Gewebsschäden entsteht und ins Blut abgegeben wird. CRP ist hochempfindlich, aber wenig spezifisch. Und: Das Protein ist nicht nur im akuten Stadium eines entzündlichen Geschehens nachweisbar, sondern auch bei chronischen Prozessen.

Antientzündliche Nahrungsmittel

Wie eingangs gesagt, können wir Entzündungen im Körper mit der Ernährung positiv beeinflussen. Kennzeichen einer antientzündlichen Ernährung sind:

- Es sollen bevorzugt Nahrungsmittel pflanzlicher Herkunft verzehrt werden, also viel Gemüse, Obst, Hülsenfrüchte und Nüsse.
- Insbesondere Ballaststoffen und sekundären Pflanzenstoffen werden antientzündliche Eigenschaften zugeschrieben. Die Wirkstoffe, die dabei zum Zuge kommen, sind z. B. die Polyphenole, enthalten unter anderem in Olivenöl, und Flavonoide, Bestandteil zahlreicher Gemüse.
- Weiterhin ist auf einen hohen Anteil von Omega-3-Fettsäuren zu achten, gewährleistet durch Fische wie Kabeljau, Heilbutt und Lachs sowie durch Speiseöle wie Leinöl und Rapsöl.

Antientzündliche Nahrungsmittel tun auch der Schilddrüse gut. Hier ein paar konkrete Beispiele: Knoblauch, Ingwer, Kurkuma wirken entzündungshemmend und antioxidativ. Ebenso Kaffee, Fruchtsaft, Tee, grünes Blattgemüse, aber auch dunkelgelbes Gemüse wie Möhren.

Tees für Ihre Gesundheit

Auch mit Tees können Sie etwas für Ihre Gesundheit tun und Ihr Immunsystem unterstützen. Es gibt einige Teesorten, die einen signifikanten antioxidativen Effekt zeigen. Grünen Tee kann ich sehr empfehlen, auch den japanischen Macha-Tee sowie Moringa-Tee aus Südwestindien. Sie wirken antioxidativ und helfen bei der Blutzuckerregulation.

Entzündungsfördernde Nahrungsmittel

Wenn es die antiinflammatorische Ernährung gibt, dann gibt es logischerweise auch die proinflammatorische Ernährung. Sie haben die Wahl: Sie können bei jeder Mahlzeit entscheiden, ob Sie entzündungsfördernde oder entzündungshemmende Nahrungsmittel zu sich nehmen.

Zu den entzündungsfördernden Nahrungsmitteln gehören z. B. gesättigte Fettsäuren, Transfette, Einfachzucker, Weißmehlprodukte, Süßigkeiten, Kuchen und Gebäck, frittierte Speisen sowie zuckerhaltige Getränke.

Eine Arbeit aus Stuttgart-Hohenheim[75] führt aus, dass bei einer entzündungsfördernden Ernährung die Deiodinierung von T4 zu T3 herabgesetzt ist, es wird also aktives Schilddrüsenhormon in inaktives Hormon umgewandelt. Dies führt zu einem sogenannten T3-Niedrig-Syndrom. Wir haben dadurch weniger Energie, werden müde, schlapp, lustlos, der Alltag wird grau.

Antientzündliche Lebensmittel lassen sich ganz einfach in die Ernährung integrieren.

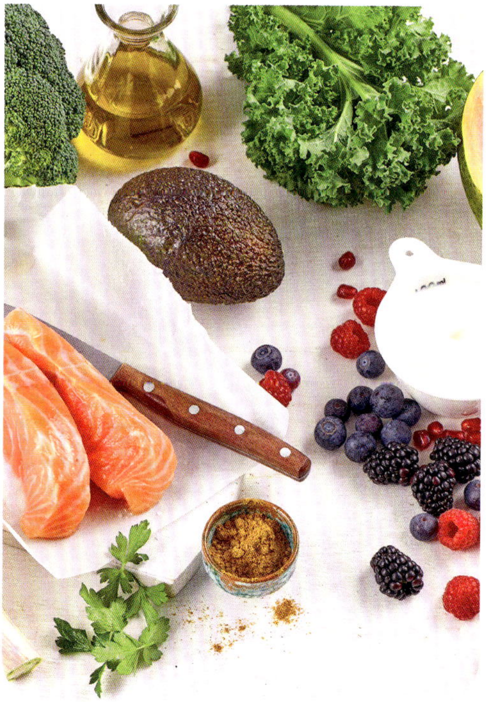

Achtung: zu viel Jod schadet!

Margaret P. Rayman von der University of Surrey, England, beschäftigt sich mit multiplen Ernährungsfaktoren und Schilddrüsenerkrankungen, besonders den autoimmunen Schilddrüsenerkrankungen.[76]

In der Pathogenese von Morbus Basedow und Hashimoto ist anerkannt, dass eine genetisch bedingte Empfänglichkeit, Umweltfaktoren einschließlich der Ernährung und Erkrankungen des Immunsystems zur Krankheitsentstehung beitragen. Eine chronisch überhöhte Zufuhr von Jod begünstigt die Entwicklung. Dies ist einem höheren Jodierungsgrad von Thyreoglobulin zuzuschreiben. Allerdings gilt Deutschland als Jodmangelgebiet, daher ist eine Überdosierung eher unwahrscheinlich. Mehr dazu im Kapitel »Die Jodprophylaxe mit Jodsalz« (Seite 34).

Antientzündliche Mikronährstoffe

Die folgenden Vitamine und Mineralstoffe haben eine antientzündliche Wirkung: die Vitamine A, B_6, C, D und E sowie Beta-Karotin, Magnesium, Zink, Selen und Jod. Sie finden sich in zahlreichen Gemüsearten, Früchten und Nüssen sowie in hochwertigen Pflanzenölen.

Tipps für eine schilddrüsengesunde Ernährung

- Durchforsten Sie Ihren Küchenschrank und entsorgen Sie stark zucker-, fett- und salzhaltige Fertigprodukte wie Kartoffelchips, Kekse, Waffeln und Ähnliches. Besorgen Sie sich einen Vorrat an Hülsenfrüchten wie Linsen, Kichererbsen oder verschiedene Bohnen. Meiden Sie Mais, er ist eine Kohlenhydratbombe.
- Reduzieren Sie tierisches Fett und Eiweiß und bevorzugen Sie fettarme Fleisch- und Wurstsorten (eher Kalbfleisch und Geflügel). Vielleicht möchten Sie ja (auch) auf eine vegetarische Ernährungsweise umstellen.
- Essen Sie täglich einen bunten Rohkostsalat aus möglichst vielen verschiedenen Gemüsesorten. Besonders wertvoll sind die dunkelvioletten Gemüsesorten wie Rotkohl oder rote Beete wegen des Gehaltes an Anthocyanen. Diese sekundären Pflanzenstoffe besitzen antioxidative, entzündungshemmende und krebsvorbeugende Eigenschaften.
- Essen Sie regelmäßig probiotische Lebensmittel wie Joghurt, Kefir, Sauerkraut und andere fermentierte Produkte, die lebende Mikroorganismen enthalten.
- Bevorzugen Sie, wo immer möglich, Vollkornprodukte und bringen Sie regelmäßig Hülsenfrüchte auf den Tisch. Die Ballaststoffe dienen als Nahrung für gesundheitsfördernde Bakterien und haben damit präbiotische Funktion.

Der Darm und die Schilddrüsengesundheit

Sie kennen nun die Nährstoffe, die für eine gesunde Ernährung unerlässlich sind. Im Folgenden schauen wir uns an, was der Darm damit zu tun hat, dass unsere Schilddrüse gesund bleibt.

Das Mikrobiom des Darms

Mikroorganismen besiedeln zahlreiche Organe und Strukturen unseres Körpers, z.B. die Mundhöhle, die Atemwege, die Haut, den Gastrointestinaltrakt. Sie bilden im menschlichen Körper ein komplexes Mikroökosystem. Am bedeutsamsten hiervon ist die Besiedelung des Darmes, früher als Darmflora bezeichnet, heute als intestinales Mikrobiom bzw. Darmmikrobiom.

Der Begriff Darmmikrobiom umfasst nicht nur die Mikroorganismen, die im Darm leben, sondern auch das gesamte genetische Material dieser Mikroben. Das Mikrobiom beschreibt also die Gemeinschaft der Mikroben sowie deren Gene und deren Wechselwirkungen mit dem Menschen.

90% des Mikrobioms im Darm wird von Bakterien gebildet, hinzu kommen Viren, Pilze, Parasiten und Archaea. Die Analyse des Genoms unserer Darmbewohner hat gezeigt, dass es im Darm von Erwachsenen Tausende verschiedener Bakterienpopulationen gibt, die hundertmal mehr Gene verkörpern als das menschliche Genom. Das intestinale Mikrobiom und dessen Stoffwechselprodukte sind äußerst differenziert und üben verschiedene regulatorische Funktionen aus.

Aufgaben des Darmmikrobioms

Das Mikrobiom im Darm besteht aus vielen unterschiedlichen Mikroben, die wichtige Aufgaben für unseren Körper übernehmen. Sie helfen z. B. dabei, die Nahrung zu verarbeiten, Medikamente abzubauen und die Schleimhaut im Darm gesund zu halten. Außerdem spielen sie eine Rolle bei der Regulierung unseres Immunsystems und schützen uns vor Krankheitserregern.

Die Zusammensetzung und Anzahl dieser Mikroben kann sich ständig ändern und wird sowohl von unseren Genen als auch von äußeren Faktoren wie Ernährung oder Lebensstil beeinflusst. Ein ausgewogenes Darmmikrobiom trägt zur allgemeinen Gesundheit bei, während ein Ungleichgewicht zu Problemen im Körper führen und Krankheiten verursachen kann.

Darmmikrobiom und Schilddrüse

Das intestinale Mikrobiom und seine Stoffwechselprodukte können direkt oder indirekt die Schilddrüse beeinflussen durch folgende Faktoren:

- durch die Aufnahme von Mikronährstoffen
- durch Konversion und Speicherung von Schilddrüsenhormonen und ihren jodhaltigen Stoffwechselprodukten
- über die Immunregulation

Archaea

Die Archaea – auch Archaeen oder Urbakterien – sind einzellige Mikroorganismen und ebenfalls Bestandteil unseres Darmmikrobioms. Sie spielen eine wichtige Rolle bei der Verdauung und beim Stoffwechsel.

Die aktuelle Forschung über das Darmmikrobiom und die Schilddrüse zeigt nur die Spitze des Eisbergs. Es sind noch belastbarere klinische Daten und grundlegende Experimente erforderlich, um die wechselseitigen Beziehungen zwischen Schilddrüse und intestinalem Mikrobiom deutlicher aufzuzeigen.

Dabei ist der Begriff der Schilddrüsen-Darm-Achse entstanden. Sie bezieht sich auf die Wechselwirkungen zwischen der Schilddrüse und dem Mikrobiom im Darm sowie deren Einfluss auf die Gesundheit. Dieser Forschungszweig ist ziemlich neu und entwickelt sich rasant. Es gibt ständig neue Einsichten über die Pathogenese der Schilddrüsenerkrankungen.

Eine Doktorarbeit wird zum Bestseller

»Darm mit Charme« – Sie kennen den Titel sicher, haben das Buch vielleicht sogar gelesen. Entstanden aus einer Doktorarbeit, wurde das Buch in zahlreiche Sprachen übersetzt und hat eine Auflage von mehreren Millionen Exemplaren erreicht. Die Autorin Giulia Enders, eine junge Mannheimer Medizinerin, hat das Thema »Darm« locker, allgemeinverständlich und dennoch wissenschaftlich exakt abgehandelt.

Auch in der Wissenschaft ist das Thema Darm und Darmmikrobiom populär geworden. Im Juli 2024 lag die Zahl der Publikationen zum intestinalen Mikrobiom in der medizinischen Datenbank Pubmed bei über 82 000. 2006 waren es gerade einmal 99. Also ein explosionsartiger Anstieg. Sie werden bald verstehen, wodurch diese rege Aktivität ausgelöst wurde.

Kommen wir nun zu einigen grundlegenden Begriffen, die im Zusammenhang mit dem

Humanes und mikrobielles Ökosystem

Das Zusammenspiel zwischen humanem und mikrobiellem Ökosystem ist einer der faszinierendsten Forschungsgegenstände geworden. Dabei geht es um die komplexen Wechselwirkungen zwischen dem menschlichen Körper und den Mikroben, die in und auf ihm leben. Es wird eine Beeinflussung folgender Krankheiten diskutiert: neuroendokrine Tumoren im Gastrointestinaltrakt, entzündliche Darmerkrankungen und Kolonkarzinome, ferner neurologische bzw. psychiatrische Erkrankungen wie z. B. Alzheimer, multiple Sklerose und Parkinson, respiratorische Erkrankungen wie Bronchialasthma und infektiöse Lungenerkrankungen, kardiovaskuläre Erkrankungen wie z. B. Atherosklerose, metabolische Erkrankungen wie Adipositas und Diabetes mellitus Typ II, Immunerkrankungen wie rheumatoide Arthritis und Morbus Bechterew.

Darmmikrobiom von Bedeutung sind: Das sind die Präbiotika, Probiotika, Postbiotika und Symbiotika.

Präbiotika: Futter für die Darmbakterien

Präbiotika sind unverdauliche Nahrungsbestandteile, die das Wachstum und die Aktivität von nützlichen Bakterien im Darm fördern. Sie dienen als Nahrung für diese Mikroben und fördern dadurch deren Vermehrung. Auf diese Weise schützen sie uns unter anderem vor Krankheitserregern und verstärken so unsere Immunabwehr. Außerdem sorgen sie für ein besseres Darmmilieu und hemmen das Wachstum ungünstiger Bakterien. Kurz: Sie tragen dazu bei, ein gesundes Mikrobiom aufrechtzuerhalten.

Bei den Präbiotika handelt es sich um bestimmte Ballaststoffe wie Inulin, das aus vielen Fruchtzuckermolekülen besteht, und Oligofruktose, die aus wenigen Fruchtzuckermolekülen zusammengesetzt ist. Sie sind vor allem in Gemüse wie Chicorée, Topinambur, Spargel, Lauch und Zwiebeln enthalten. Aber auch in Haferflocken, Weizenkleie und Kürbiskernen.

Probiotika: für eine gute Verdauung

Probiotika sind lebende Mikroorganismen. Diese »guten« Bakterien kommen in fermentierten Lebensmitteln wie Sauerkraut, Kefir, Ayran, Joghurt und Kimchi (fermentiertes Gemüse; aus Korea) vor. Die nützlichen Keime gelangen zumindest teilweise lebend in den Darm. Dort können sie das Immunsystem stärken, indem sie durch ein saures Milieu schädliche Bakterien eindämmen. Sie helfen, das Gleichgewicht der Darmflora zu fördern und die Verdauung zu verbessern. Allerdings siedeln sie sich nicht dauerhaft an.

Heutzutage ist es üblich, Milchprodukte durch Erhitzen keimfrei zu machen (Pasteurisierung). Wenn nach einer Antibiotikabehandlung das natürliche Darmmikrobiom beeinträchtigt ist, können Sie zu Produkten aus der Apotheke greifen, die lebende Bakterien enthalten und somit helfen, das Gleichgewicht im Darm wiederherzustellen.

Alles andere als Ballast

Ballaststoffe sind unverdauliche Bestandteile pflanzlicher Lebensmittel. Sie kommen in verschiedenen Formen vor:

- Lösliche Ballaststoffe sind Futter für die Darmbakterien (Probiotika, Seite 155) und sorgen für ein gesundes Darmmikrobiom. Sie lösen sich in Wasser auf und bilden eine gelartige Substanz. Sie können helfen, den Cholesterinspiegel zu senken und den Blutzuckerspiegel zu regulieren.
- Unlösliche Ballaststoffe quellen im Magen auf, dafür brauchen sie ausreichend Flüssigkeit. Sie erhöhen das Stuhlvolumen, unterstützen die Darmbewegungen und fördern die Verdauung.

Symbiotika: Kombination aus Prä- und Probiotika

Bei den Symbiotika handelt es sich um eine Kombination aus Prä- und Probiotika, also Ballaststoffe in Verbindung mit Bakterienkulturen. Die Idee dahinter ist, die positiven Effekte beider Komponenten zusammenzuführen, um die Gesundheit des Mikrobioms zu unterstützen. Laut meinen Recherchen sind die Erfahrungen mit den Symbiotika noch zu gering, als dass ein eindeutiges Urteil über die Wirksamkeit gefällt werden kann.

Postbiotika: gut für das Immunsystem

Eine relativ neue Entwicklung sind Postbiotika. Das sind Stoffwechselprodukte, die während der Fermentation von Präbiotika durch Bakterien oder Hefen im Darm erzeugt und freigesetzt wurden. Sie sollen helfen bei Verstopfung und dazu beitragen, dass unser Darm besser funktioniert. Postbiotika sollen auch ganz allgemein das Immunsystem stärken und z.B. dabei helfen, Erkältungen schneller abklingen zu lassen.

Forschungen zur Schilddrüsen-Darm-Achse

Ein gesundes intestinales Mikrobiom hat nicht nur wohltuende Effekte auf die Aktivität des Immunsystems, sondern auch auf die Funktion der Schilddrüse. Damit hat sich die Forschung ausführlich beschäftigt.

Wie das Darmmikrobiom die Schilddrüsenfunktion beeinflusst

Eine österreichische Studie[77] befasst sich mit der Schilddrüsen-Darm-Achse, das heißt mit der Frage, wie die Mikrobiota die Schilddrüsenfunktion beeinflussen. Einige zentrale Ergebnisse führe ich im Folgenden auf.

Krankheiten der Schilddrüse und Darmerkrankungen treten manchmal zusammen auf. Hashimoto und Basedow sind die häufigsten Autoimmunerkrankungen der Schilddrüse und gehen oft mit einer Zöliakie oder einer nicht zöliakiebedingten Weizenüberempfindlichkeit einher. Ein Grund dafür könnte sein, dass die Schutzschicht im Darm beschädigt ist. Wenn diese Barriere nicht richtig funktioniert, können Stoffe aus dem Darm leichter in den Körper gelangen. Dies kann das Immunsystem aktivieren und dazu führen, dass es auch andere Körpergewebe angreift.

Eine Dysbiose, eine bakterielle Fehlbesiedelung des Darmes, wurde nicht nur bei Autoimmunerkrankungen der Schilddrüse gefunden, sondern auch beim Schilddrüsenkarzinom, bei dem eine vermehrte Anzahl von karzinogenen und inflammatorisch wirkenden Bakterienstämmen nachgewiesen wurde.

Zusätzlich beeinflusst die Zusammensetzung der Bakterien im Darm, wie gut die Schilddrüse wichtige Nährstoffe aufnehmen kann. Jod, Eisen und Kupfer sind notwendig, damit die Schilddrüse Hormone herstellen kann. Selen und Zink helfen dabei, das Hormon T4 in das aktivere Hormon T3 umzuwandeln. Vitamin D wirkt dabei mit, die Immunantwort zu regulieren. Bei Autoimmunerkrankungen der Schilddrüse sind diese Mikronährstoffe oft nicht ausreichend vorhanden, was zu einer Dysfunktion der Schilddrüse führen kann.

Nach chirurgischen Eingriffen bei Adipositas, wie der Anlage eines Schlauchmagens, kann es zu Veränderungen in der Nährstoffaufnahme kommen, was sich negativ auf die Schilddrüsenfunktion auswirken kann. So können einige Nährstoffe, die für die Schilddrüsenfunktion wichtig sind, wie Jod, Selen und Zink, nach einer solchen Operation schlechter resorbiert werden. Dies kann zu einem Ungleichgewicht in der Produktion von Schilddrüsenhormonen führen, was sich wiederum in veränderten TSH- und T3-Werten äußern kann. Die Supplementation von Probiotika kann helfen, diese negativen Effekte abzumildern und die Schilddrüsenfunktion zu unterstützen.

Wenn die Darmbarriere schwächelt

Wie bereits beschrieben, beeinflusst das Darmmikrobiom die Gesundheit der Darmschleimhaut, hilft bei der Verdauung von Nahrungsmitteln und spielt eine entscheidende Rolle für unser Immunsystem. Neuere Forschungen[78] zeigen, dass Veränderungen im Mikrobiom mit der Entstehung und dem Verlauf verschiedener Autoimmunerkrankungen in Verbindung stehen können, sowohl im Darm als auch an anderen Stellen im Körper.

Bei den Autoimmunerkrankungen der Schilddrüse führen die Kombination aus genetischen und äußeren Einflüssen dazu, dass das Immunsystem den eigenen Körper nicht mehr richtig erkennt. Fälschlich wird körpereigenes Gewebe, im Fall von Hashimoto Schilddrüsengewebe, als körperfremd betrachtet, und es kommen Autoimmunreaktionen zustande, welche eine Vergrößerung der Schilddrüse, eine Bindegewebsvermehrung der Schilddrüse und letztlich durch Produktion blockierender Antikörper eine Schilddrüsenunterfunktion bewirken. In sehr seltenen Fällen kommt es durch autoimmunologische Prozesse dazu, dass sich das Schilddrüsengewebe weitgehend oder sogar vollständig auflöst. In der

Defizite bei Hashimoto

Bei Hashimoto gibt es häufig einen Mangel an Selen, Kalium, Kupfer, Magnesium, Zink, Eisen sowie den Vitaminen A, C, D und den B-Vitaminen – also an wichtigen antientzündlichen Mikronährstoffen. Um dem entgegenzuwirken, ist eine ballaststoffreiche Ernährung mit ausreichend Eiweiß und ungesättigten Fettsäuren relevant. Darüber hinaus ist es manchmal sinnvoll, auf Laktose zu verzichten, in anderen Fällen sollte Gluten vermieden werden.

Wissenschaft noch nicht ganz geklärt ist die spannende Frage, ob dies ein eigenständiges Krankheitsbild ist (»Morbus ORD«) oder einfach eine besondere Verlaufsform einer chronischen Schilddrüsenentzündung.

Eine kontinuierliche, straff organisierte Interaktion zwischen angeborener und erworbener Immunität und dem Darmmikrobiom sorgt für das Aufrechterhalten des Gleichgewichts. Auf der einen Seite hat das Darmmikrobiom Einfluss darauf, wie sich unser Immunsystem entwickelt. Auf der anderen Seite unterstützt das Immunsystem das Mikrobiom, indem es die Darmschleimhaut, die intestinale Barriere, schützt.

Genauer gesagt, können die Stoffwechselprodukte des Mikrobioms den Informationsaustausch zwischen den Zellen der Darmschleimhaut und dem Immunsystem unterstützen. Gleichzeitig sorgen spezielle Zellen in der Schleimhaut dafür, dass diese Barriere stark bleibt und nicht durchlässig wird. Dadurch wird verhindert, dass schädliche Substanzen und Bakterien ins Blut gelangen.

Diese Barriere kann geschwächt werden, wenn sich unsere Ernährung ändert, wenn Sie Medikamente einnehmen oder wenn wir krank werden. Es entsteht eine Dysbiose, ein »leaky gut«, was bedeutet, dass der Darm durchlässig wird. Dann können Toxine, Antigene und weitere schädliche Stoffe in den Blutkreislauf eindringen, was dazu führt, dass der Körper Stoffe entwickelt, die körpereigenes Gewebe schädigen.

Man kann sich den Darm als eine Art Trainingslager vorstellen: Mikroben, die uns wohlgesonnen sind, bringen Zellen des körpereigenen Immunsystems bei, wie man schädliche Eindringlinge von außen erkennt und wie man sie abwehrt. Gleichzeitig sorgt dieses Training dafür, dass das Immunsystem lernt, freundlich mit den nützlichen Mikroben umzugehen.

Basedow und intestinales Mikrobiom

Eine chinesische Studie[79] untersuchte die Zusammenhänge zwischen Basedow und Darmmikrobiom. An Basedow erkranken jährlich von 100 000 Einwohnern 20 bis 50 Personen, die meisten im Alter zwischen 30 und 50 Jahren. Zwei Gene vermitteln die Anfälligkeit, einen Basedow zu bekommen, und zwar ein Gen gegen Thyreoglobulin und eines gegen den TSH-Rezeptor.

Spannend ist auch der wechselseitige Einfluss zwischen Thyreostatika und dem intestinalen Mikrobiom. Es ist nicht auszuschließen, dass Carbimazol und ähnliche Medikamente nicht so gut wirken, wenn die Darmflora in Mitleidenschaft gezogen ist.

Mikrobiom-Zusammensetzung bei Basedow und Hashimoto

In einigen Studien konnte gezeigt werden, dass die Zusammensetzung der intestinalen Mikroflora bei Autoimmunerkrankungen der Schilddrüse verändert ist. Bei Hashimoto war die Vielfalt der Mikroflora reichhaltiger, während sie bei Basedow verringert war.

Das Mikrobiom des Darmes formt die Schilddrüse durch folgende Mechanismen: Eine Dysbiose führt zu einer beschädigten intestinalen Barriere und zu vermehrter Durchlässigkeit der Darmschleimhaut. Dadurch können Antigene in den Kreislauf übertreten und das Immunsystem aktivieren. Zweitens können die zirkulierenden

Antikörper mit dem bakteriellen Antigen reagieren und Entzündungsprozesse in der Schilddrüse anstoßen.

Eines der dominierenden Bakterien des menschlichen intestinalen Mikrobioms ist Firmicutes. Firmicutes war bei Hashimoto-Patienten vermindert. Ein weiteres Bakterium, Bacteroides, ist an der Entstehung von entzündlichen Darmerkrankungen beteiligt. Bacteroides war bei Hashimoto und Basedow vermehrt. Bei Hashimoto ist die Diversität der mikrobiellen Darmspezies vermehrt, was auf vermehrtes Bakterienwachstum hindeutet.

Resümee

Die Forschung zum Darmmikrobiom und seinen vielfältigen Einflüssen auf unsere Gesundheit stellt meines Erachtens eine der größten Errungenschaften in den biologischen Wissenschaften dar. Daraus ergeben sich zahlreiche wertvolle und ganz praktische Erkenntnisse, die es uns ermöglichen, unsere Ernährung entsprechend umzustellen. Dies wirkt sich positiv auf unser Wohlbefinden und unsere Gesundheit aus.

Gesunder Darm – gesunde Schilddrüse – gesunder Mensch

Das Darmmikrobiom kann uns insgesamt und auch in unserer Schilddrüsengesundheit in vielfältiger Weise unterstützen. Unabhängig davon ist eine optimale Jodversorgung, angepasst an unsere Lebenssituation und unseren Jodstatus wichtig.

Lebensstil und Schilddrüsengesundheit

Lebensstil und Gesundheit – ein riesiger Themenkomplex. Klar ist: Unsere Lebensweise und alltäglichen Routinen haben großen Einfluss auf unser körperliches und seelisches Wohlbefinden.

Der Begriff »Lebensstil« bezeichnet die charakteristischen Verhaltensweisen und Gewohnheiten, aber auch Einstellungen und Werte einer Person. Dabei umfasst er verschiedene Aspekte des Lebens, darunter Ernährung, Bewegung, Freizeitaktivitäten, soziale Interaktionen und Konsumverhalten. Also auch Faktoren wie Zigarettenrauchen und der Konsum von Alkohol oder Drogen.

Gesunder Lebensstil: Unterstützung für die Schilddrüse

Doch was hat der Lebensstil mit der Gesundheit der Schilddrüse zu tun? Betrachten wir die verschiedenen Lebensstilfaktoren unter diesem Gesichtspunkt.

Ernährung: Eine ausgewogene Ernährung ist entscheidend für die Schilddrüsengesundheit, dazu gehört die ausreichende Versorgung mit den notwendigen Nährstoffen. Diese habe ich im Kapitel »Optimale Ernährung (Seite 136) für die Schilddrüse« ausführlich beschrieben.

Körpergewicht: Ein gesundes Körpergewicht unterstützt die allgemeine Hormonbalance. Übergewicht und Adipositas können hingegen das Risiko für Schilddrüsenerkrankungen erhöhen. Untergewicht kann ebenfalls negative Auswirkungen haben.

Bewegung: Regelmäßige körperliche Aktivität fördert den Stoffwechsel und kann helfen, das Risiko von Schilddrüsenerkrankungen zu verringern.

Stress: Chronischer Stress kann das Hormonsystem beeinträchtigen und zu einer Dysbalance der Schilddrüse führen.

Rauchen und Alkohol: Rauchen kann das Risiko für autoimmune Schilddrüsenerkrankungen erhöhen, während übermäßiger Alkoholkonsum die Schilddrüsenfunktion beeinträchtigen kann.

Schlaf: Ausreichender und qualitativ hochwertiger Schlaf ist wichtig für die hormonelle Balance im Körper, einschließlich der Schilddrüse.

Umweltfaktoren: Exposition gegenüber bestimmten Chemikalien und Umweltgiften kann ebenfalls die Schilddrüsengesundheit beeinträchtigen.

Ernährung

Im vorigen Kapitel habe ich die Nährstoffe behandelt, die für unseren Körper unerlässlich sind. Jetzt stelle ich Ihnen hier zwei Ernährungskonzepte vor, die beide darauf abzielen, eine ausgewogene Ernährung sicherzustellen und dem Körper alle benötigten Nährstoffe zu liefern.

Präzisionsernährung

Ein neuer Ansatz für Ernährungsempfehlungen ist die sogenannte Präzisionsernährung. Sie ist entstanden aus dem Human Genome Project bzw. wurde durch dieses inspiriert. Es hat sich gezeigt, dass bei einem der bedeutsamsten Gesundheitsprobleme unserer Zeit, dem Metabolischen Syndrom, auch genetische Faktoren eine Rolle spielen.

Die Empfehlungen in der Präzisionsernährung beziehen genetische Faktoren, epigenetische Faktoren, nutrigenetische Faktoren und das Mikrobiom mit ein. Anzustreben ist eine maßgeschneiderte Ernährungsberatung, eingebettet in ein Gesamtkonzept, in das gesundheitsfördernde Maßnahmen mit einbezogen werden.

Das Ziel ist eine Ernährungsweise, die Krankheiten vorbeugt und lindert und dabei hilft, ein gesundes Körpergewicht zu erreichen. Und das auf Dauer.

Allerdings ist das Konzept der Präzisionsernährung noch nicht auf breiter Front umgesetzt. Im Moment sind wir noch darauf angewiesen, aus dem vorliegenden Fundus an Erkenntnissen allgemeine Empfehlungen abzuleiten.

Die mediterrane Kost

In allen Studien hat sich gezeigt, dass die mediterrane Kost – und ich meine damit nicht Pizza – gesünder ist als die traditionelle westliche Ernährungsweise, die unter anderem reich an fettem Fleisch, zuckerhaltigen Getränken, salzigen Snacks und stark verarbeiteten Lebensmitteln ist.

Nutrigenetische Faktoren

Bei nutrigenetischen Faktoren handelt es sich um individuelle Unterschiede in der genetischen Ausstattung der Individuen, welche die Aufnahme und den Stoffwechsel beeinflussen.
So gibt es Gene, die die Aufnahme von Fett, den Stoffwechsel von Folsäure und Vitamin B_{12}, den Koffeinstoffwechsel und die Verarbeitung von Milchzucker regulieren. Dies kann sich durchaus auch auf den Schilddrüsenstoffwechsel und auf die Wirksamkeit von Medikamenten, die bei Schilddrüsenerkrankungen eingesetzt werden, auswirken. Es wird spannend sein zu verfolgen, welche praxisrelevanten Ergebnisse die Forschung hierzu in den nächsten Jahren liefern wird.

Die gesunde Kost aus dem Mittelmeerraum enthält hingegen folgende Nahrungsmittel: Gemüse, Rohkost, Obst, Körner und Samen, wie Sonnenblumenkerne, Kürbiskerne, Leinsamen, Olivenöl, Haferflocken, Weizenkeime, Chia, Nüsse, Wildlachs und Garnelen (insbesondere Krill) und Hülsenfrüchte.

Bei den Gemüsen möchte ich hervorheben: Auberginen, Zucchini, Tomaten, Oliven, Paprika, Artischocken. Mais ist eher ungünstig und kann sogar zu einem Mangel an dem lebenswichtigen Niacin führen, davon abgesehen ist Mais eine Kohlenhydratbombe. Günstig hingegen sind Hülsenfrüchte, insbesondere verschiedene Bohnen wie Saubohnen, Kidneybohnen etc., aber auch Linsen, Kichererbsen und dergleichen. Die Hülsenfrüchte sind eine wertvolle Quelle für pflanzliches Eiweiß.

Sprossen

Auch Sprossen sind eine wertvolle Bereicherung und Ergänzung des Speisezettels, da sie eine optimale Kombination aus Vitaminen, Mineralstoffen, Spurenelementen und Eiweißen enthalten.

Gewürze

Nicht zu unterschätzen sind Gewürze wie Kurkuma, Ingwer, Chilipfeffer. Diese wirken antioxidativ und antientzündlich und enthalten darüber hinaus weitere gesundheitsfördernde Pflanzenstoffe.

Mein Tipp

Kaufen Sie bitte keine fertigen Müslimischungen. Es ist nicht viel Aufwand, sich das Müsli aus verschiedenen Flocken, Nüssen etc. selbst zu mischen. Das Problem bei den fertigen Mischungen ist unter anderem der Zuckergehalt. Außerdem wissen Sie nicht, was der Hersteller alles hineingibt.

Die richtigen Fette

In der mediterranen Ernährung ist Olivenöl das Fett der Wahl. Es wird zum Kochen, als Dressing oder zum Dippen verwendet. Es enthält einfach ungesättigte Fettsäuren, die gut für das Herz sind. Doch es gibt noch weitere Fette, die in Bezug auf die Gesundheit mit Olivenöl durchaus mithalten können.

Achten Sie bei der Auswahl der Fette darauf, dass sie mehrfach ungesättigte Fettsäuren enthalten. Was das ist, habe ich im Kapitel über die wichtigen Nährstoffe in unserer Ernährung (Seite 141) beschrieben.

Prinzipiell sollten Fette möglichst in flüssiger Form, z. B. als Speiseöle, verwendet werden. Pflanzliche Fette sind zu bevorzugen, während tierische Fette nur in Maßen eingesetzt oder idealerweise ganz vermieden werden sollten.

Einen hohen Anteil an mehrfach ungesättigten Fettsäuren weisen insbesondere Leinöl, Färberdistelöl und Omega-3-Becel auf. Letzteres ist auch sehr gut zum Backen und Braten geeignet.

Bewegung

Es ist klar, dass ein gesundes Maß an Bewegung, an körperlicher Aktivität zum Gesamtkonzept einer gesunden Lebensweise dazugehört. Dreimal pro Woche je eine halbe Stunde körperliche Aktivität wäre schon ein gutes Pensum, um fit zu bleiben und Herz-Kreislauf-Erkrankungen vorzubeugen.

Fahren Sie mit dem Fahrrad zur Arbeit und legen Sie auch andere Weg mit dem Rad oder zu Fuß zurück. Lassen Sie so oft wie möglich das Auto stehen. Vielleicht haben Sie noch irgendwo ein Fahrradergometer stehen? Auch dies ist eine gute Möglichkeit, regelmäßig und wetterunabhängig zu trainieren.

Oder wie wäre es mit Nordic Walking? Die Stöcke gibt es auch zusammenklappbar, was ihren Transport erheblich erleichtert. Das Laufen mit Stöcken an der frischen Luft fordert die gesamte Muskulatur, schont die Gelenke, steigert die Ausdauer und fördert die Fettverbrennung. Laufen Sie allein, mit einer Freundin oder in einer Gruppe. An vielen Orten gibt es Treffs, und zahlreiche Volkshochschulen bieten Kurse an, um diesen gesunden Freizeitsport zu erlernen.

Ich selbst habe nur die besten Erfahrungen mit dieser sportlichen Betätigung gemacht. Als ich vor der Notwendigkeit stand, abzunehmen – meine Laborwerte hatten sich erheblich verschlechtert –, habe ich eine Zeitlang regelmäßig in meiner Mittagspause die Stöcke genommen und bin damit durch die Stadt gelaufen. Ich habe es geschafft, dadurch 13 kg abzunehmen, und meine Laborwerte sind seither konstant im optimalen Bereich.

Trainieren Sie im aeroben Bereich

Egal, für welche Art von Ausdauersport Sie sich entscheiden: Bleiben Sie bitte im aeroben Bereich. Das heißt: Trainieren Sie so, dass Ihr Körper nicht »sauer« wird, was sich z. B. in Muskelkater äußert. Bei sehr intensivem Training produziert der Körper Milchsäure, die sich in den Muskeln ablagert, was das typische brennende Gefühl verursacht.

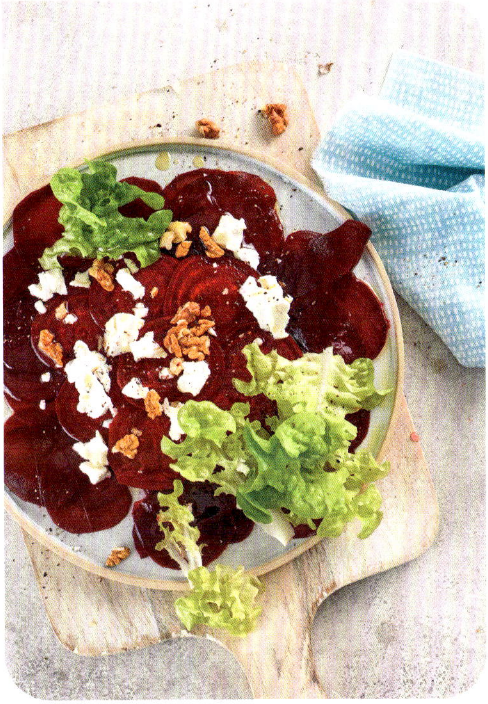

Die mediterrane Küche ist sehr vielfältig.

Der große Vorteil, wenn wir im aeroben Bereich trainieren: Dabei wird der Energiebedarf während des Trainings zum größten Teil durch Fettabbau gedeckt.

Wie merken Sie nun, ob Sie beim Joggen oder Fahrradfahren noch im aeroben Bereich liegen? Achten Sie auf Ihren Puls. Eine Faustregel lautet: Der Puls sollte während des Trainings nicht auf über 140 Schläge pro Minute ansteigen! Am einfachsten kontrollieren Sie ihn mit einer Pulsuhr, die Sie am Handgelenk tragen.

Krafttraining

Sie möchten etwas für Ihre Muskeln tun? Für Krafttraining müssen Sie nicht ins Fitnessstudio gehen: Es gibt zahlreiche Übungen für zu Hause, bei denen Sie nur Ihr eigenes Körpergewicht einsetzen, wie Kniebeugen oder Liegestütze. Ein ganz einfaches Hilfsmittel ist ein Gymnastikband, das es in verschiedenen Stärken gibt und mit dem Sie zahlreiche Übungen machen können, die Ihre Körperkraft steigern.

Beim Krafttraining werden die Muskeln gezielt gefordert, hier gelangen Sie auch in den anaeroben Bereich. Kein Problem: Hier sind die Trainingseinheiten kürzer und es geht darum, die Muskeln zu stärken. Dafür müssen sie gefordert werden.

Körpergewicht

Kommen wir zum Körpergewicht. Wie oben aufgeführt, ist es das Ziel, ein gesundes Körpergewicht zu erreichen. Denn sowohl Übergewicht und Adipositas als auch Untergewicht können sich negativ auf die Schilddrüsenbalance auswirken.

Problem Übergewicht

Übergewicht und auch Adipositas ist in den westlichen Industrienationen ein riesiges Problem geworden. Dabei besteht ein hohes Risiko für viele Folgeerkrankungen, wie Fettstoffwechselstörungen, Bluthochdruck, Insulinresistenz bis hin zum Typ-2-Diabetes und Herz-Kreislauf-Erkrankungen.

Das Problem: Meist entwickelt sich das Übergewicht über einen längeren Zeitraum

Es gibt unendlich viele Möglichkeiten, sich sportlich zu betätigen.

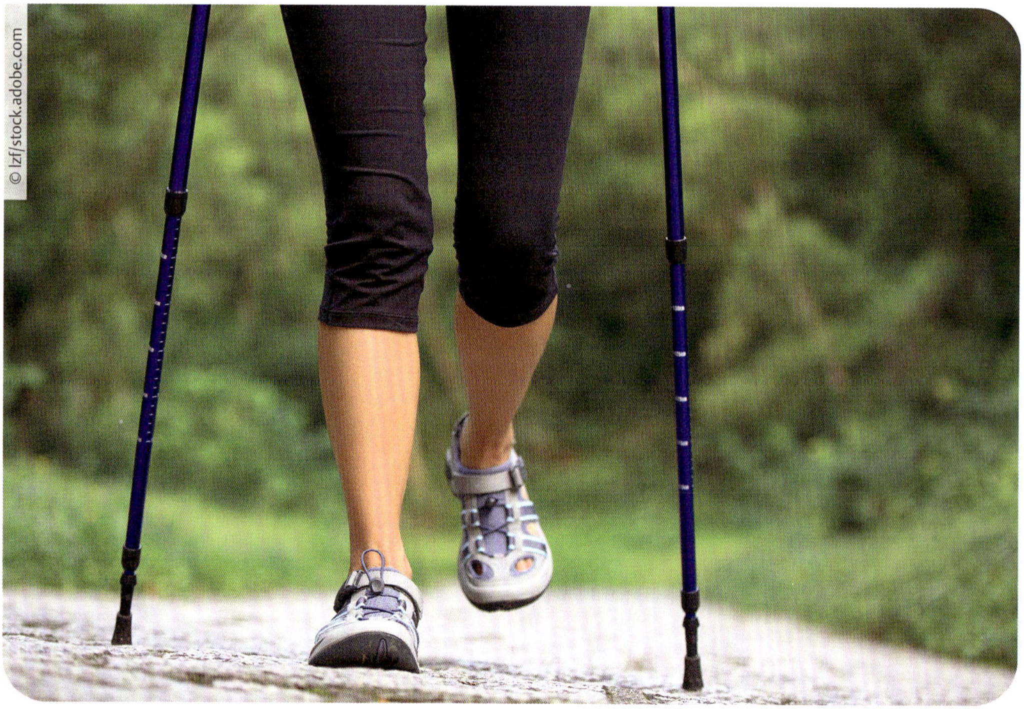

hinweg und oft braucht es einen Anlass – wie bei mir die schlechten Blutwerte –, um sich bewusst zu werden, dass es höchste Zeit ist, etwas dagegen zu tun. Sprich: abzunehmen und zu einem gesunden Gewicht zu kommen.

Grundregeln beim Abnehmen

Wenn Sie die Entscheidung getroffen haben, aktiv an Ihrem Gewicht zu arbeiten, ist es wichtig, einen realistischen Plan zu erstellen, der sowohl gesunde Ernährung als auch regelmäßige Bewegung umfasst. Setzen Sie sich erreichbare Ziele und suchen Sie Unterstützung, sei es durch Freunde, Familie oder Fachleute. Denken Sie daran, dass Veränderungen Zeit brauchen.

Eine Grundregel beim Abnehmen lautet: Essen Sie sich satt. Und zwar mit nährstoffreichen und nicht zu kalorienhaltigen Lebensmitteln. Wenn Sie unter einer Schilddrüsenerkrankung leiden, kommt noch eine zweite Regel dazu: Achten Sie darauf, dass die Nahrungsmittel alle notwendigen Mikronährstoffe enthalten, wie Jod, Selen, Zink und Eisen, die wichtig sind für die Schilddrüsenfunktion.

Mit Genuss zu einem gesunden Körpergewicht

Wie sieht eine solche Ernährung aus, die sättigt, überflüssige Pfunde schmelzen lässt und auch noch Ihre Schilddrüse erfreut? Erst einmal bunt: ein bunter Salat, in dem möglichst alle Farben des Spektrums von Weiß über Gelb, Orange, Grün, Rot, Blau bis hin zum Violett vertreten sind, garniert mit frischen Kräutern, eventuell noch bestreut mit Sonnenblumenkernen, dazu ein Dressing aus Essig und Öl. All dies genießen Sie ganz in Ruhe.

Dieser Salat versorgt uns mit nahezu allen Vitaminen, Mineralien und Spurenelementen, die unser System benötigt. Er macht satt, hält uns frisch und ist auch für das Auge ein Genuss.

Ernährung, die Nahrungsaufnahme, kann zu einem Ereignis, zu einem bewussten Erlebnis gestaltet werden. Auch das ist ein Aspekt des Lebensstils. Wenn Sie beim Besuch im Restaurant bedient werden, ist das ein besonderer Genuss. Aber auch zu Hause sollten Sie nicht im Stehen am Küchentresen essen mit der Zeitung vor der Nase. Decken Sie liebevoll den Tisch, falten Sie Servietten, zünden Sie vielleicht auch eine Kerze an. Dann setzen Sie sich an den Tisch und genießen in aller Ruhe Ihre Mahlzeit. Ob Sie allein essen, mit der Familie oder in einer ausgelassenen Runde mit Freunden.

Der Setpoint

Wenn ich hier davon rede, dass Sie ein gesundes Körpergewicht anstreben sollten, meine ich damit nicht, Sie sollen sich Modelmaße als Ziel setzen. Vielmehr geht es darum, das Gewicht zu erreichen, das für Ihren Körper gesund ist und das Sie auf Dauer halten können, wenn Sie sich ausgewogen und gesund ernähren und sich regelmäßig bewegen.

Diäten und unrealistische Ziele sind dafür nicht geeignet. Das liegt an dem sogenannten Setpoint. In dem für das Gewicht zuständigen Hirnareal ist ein bestimmter Sollwert eingestellt und ist dieser erreicht, passiert nichts mehr. Auch wenn man abnimmt oder zunimmt, pendelt sich das Gewicht früher oder später wieder um diesen Wert herum ein.

Worauf Sie bei einer Ernährungsumstellung achten müssen

Wenn Sie eine Autoimmunerkrankung der Schilddrüse haben, sei es ein Hashimoto oder auch ein Basedow, seien Sie bitte zurückhaltend mit allzu abrupten Änderungen der Ernährungsweise, vor allem, wenn dies auf einer Reise in subtropische oder mehr noch tropische Gegenden geschieht. Der Darm ist ein Gewohnheitstier, wie es so schön heißt. Unser intestinales Mikrobiom sollte uns lieb und teuer sein, wir sollten es pfleglich behandeln und es so weit als möglich ähnlichen Reizen aussetzen. Vermeiden Sie scharfe Gewürze, essen Sie in tropischen Ländern keine Rohkost außer in sehr gut geführten Hotelrestaurants mit europäischem oder US-amerikanischem Standard, bevorzugen Sie Hotels internationaler Ketten.

Sie müssen damit rechnen, dass sich während Ihrer Reise das Milieu in Ihrem Darm ändert. Und das kann sich auf die Aufnahme Ihrer Medikamente im Dünndarm auf manchmal dramatische Weise auswirken. Ohne weiteres ist es möglich, dass sich Ihre Autoimmunerkrankung verschlechtert oder dass überraschende, neue und ungewohnte Symptome und Beschwerden auftreten. Immer wieder kam es in meiner Schilddrüsensprechstunde vor, dass Patientinnen von Fernreisen mit einer manchmal ausgeprägten Schilddrüsenüberfunktion zurückgekehrt sind.

Schilddrüse und Körpergewicht

Der größte Teil des Energiehaushalts unseres Körpers – 70% –wird vom Schilddrüsenstoffwechsel bestimmt, weitere 20% durch die körperliche Aktivität und 10% durch das, was mit der Aufnahme, Verdauung und Verwertung der zugeführten Kalorien zusammenhängt. Sie kennen das sicher: Nach einem üppigen Mahl, manchmal auch schon durch ein Stück Sahnetorte, werden Sie müde und träge und würden am liebsten ein Nickerchen machen.

Dennoch steht der Energieverbrauch des Schilddrüsenstoffwechsels an der Spitze. Es liegt also die Frage nahe, wie häufig Übergewicht durch die Schilddrüse bedingt ist. Diese Frage war auch einer der häufigsten

Mein Tipp

Bei einer Autoimmunerkrankung der Schilddrüse sollten Sie sich gut auf Ihre Reise in tropische oder subtropische Gefilde vorbereiten. Das heißt: Planen Sie ca. 4 Wochen vor und ca. 2 Wochen nach Ihrer Reise eine Kontrolluntersuchung in Ihrer Schilddrüsenpraxis ein. Die Erfahrung lehrt, dass trotz aller Vorsichtsmaßnahmen bei Reisen in tropische oder manchmal auch schon subtropische Gegenden Magen-Darm-Infekte sehr häufig sind. Das allein verändert bereits die Zusammensetzung des intestinalen Mikrobioms, und ganz dramatisch wird es, wenn eine Antibiotikabehandlung erforderlich wurde. Die Resorption Ihrer Schilddrüsenmedikamente wird dadurch sehr stark beeinträchtigt, es kann viele Wochen oder gar Monate dauern, bis die Einstellung wieder in Ordnung ist.

Gründe, warum Patienten und Patientinnen zu mir überwiesen wurden.

Allerdings konnte ich die Frage in den seltensten Fällen bejahen. Ich erinnere mich an ein Ehepaar mittleren Alters, beide stark übergewichtig mit jeweils mehr als 120 kg Körpergewicht bei einer Größe von ca. 165 cm. Sie hatten beide eine Schilddrüsenunterfunktion infolge einer chronischen Schilddrüsenentzündung Hashimoto. Als Therapie verordnete ich Schilddrüsenhormone und die Freude war groß, als beide innerhalb weniger Wochen ca. 5 kg Gewicht abgenommen hatten. Doch dann war die Unterfunktion gut eingestellt und das Gewicht blieb auf diesem minimal niedrigeren Niveau stehen. Die aktuelle Erklärung hierfür lautet: Es liegt am sogenannten Setpoint (Seite 165), der bei den beiden bei rund 110 kg lag.

Übrigens kam auch die gegenteilige Fragestellung vor: Es waren meist junge, überschlanke Männer um die 20, die sich Gedanken machten, ob sie infolge einer Schilddrüsenüberfunktion zu viel Kalorien verbrennten. Meine Antwort lautete auch hier erst mal: Nein. Was sich in der Regel nach den Labortests bestätigte.

Aktuelle Studien zur Thematik Schilddrüse und Körpergewicht

Aktuelle Studien sagen, dass es einen Zusammenhang zwischen der Schilddrüsenfunktion und dem Körpergewicht gibt: So sind fT3 und der Quotient fT3/fT4 bei Übergewichtigen signifikant höher als bei einer normalgewichtigen Vergleichsgruppe.[80] fT3 ist das aktive Schilddrüsenhormon, das die Kalorien verbrennen kann.

Ein weiterer Zusammenhang ergibt sich durch das Hormon Leptin. Es wird von den Adipozyten, den Fettzellen, produziert und ist zuständig für die Regulierung der Nahrungsaufnahme und der Energiespeicherung. Leptin arbeitet mit der Schilddrüse zusammen und es ist gut belegt, dass ein Abfall des Leptinspiegels einen Drang zur Nahrungsaufnahme auslöst und gleichzeitig dafür sorgt, die körperliche Aktivität herunterzuschrauben. Zwar ist Leptin in der Blutbahn unterwegs, der Hauptanteil dieses Hormons ist jedoch an Rezeptoren im Gehirn gebunden. In dieser Form kann es zahlreiche Körperfunktionen beeinflussen und wirkt auch auf die Achse Hypothalamus – Hypophyse – Schilddrüse ein. Die Wirkungen von Leptin auf den Energiehaushalt laufen zumindest teilweise über das autonome Nervensystem. Im Tierexperiment führte eine kontinuierliche Zufuhr von Leptin zur Gewichtsabnahme.

Wie sich die Schilddrüse auf den Alltag auswirkt

Ich habe bereits geschildert, wie die Schilddrüsenfunktion die mentale Gesundheit, das Sozialleben und die Arbeitsfähigkeit beeinflusst. Schauen wir uns genauer an, wie all dies zusammenwirkt.

Diese 3 Bereiche – mentale bzw. psychische Gesundheit, Sozialleben und Arbeitsfähigkeit – lassen sich nicht streng voneinander trennen. Meines Erachtens vermischen sie sich und sind voneinander abhängig.

Schilddrüse und mentale Gesundheit

Ich beginne mit der mentalen und psychischen Gesundheit. Diese wird sowohl von einer Über- als auch einer Unterfunktion der Schilddrüse beeinflusst.

Mein Tipp

Werden Sie aktiv, wenn Sie bei sich eine länger anhaltende depressive Verstimmung bemerken oder von Personen aus Ihrem Umfeld darauf angesprochen werden. Gehen Sie zum Arzt und bestehen Sie auf einer Abklärung der Funktion Ihrer Schilddrüse und Nebenschilddrüse.

Antriebslosigkeit bei Unterfunktion der Schilddrüse

Eine gedrückte Stimmung bis hin zu einer Depression ist ein häufiges Symptom einer Unterfunktion der Schilddrüse, einer Hypothyreose. Weitere Beschwerden können sein Müdigkeit und Antriebslosigkeit, emotionale Instabilität, Konzentrationsmangel, Vergesslichkeit und Verlangsamung der Denkabläufe. Es ist oft auch für Fachärzte nicht einfach, eine »echte« Depression ohne somatischen Hintergrund von einer depressiven Verstimmung beispielsweise bei einer Hypothyreose zu unterscheiden.

Übrigens kann auch eine Funktionsstörung der Nebenschilddrüse eine Depression verursachen sowie eine Reihe von anderen Beschwerden, die häufig fälschlich als rein psychisch eingeordnet werden.

Reizbarkeit bei Überfunktion der Schilddrüse

Es ist nicht verwunderlich, dass ein Überschuss an Schilddrüsenhormonen, die im Blut kreisen und in den Geweben und Organen ihre Wirkung entfalten, eine ganze Reihe von psychischen Beschwerden verursachen kann. Menschen mit einer Überfunktion der Schilddrüse (Hyperthyreose) sind oft sehr reizbar, leiden an Schlaflosigkeit und zeigen eine allgemeine Unruhe. Ein typisches Zeichen dafür ist ein Zittern der Hände, als feinschlägiger Tremor bezeichnet.

Ähnliche Beschwerden

Seelische Begleiterscheinungen bei Schilddrüsenerkrankungen sind nicht selten. Eine neuere Erkenntnis ist, dass eine Überfunktion der Schilddrüse ganz ähnliche psychische Beschwerden wie die Unterfunktion verursacht, sodass die Labordiagnostik und die sachkundige Interpretation der Laborwerte einen hohen Stellenwert haben.

Diese Symptome kann z. B. ein Morbus Basedow bzw. die damit einhergehende, sogenannte immunogene Hyperthyreose verursachen. Aber auch eine Hyperthyreose im Rahmen eines autonomen Adenoms kann zu seelischen Veränderungen führen, die sich auf der motorischen Ebene bemerkbar machen.

Hierzu ein konkretes Beispiel. Es ist schon mehr als 40 Jahre her, als eine angeheiratete Verwandte, die zwei damals noch kleine Kinder hatte, plötzlich verwirrt, ängstlich und unruhig wurde. Sie war nicht mehr in der Lage, sich um ihre Kinder zu kümmern, dankenswerterweise sprang die Schwiegermutter ein. Die junge Mutter wurde vom Chefarzt des Krankenhauses, in dem sie als Krankenschwester arbeitete, nuklearmedizinisch untersucht. Es stellte sich heraus: Es lag ein heißer Knoten der Schilddrüse vor, ein autonomes Adenom. Die Patientin wurde erfolgreich operiert und sie konnte schon bald wieder ihren Alltag bewältigen und auch die Arbeitsfähigkeit war wiederhergestellt.

Mobbing am Arbeitsplatz

Es ist unbestritten, dass es Mobbing oder mobbingähnliche Situationen gibt, z. B. am Arbeitsplatz. Da sich psychische Belastungen und Stress negativ auf die Autoimmunerkrankungen der Schilddrüse – Basedow wie auch Hashimoto – auswirken, kann Mobbing ein Auslöser für die Erkrankung sein oder es wirkt verschlimmernd.

Das Problem ist komplex und solche Fälle waren auch für mich manchmal eine Herausforderung. Die Lösung für die Betroffenen besteht darin, sich Unterstützung zu holen, sei es durch den Betriebsarzt, durch Vertrauensleute oder auch durch arbeitsrechtliche oder psychotherapeutisch-psychologische Intervention. Auch empathische Ärztinnen und Ärzte verschiedener Fachrichtungen, die bereit sind, hinzuhören und in Gesprächstechniken geschult sind, haben in solchen Fällen eine wichtige Aufgabe.

Ich kann mich an einige Patienten und Patientinnen erinnern, bei denen durch Mobbing am Arbeitsplatz die Immunhyperthyreose, der Basedow, ausgelöst wurde. Einige nahmen dies hin, aus Angst, den Arbeitsplatz zu verlieren. Als Erstes machte ich ihnen die Zusammenhänge zwischen dem Stress durch das Mobbing und ihrer Krank-

Psychosomatische Grundversorgung

Bereits vor vielen Jahren wurde von den Ärztekammern ein besonderes Qualifizierungsangebot geschaffen, die sogenannte Psychosomatische Grundversorgung. Das Angebot steht Ärzten aus verschiedenen Fachrichtungen offen und zielt darauf ab, psychosomatische Erkrankungen zu erkennen und zu behandeln. Für die erbrachten Leistungen gibt es auch spezifische Abrechnungsmöglichkeiten.

heit bewusst. Außerdem machte ich ihnen Mut und sprach ihnen gut zu. Schließlich war ich in solchen Fällen großzügig mit der Krankschreibung. Die Arbeitsruhe kam dem Krankheitsverlauf sehr zugute, und sowohl die subjektiven Beschwerden als auch die Laborwerte besserten sich.

Bei Hashimoto wirkt sich Mobbing ebenfalls sehr negativ aus. Ein besonders eklatanter Fall ist mir gut in Erinnerung. Es handelte sich um eine ca. 50-jährige Frau, die als Beamtin in einer großen öffentlichen Einrichtung arbeitete. Sie war jahrelang bei mir in Behandlung und war mit Novothyral, einem Kombinationspräparat aus T4 und einem kleinen Anteil T3 gut einzustellen. Auffällig war, dass sie immer wieder in einen Zinkmangel geriet, was bei der Autoimmunthyreoiditis sehr ernst zu nehmen ist. Wir konnten aber auch dies immer gut lösen. Dann, es war Sommer, funktionierte die Einstellung auf einmal nicht so gut wie sonst. Ich wurde stutzig und fragte etwas genauer nach. Da öffnete sich die Patientin und offenbarte, dass sie täglich von einer Kollegin gedemütigt wurde. Es drohte auch die Versetzung an einen weniger qualifizierten Arbeitsplatz. Eine Klärung durch ein Gespräch mit der Kollegin, von der das Mobbing ausging, schien nicht möglich. Die einzige Lösung war eine Krankschreibung, und dies über Monate.

Die zuhörende Medizin

Sie kennen vermutlich den Ausdruck »sprechende Medizin« im Gegensatz zur naturwissenschaftlich orientierten Hightech-Medizin, die oft als »Apparatemedizin« bezeichnet wird. Ich persönliche finde den Begriff »zuhörende Medizin« noch treffender. Zwar sind häufig gezielte, offene Fragen nötig, um die Patienten zum Sprechen zu bringen. Aber dann ist es wichtig, geduldig zuzuhören und gut hinzuhören.

Ich kenne beide Seiten: Bei den Schilddrüsenerkrankungen ist sinnvoll eingesetzte Medizintechnik unerlässlich, um eine genaue Diagnose zu stellen als Grundlage für eine zielgerichtete Therapie. Das steht für mich außer Frage. Doch ich habe auch eine mehrjährige psychotherapeutische Weiterbildung absolviert mit Vorlesungen, Workshops, Selbsterfahrung sowie Fallbesprechungen im Rahmen von Balintarbeit. Dazu kommt der kontinuierliche Austausch mit meiner als Psychotherapeutin und Psychoanalytikerin ausgebildeten Ehefrau. Dadurch entwickelte ich mit der Zeit immer mehr Empathie und Sensibilität für das, was im Inneren meiner Patientinnen und Patienten vorging. So darf ich sagen, dass ich meinen Schilddrüsenpatientinnen und -patienten ein einzigartiges ganzheitliches Angebot zur Verfügung stellen konnte, das alle Aspekte der Schilddrüsendiagnostik, -therapie und Verlaufskontrolle umfasste.

Mir wurde bald auch klar, welchen Einfluss eine Funktionsstörung der Schilddrüse nicht nur auf das Befinden, sondern auch auf die Arbeitsleistung hat. Ich habe mich immer bemüht, herauszufinden, ob den Patientinnen eine baldige Rückkehr an den Arbeitsplatz wichtig war oder ob sie zur Genesung eine unter Umständen längere Arbeitspause benötigten. Manchmal bot ich auch von mir aus eine Krankschreibung an, wenn es mir angebracht schien. Bei einer aktiven Hyperthyreose schlug ich standardmäßig eine 14-tägige Arbeitspause vor.

Klären und Lösen durch Aufdecken

Ich erinnere mich an einen spektakulären Fall: Eine Frau um die 60 suchte mich auf, bei der bereits eine Basedow-Hyperthyreose diagnostiziert worden war. Meine Aufgabe war zunächst die Absicherung der Diagnose, ferner die optimale medikamentöse Einstellung und die Verlaufskontrolle. Dies gehörte ja zu meinem Tagesgeschäft und war mir ein Leichtes. Rasch entwickelte sich ein gutes Vertrauensverhältnis. Wir fanden heraus, dass der Verlust des langjährigen Partners die Autoimmunerkrankung ausgelöst hatte.

Die Schilddrüsenüberfunktion besserte sich durch die unterstützenden psychosomatisch-psychotherapeutisch orientierten Gespräche rasch und nachhaltig, sodass ich es wagen konnte, vom üblichen Vorgehen abzuweichen: Bereits nach 2–3 Monaten setzte ich das Thyreostatikum, das natürlich in der akuten Phase absolut notwendig war, ab. Üblich und auch erforderlich ist sonst eine 12-monatige thyreostatische Therapie.

Bei der Patientin kam es nicht zu einem Rückfall. Ich bin überzeugt, dass sie durch die verbalen Interventionen geheilt wurde, weil sie die Erkrankung gefühlsmäßig intensiv durchlebt hat. Ja, ich habe bewusst aufdeckend gearbeitet im Freud'schen Sinne. Ich möchte an dieser Stelle eine Lanze brechen für die Freud'sche Methode. Sie kann in manchen Fällen, wenn die Arzt-Patienten-Beziehung stimmig ist, zu dauerhaften Erfolgen führen.

Wenn Sie für psychologische Themen aufgeschlossen sind, so kann ich Ihnen nur empfehlen, Sigmund Freuds Schrift »Erinnern, Wiederholen, Durcharbeiten« zu lesen. Darin beschreibt er die Methode, die ich aufgegriffen habe und die sich als sehr wirksam erwiesen hat.

Nicht nur der Verlust eines Partners, auch das Gegenteil – das Eingehen einer Verbindung mit einem geliebten Menschen kann die Schilddrüsengesundheit aus dem Gleichgewicht bringen. Immer wieder werden auf Kongressen Fälle vorgestellt, wo eine Hochzeit oder bevorstehende Hochzeit zur Auslösung eines Basedow geführt hat.

Schilddrüse und mentale Gesundheit – Studien

Schauen wir uns an, was einige Studien zum Thema mentale Gesundheit und Schilddrüse herausgefunden haben.

Eine griechische Arbeitsgruppe führte eine Literaturrecherche durch, um den Zusammenhang zwischen subklinischer Schilddrüsenfehlfunktion und einer schweren depressiven Störung zu untersuchen. Das Ergebnis: Es scheint einen Zusammenhang zu geben zwischen einer subklinischen Hypothyreose und dem Risiko, im Lauf des Lebens eine schwere Depression im Sinne eines definierten psychiatrischen Krankheitsbildes zu entwickeln.[81]

Gut zu wissen

Ziemlich neu ist die Feststellung, dass bereits das Vorliegen einer Autoimmunerkrankung der Schilddrüse Beschwerden verursachen kann, auch wenn die Schilddrüsenfunktion in Ordnung ist. Die Fruchtbarkeit ist in dieser Situation ebenfalls bereits eingeschränkt.

Eine Schilddrüsenunterfunktion kann schwerwiegende Komplikationen verursachen bis hin zu einem lebensbedrohlichen Myxödemkoma. Im Vorfeld kommen Symptome vor wie Gedächtnisstörungen bis hin zum Gedächtnisverlust, Lethargie, Depression oder allmählicher Abbau der geistigen Fähigkeiten im Sinne einer Demenz. Fachärzte sind gut beraten, wenn sie bei Patienten mit Beeinträchtigungen dieser Art die Schilddrüsenfunktion überprüfen lassen und TSH bestimmen.[82]

Aus Peking kommt eine Studie, die sich anhand einer größeren Patientenzahl mit dem Zusammenhang zwischen Schilddrüsenfunktion und Depression bei Patienten mit Metabolischem Syndrom befasst.[83] Einbezogen waren 1718 Patienten mit bislang unbekannter Schilddrüsendysfunktion. Es stellte sich heraus, dass das Metabolische Syndrom ein unabhängiger Risikofaktor für eine Schilddrüsendysfunktion ist. Bei Patienten mit einem Metabolischen Syndrom sollte daher auf jeden Fall die Schilddrüse abgeklärt werden.

Von der Erasmus-Universität Rotterdam kommt eine Untersuchung mit einer sehr großen Fallzahl von mehr als 9000 Teilnehmenden, die den Zusammenhang zwischen Schilddrüsenfunktion und Depression überprüfte.[84] Die Ergebnisse sind überraschend: Höheres TSH ist mit weniger depressiven Episoden assoziiert, während sowohl bei niederen als auch bei höhen fT4-Werten mehr depressive Ereignisse auftraten.

Mein Kommentar dazu: Es dient dem Wohlbefinden der Patienten, wenn sie so eingestellt werden, dass die Werte von fT4 im mittleren Referenzbereich liegen. Was das TSH anlangt, so geht in letzter Zeit der Trend dahin, mit zunehmendem Lebensalter höhere TSH-Werte (natürlich innerhalb des Referenzbereichs) zu tolerieren.

Schilddrüsendysbalance und Psychiatrie

Es fällt auf, dass in den neueren Studien überwiegend die depressive Stimmung bzw. depressive Episoden bis hin zur Suizidneigung bearbeitet wird. Mit Angsterkrankungen beschäftigt sich die medizinische Wissenschaft kaum.

Was zudem in meiner Erfahrung durchaus eine Rolle spielt und in meiner Schilddrüsensprechstunde nicht selten vorkam, ist die Gereiztheit und latente Aggressivität bei autonomen Adenomen der Schilddrüse. Wenn ich bedenke, dass ohne eine nuklearmedizinische Abklärung ein Drittel der autonomen Adenome nicht entdeckt wird, so besteht in diesem Bereich noch ein erhebliches Verbesserungspotenzial.

Erkrankungen der Schilddrüse und sozialer Kontext

Eine Studie aus Ungarn geht ein wenig differenzierter auf psychische Begleiterscheinungen von Schilddrüsenerkrankungen ein und auf die Frage, welche Rolle der soziale Kontext spielt.[85]

Die Autorinnen werteten Daten von 885 Schilddrüsenpatientinnen aus. Sie stellten fest, dass eine Schilddrüsenunterfunktion mit Depression, Angst, bipolaren Erkrankungen (Wechsel zwischen Manie und Depression) sowie Borderline-Störungen assoziiert ist. Ähnliches gilt für Hashimoto-Patientinnen. Auch bei Hyperthyreose gibt es Angsterkrankungen und bipolare affektive Erkrankungen. Mehr noch: Patienten mit Schilddrüsenüberfunktion benötigen schon vor der Diagnosestellung überdurchschnittlich häufig eine stationäre Behandlung in einem psychiatrischen Krankenhaus. Die Autorinnen heben hervor, dass der seelischen Gesundheit im Verlauf von Schilddrüsenerkrankungen besondere Aufmerksamkeit zu schenken ist.

Ein weiteres Ergebnis der Studie ist, dass es bei verschiedenen Schilddrüsenerkrankungen durchaus eine herabgesetzte Lebensqualität geben kann, sodass die Patientinnen häufig vermehrte emotionale Unterstützung und Zuwendung benötigen. Diese sollte primär aus dem engsten Familienkreis kommen, kann aber durchaus erweitert werden auf Nachbarn, den Freundeskreis und kulturspezifische Gruppen, Vereine, Verbände, ggf. auch Kirchengemeinden, ja sogar Angehörige des Gesundheitswesens.

Eine andere Studie hat gezeigt, dass Patienten, die keine Familie haben oder isoliert leben, häufiger physisch und mental mehr Probleme haben als Personen, die sozial gut eingebunden sind.[86]

Schilddrüse und Arbeitsleben

Schauen wir uns nun einmal systematisch an, inwieweit sich Schilddrüsenerkrankungen auf das Arbeitsleben auswirken. Dazu eine Zahl: 2022 wurde in deutschen Krankenhäusern in mehr als 60 000 Fällen eine Schilddrüsendiagnose gestellt, und es wurden in diesem Zeitraum 56 000 Schilddrüsenoperationen durchgeführt.

Die in Deutschland häufigste Schilddrüsenerkrankung, die Jodmangelstruma, hat im Prinzip keine Auswirkungen auf die Arbeitsleistung und die Arbeitsfähigkeit, sie ist auch per se kein Grund für eine Krankschreibung. Der überschaubare Zeitaufwand für die Diagnostik und Verlaufskontrolle dürfte volkswirtschaftlich kaum zu Buche schlagen.

Anders sieht es natürlich aus, wenn eine Knotenstruma zur Operation geführt hat und es Komplikationen gab, angefangen von Wundheilungsstörungen über die Serombildung (umschriebene Flüssigkeitsansammlung im Operationsgebiet) bis hin zur, manchmal dauerhaften, Lähmung des Stimmbandnerven oder einer Funktionsstörung der Nebenschilddrüsen. Die daraus resultierende Erniedrigung des Kalziumspiegels (Hypokalzämie) ist immer wieder Anlass für eine Tetaniesymptomatik. Die damit verbundenen Symptome wie Angstgefühl und Herzbeklemmung begründen häufig Notarzteinsätze, manchmal mitten in der Nacht und können durchaus zur Abwesenheit vom Arbeitsplatz führen.

Ganz fatal ist es natürlich, wenn bei Lehrerinnen oder Berufstätigen mit einem Sprechberuf eine Rekurrensparese, eine Lähmung des Stimmbandnerven als Operationsfolge auftritt. Dies führt zu manchmal wochenlangen Arbeitsausfällen, was eine Belastung für die betroffenen Schulen darstellt. Dieses realistische Szenario – ich hatte in meiner Klientel eine ganze Reihe solcher Fälle – ist der Grund dafür, warum in Bayern im Rahmen der amtsärztlichen Untersuchung vor der Verbeamtung eine gründliche Schilddrüsenabklärung gefordert wird.

Schilddrüsenkrebs und zeitintensive Behandlung

Bei einer bösartigen Schilddrüsenerkrankung ist der Zeitaufwand für ärztliche Maßnahmen sowie unter Umständen für Krankenhausaufenthalte entsprechend höher. Damit summieren sich die Zeiten krankheitsbedingter Abwesenheit vom Arbeitsplatz, was, auf Bundesebene hochgerechnet, volkswirtschaftlich durchaus von Bedeutung ist. Für Selbstständige kann, je nach wirtschaftlicher Lage des Unternehmens und sozialer Absicherung, eine bösartige Schilddrüsenerkrankung durchaus existenzbedrohend sein.

Präsentismus: körperlich anwesend, geistig abwesend

Doch nicht nur die Abwesenheit vom Arbeitsplatz schadet der Volkswirtschaft, auch der sogenannten Präsentismus: wenn man zur Arbeit geht, auch wenn man krank ist. Das bedeutet in der Praxis, anwesend zu sein, ohne voll da zu sein. Fachleute schätzen, dass dadurch mehr Produktivitätsausfälle zu verzeichnen sind als durch die physische Abwesenheit vom Arbeitsplatz.

Hinter dem Präsentismus könnten sich eine ganze Reihe von Patienten und Patientinnen mit subklinischer Hypothyreose verbergen, die sich nicht richtig konzentrieren können. Eine Patientin kommt mir hier in den Sinn, die in einem Steuerbüro für die Buchhaltung zuständig war und der die aufzusummierenden Posten sozusagen wegglitten.

Schilddrüse und Schichtarbeit

Schichtarbeit wirkt sich bei Autoimmunerkrankungen der Schilddrüse ungünstig aus, das betrifft in erster Linie Frauen. So können beispielsweise bei Frauen, die in der Luftfahrt beschäftigt sind, Langstreckenflüge zur Verschlechterung der Schilddrüsenstoffwechsellage führen, erkennbar an einem Anstieg des TSH. Flüge mit einer Dauer von maximal fünf Stunden sind hingegen kein Problem.

Dabei geht es vor allem um die Unregelmäßigkeit im Tagesablauf, denn Schlafrhythmus und Schilddrüsenfunktion sind eng miteinander verbunden. Daher ist es weniger problematisch, regelmäßig in der Nachtschicht zu arbeiten als in Wechselschichten. Insbesondere wenn Kinderwunsch besteht, sollte Schichtarbeit vermieden werden.

Frauenleiden

Im Kapitel »Reine Frauensache« (Seite 102) bin ich ausführlich auf die Zusammenhänge zwischen dem weiblichen Zyklus und der Schilddrüse eingegangen. Betrachten wir das unter dem Aspekt der Arbeitsfähigkeit, ist zu konstatieren, dass viele Frauen, die an einer gynäkologischen Erkrankung mit Schilddrüsenbeteiligung leiden, regelmäßig ein paar Tage ausfallen. Das sind insbesondere die Endometriose, das PCOS und das prämenstruelle Syndrom in Gestalt einer prämenstruellen dysphorischen Störung (PMDS) oder bei begleitenden Menstruationsbeschwerden im Sinne einer Dysmenorrhö (schmerzhafte Monatsblutung). In den letzten 2–3 Tagen vor sowie in den ersten 2–4 Tagen nach

Einsetzen der Menstruationsblutung ist mit Beschwerden zu rechnen, die zur Krankschreibung führen. Bei manchen Frauen kommt in der Übergangsphase zum neuen Zyklus komplizierend noch eine Migräne hinzu.

Schilddrüse und Sozialleben

Schilddrüsenerkrankungen beeinflussen die mentale Gesundheit und die Arbeitsfähigkeit, wie ich ausführlich beschrieben habe. Die Auswirkungen auf das Sozialleben sind häufig eng damit verbunden.

Bei der Schilddrüsenunterfunktion laufen manchmal die Denkprozesse verlangsamt ab, es kann zu beeinträchtigter Konzentrationsfähigkeit sowie Störungen der Merkfähigkeit kommen, was den Kontakt mit anderen Menschen anstrengend machen kann. Energiemangel, Müdigkeit, leichte Erschöpfbarkeit sowie Antriebsarmut bis hin zur Lethargie und Teilnahmslosigkeit, eventuell auch eine Gefühlsabstumpfung können die Motivation herabsetzen, an geselligen Anlässen teilzunehmen. Nicht zuletzt kann eine depressive Verstimmung, wie sie bei Hypothyreose nicht selten ist, die zwischenmenschlichen Beziehungen beeinträchtigen.

Die hervorquellenden Augen, die mit einer endokrinen Orbitopathie einhergehen können, halten Betroffene unter Umständen davon ab, sich in Gesellschaft zu begeben, besonders, wenn Unbekannte anwesend sind, deren Reaktion nicht vorhersehbar ist.

Eine Schilddrüsenüberfunktion geht oft mit einer verminderten körperlichen Belastbarkeit einher. Die Betroffenen kommen leichter außer Atem und sind dadurch bei sportlichen Aktivitäten, die gemeinsam mit anderen ausgeübt werden, beeinträchtigt. Im akuten Stadium der Erkrankung, solange die Schilddrüsenhormonwerte noch erhöht sind, können sie nicht mehr aktiv dabei sein, dies ist erst wieder möglich, wenn die Medikamente zur Bekämpfung der Überfunktion (Thyreostatika) gegriffen haben.

Natürliche Heilmittel und alternative Methoden

Neben der konventionellen Therapie gibt es verschiedene pflanzliche Heilmittel und alternative Methoden, um die Schilddrüsenbalance zu unterstützen. Welche das sind und wie ich ihre Wirkung einschätze, erfahren Sie in diesem Kapitel.

Betrachten wir zunächst einige natürliche Heilmittel, die auf den ersten Blick leicht zu konsumieren erscheinen. Ich werde erläutern, warum der Einsatz pharmazeutischer Technologien dennoch erforderlich ist.

Natürliche Heilmittel

Beginnen wir mit der häufigsten Schilddrüsenerkrankung, der Jodmangelstruma. Das natürlichste Heilmittel für sie sind verschiedene Meeresalgen. Diese enthalten zum Teil erhebliche Mengen an Jod.

Algen: zur richtigen Dosierung aufbereiten

Z. B. enthalten 100 g Kombu-Algen in der Trockenmasse 650 mg Jod. Das bedeutet, dass in 1 Gramm noch 6,5 mg Jod vorhanden sind. Bei der praktischen Anwendung arbeiten wir allerdings im Mikrogrammbereich: In 15 mg der getrockneten Alge sind folglich knapp 100 µg Jod enthalten, in 30 mg annähernd 200 µg Jod.

Die Berechnung der Inhaltsstoffe klingt nachvollziehbar, in Gedanken und auf dem Papier. In der Praxis allerdings dürfte es ohne ein Labor und fachliches Wissen schwierig sein, eine Algenzubereitung mit der gewünschten Dosierung herzustellen.

Wie leicht es zu einer Überdosierung von Jod »auf natürliche Weise« kommen kann und welche Folgen das hat, zeigt das Beispiel der Fischer auf der japanischen Insel Hokkaido. Sie verzehren große Mengen der von ihnen geernteten Algen und – sie bekommen einen Kropf, den sogenannten Jodkropf. Das möchte ich Ihnen gerne ersparen. Deshalb: Zurückhaltung beim Verzehr von Gerichten aus Algen!

Was ich empfehlen kann, wenn Sie Ihren Jodbedarf so naturnah wie möglich decken möchten: Es gibt im Internet einen Bio-Kelp-Algen-Komplex zu kaufen, der 150 µg Jod pro Kapsel enthält. Allerdings rate ich Ihnen dringend, auch solche frei verkäuflichen Präparate nur unter fachärztlicher Begleitung zu verwenden.

Naturnah sind auch die unter verschiedenen Handelsnamen in deutschen Apotheken rezeptfrei erhältlichen Jodtabletten. Der Wirkstoff, in der Regel Kaliumjodid, ist eine einfach gebaute chemische Verbindung, ein Salz aus der Säure Jodwasserstoff und Kalilauge. Dieses ist ein Salz vergleichbar mit Kochsalz, dem Natriumchlorid.

Präparat aus Schweineschilddrüsen

Als »natürlich« gilt das Schilddrüsenhormonpräparat Thyreogland, das aus T4, dem Levothyroxin oder auch L-Thyroxin und einem Anteil des sofort wirksamen T3, des Trijodthyronin besteht. Manche Patienten fühlen sich mit diesem aus Schweineschilddrüsen hergestellten Kombinationspräparat deutlich wohler als mit den konventionellen, synthetisch hergestellten Schilddrüsenhormonpräparaten. Zudem ist es für diejenigen, die Schwierigkeiten haben, T4 in T3 umzuwandeln, ein Segen. Allerdings wird Thyreogland nur ausnahmsweise von den gesetzlichen Krankenkassen bezahlt bzw. wird nach aktuellen Recherchen auch nicht von allen Privatkassen erstattet.

Bierhefe: natürliche Quelle für Selen, B-Vitamine und Biotin

Selen, das in verschiedenen Enzymen vorkommt, die im Schilddrüsenstoffwechsel wichtig sind, wird für Nahrungsergänzungsmittel oft aus Bierhefe gewonnen, also einem natürlichen Ausgangsstoff. Bierhefe ist auch eine wertvolle Quelle für B-Vitamine und unter anderem bei Biotinmangel zu empfehlen.

Sie ist in Supermärkten und in Drogeriemärkten in Form von Flocken oder gepressten Tabletten erhältlich und unbedenklich anzuwenden, allerdings nach ärztlicher Rücksprache.

Pflanzliche Wirkstoffe für die Schilddrüsenbalance

Kommen wir zu Substanzen, die aus Pflanzen gewonnen werden. Hierzu muss ich gleich am Anfang einschränkend bemerken, dass nur in Ausnahmefällen eine direkte Wirkung dieser Substanzen auf den Schilddrüsenstoffwechsel nachgewiesen ist. Doch antioxidative und antientzündliche sowie immunregulatorische Wirkungen von pflanzlichen Inhaltsstoffen sind durchaus nachvollziehbar.

Adaptogene: was sie sind, was sie leisten

Einige dieser besonderen biologisch wirksamen Pflanzenstoffe werden als Adaptogene bezeichnet. Sie helfen dem Organismus, in Balance zu bleiben und mit Stress-Situationen besser zurechtzukommen. Das klingt gut und passt durchaus zu unserem Begriff der Schilddrüsenbalance. Die Wirkung der Adaptogene wird dadurch erklärt, dass sie auf die Achse Hypothalamus-Hypophyse-Nebennierenrinde einwirken und auf diesem Wege auch die Achse Hypothalamus-Hypophyse-Schilddrüse (Seite 113) beeinflussen.

Einige der Adaptogene sind ein fester Bestandteil der chinesischen und der indischen Medizin.

Die wichtigsten Adaptogene

Folgende Pflanzen sollen eine adaptogene Wirkung haben: Ginseng (Panax Ginseng), Ashwaganda (Withania somnifera), Rosenwurz (Rhodiola) und die Taigawurzel (Eleutherococcus senticosus).

Pflanzliche Arzneimittel und Hashimoto

Ein chinesisches Wissenschaftsteam untersuchte in einer Studie die Wirksamkeit und Sicherheit pflanzlicher Arzneimittel bei der chronischen Schilddrüsenentzündung Hashimoto.[87]

Es wurde der Einfluss der verschiedenen Kräuterzubereitungen auf die Schilddrüsenantikörper Anti-TPO und Anti-Tg sowie auf fT4, fT3 und TSH bewertet, aber auch die Wirkung auf die Symptome nach dem chinesischen System. Einbezogen wurden 16 Studien mit insgesamt 16 Medizinen. 15 von 16 geprüften Arzneimittelzubereitungen reduzierten das Level von Anti-TPO in unterschiedlichem Ausmaß. Die Symptome besserten sich durch sämtliche 16 Medikamente, deren Wirkung untersucht worden war.

Meine Stellungnahme hierzu: Diese qualitativ hochwertige Studie wurde sorgfältig angelegt und wirkt auf mich durchaus überzeugend. Die traditionsreiche chinesische Medizin hat in unseren westlichen Ländern ihre Anhängerschaft und kann eine wertvolle Ergänzung zu unserer westlichen Medizin darstellen. Wenn Sie mögen, probieren Sie es aus.

Ein genauer Blick ist wichtig

Die Medizin anderer Kulturkreise muss es sich gefallen lassen, dass an sie hinsichtlich des Wirksamkeitsnachweises und der Prüfung auf Nebenwirkungen die gleichen strengen Anforderungen gestellt werden wie an unsere akademische westliche Medizin. Genaues Hinschauen tut Not. Ich bin z. B. auf eine chinesische Publikation gestoßen, in der es um die Wirksamkeit der chinesischen Medizin bei Schilddrüsenknoten ging. Als ich die Arbeit etwas genau anschaute, musste ich feststellen, dass die angegebenen Quellen gar nicht zu finden waren. Das macht keinen guten Eindruck.

Eindeutige Wirkung

Um es deutlich zu sagen: Schilddrüsenhormon wirkt immer, und es hat eine klar erkennbare Dosis-Wirkungs-Beziehung. Unsere traditionelle westliche Medizin hat ihren Effekt bei den Schilddrüsenerkrankungen unzählige Male bewiesen.

Ashwaganda und Hormonsystem

Eine polnische Forschergruppe durchsuchte Literatur aus den Jahren 2010 bis 2013 bezüglich der Wirkung von Ashwaganda auf das endokrine System. Ihr Fazit war, dass diese Heilpflanze in der Lage ist, in Zukunft die Funktion des Hormonsystems zu normalisieren. Dazu gehört auch die Sekretion von Schilddrüsenhormonen und die Erniedrigung von TSH.[88]

Eigene Erfahrungen mit Ashwaganda

Gelegentlich fragten mich meist jüngere Frauen in meiner Schilddrüsensprechstunde um Rat wegen Ashwaganda, von dessen Wirkung auf die Schilddrüse sie gehört hatten. In einigen wenigen Fällen habe ich es eingesetzt, doch ohne eindeutig erkennbaren Effekt weder auf die Schilddrüsenwerte noch auf das Befinden der Anwenderinnen. Eine konkrete Empfehlung kann ich daher nicht aussprechen, allerdings ist meine Erfahrung sehr begrenzt.

Schwarzkümmel

Schwarzkümmel (Nigella sativa) war schon den alten Ägyptern bekannt und hat eine lange Tradition als Heilpflanze. Er ist in verschiedenen Formen erhältlich, z. B. in Form der getrockneten Samen, als Pulver, aber auch als Öl.

Die Pflanze enthält zahlreiche wertvolle Inhaltsstoffe. Nachstehend nur eine kleine Auswahl: ungesättigte Fettsäuren wie Omega-6-Fettsäuren, Bitterstoffe und Gerbstoffe wie Thymochinon, ferner Antioxidanzien, die Vitamine A und E, die Mineralstoffe Magnesium und Kalzium sowie die Spurenelemente Zink, Eisen und Selen.

Zum Schwarzkümmel gibt es eine Studie, die ich Ihnen gerne präsentiere. In der Zeitschrift für Komplementär- und Alternativmedizin berichtete die Gruppe um Mahdieh Abbasalizad Farhangi über den wohltuenden Effekt des Schwarzkümmels. In einer Gruppe von allerdings nur 40 Hashimoto-Patienten senkte Schwarzkümmel das Körpergewicht. Die Patienten waren zwischen 22 und 50 Jahre alt. Betrachten wir die untersuchten Schilddrüsenparameter im Einzelnen, so ergibt sich folgendes Bild: TSH und Anti-TPO im Serum erniedrigten sich, während fT3, das eigentlich wirksame Schilddrüsenhormon, anstieg. Die Behandlung hatte 8 Wochen gedauert.

Betrachten wir die nützlichen Effekte von Schwarzkümmel auf die Gesundheit, so kann diese Heilpflanze als Erfolg versprechender therapeutischer Ansatz bei Hashimoto-Patienten angesehen werden.[89]

Mein Tipp

All die im Schwarzkümmel enthaltenen Substanzen sind zur Optimierung der biochemischen Abläufe im Körper und zur Stärkung des Immunsystems von Bedeutung. Ich kann Ihnen, besonders wenn Sie an Hashimoto erkrankt sind, den Schwarzkümmel wärmstens empfehlen. Sie können die Samen als Gewürz für verschiedene Gerichte verwenden. Nachdem ich die Farhangi-Studie gelesen hatte, habe ich mir ein kleines Fläschchen Schwarzkümmelöl besorgt und nehme häufig einen Teelöffel davon ein. Es belebt und erfrischt mich und gibt mir einen kleinen Energiekick. Allerdings schmeckt das Öl sehr intensiv und ich empfehle, einige Schlucke Wasser nachzutrinken, um wieder einen neutralen Geschmack im Mund zu bekommen.

Rosenwurz

Rosenwurz gehört zu den Adaptogenen. Eine Studie aus Almaty in Kasachstan[90] überprüfte den Effekt eines Wirkstoffes aus der Rosenwurz-Art Rhodiola seminovii auf die Schilddrüsenhormone und das histologische Erscheinungsbild einer experimentell erzeugten Schilddrüsenunterfunktion bei Ratten. Dabei konnte die Hypothyreose positiv beeinflusst und stabilisiert werden. Der Wirkstoff Salidrosid senkte wirkungsvoll das TSH und hob das Level der Schilddrüsenhormone an. Die Zugabe von Kaliumjodid erhöhte die Wirksamkeit von Salidrosid um das 1,3-Fache.

Ein Hoch auf die Olive!

Olivenöl gilt zu Recht als eines der wertvollsten Speiseöle. Es ist nicht nur wohlschmeckend und gibt Salaten und einer Vielzahl von Gerichten das gewisse Etwas, es ist auch gut für die Gesundheit. So wird dem Olivenöl eine Reihe positiver Effekte auf die Gesundheit zugeschrieben: Es senkt das Risiko für Krebs, die koronare Herzerkrankung, Bluthochdruck und neurodegenerative Erkrankungen. Basis hierfür sind die Polyphenole – hochwirksame Antioxidanzien –, die in der Olive enthalten sind. Auch die Blätter bergen biologisch aktive Substanzen.

Ein Autorenteam aus Kuala Lumpur, Malaysia, beschäftigte sich mit dem Effekt der Olive und ihrer Inhaltsstoffe auf die Schilddrüse.[91] Es liegen einige Studien zu den schilddrüsenmodifizierenden Wirkstoffen verschiedener Bestandteile des Olivenbaums vor. Die Autoren machten insgesamt 445 Artikel zu diesem Thema ausfindig, aber es konnten nur 9 Artikel in die Auswertung einbezogen werden. Es handelte sich ausschließlich um Studien an Versuchstieren. Alle Präparationen aus Oliven-Bestandteilen hatten stimulierende Wirkung auf die Schilddrüse, sowohl bei euthyreoten als auch hypothyreoten Tieren. Die gewonnenen Ergebnisse bedürfen noch der Evaluierung am Menschen.

Oliven sind in jeder Form eine Bereicherung für die Küche.

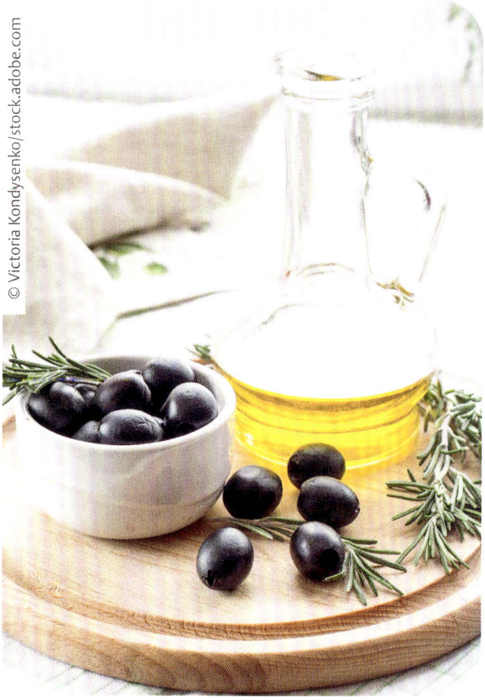

Olio Extra Vergine

Mein Kommentar hierzu ist, dass es sich wegen der Vielzahl an gesundheitsfördernden Wirkungen auf jeden Fall lohnt, wo immer es sich anbietet, hochwertige Olivenöle großzügig zu benutzen. Auch wenn spezifische Effekte auf den Schilddrüsenstoffwechsel beim Menschen noch nicht nachgewiesen sind.

Achten Sie beim Einkauf darauf, dass Sie »Olio Extra Vergine« in Glasflaschen erwerben. Diese Qualität ist besonders reich an wertvollen Inhaltsstoffen.

Die olle Kamille …

Kommen wir nun zu einer Pflanze, die bei uns auf jeder Wiese wächst. Über die Echte Kamille (Chamomilla matricaria) hat eine Arbeitsgruppe der König-Abd-al-Aziz-Universität in Jeddah, Saudi-Arabien berichtet.[92]

Die Studie hatte zum Ziel, die möglichen therapeutischen Effekte von der Kamille und Metformin, einem Medikament zur Verbesserung der diabetischen Stoffwechsellage, auf die Schilddrüsenläsionen bei Ratten mit PCOS (Polyzystisches Ovarsyndrom) zu testen. Durch Injektion von Östradiol wurde bei den Versuchstieren ein PCO-Syndrom erzeugt, das durch Labortests und histologisch überprüft wurde. Die Entwicklung einer Schilddrüsenunterfunktion wurde laborchemisch bestätigt und die Schilddrüsen der Tiere wurden histologisch untersucht. Die Behandlung sowohl mit Kamillenextrakt als auch mit Metformin führte zu einer Besserung des PCO-Syndroms und der Schilddrüsenunterfunktion und zu einer teilweisen Rückbildung der Veränderungen.

Alternative Methoden für die Schilddrüsenbalance

Wenn ich nach den Begriffen Schilddrüse und alternative Therapien suche, liefert die medizinische Datenbank Pubmed mir 679 Ergebnisse. Hier müssen wir allerdings unterscheiden zwischen alternativen Methoden bei der Behandlung von Schilddrüsenerkrankungen und ergänzenden Therapien.

Alternative Behandlungsmethoden

Interessant fand ich einen Bericht über den Stellenwert der Akupunktur bei Schilddrüsenerkrankungen.[93] Die Analyse von 29 klinischen Projekten mit 1757 Patienten im Alter von 7 bis 79 Jahren aus verschiedenen Ländern bietet einen Überblick über die Wirksamkeit von Akupunktur. Ergebnis: Es kam durch Akupunktur allein oder in Kombination mit anderen Therapien zu einer Symptombesserung und auch einer Verbesserung der Biomarker (Labortests).

Meine Haltung zu alternativen Behandlungsmethoden

Grundsätzlich bin ich ein Verfechter der bewährten westlichen Schulmedizin, deren Wirksamkeit durch unzählige Studien belegt ist. Wenn Sie ernsthaft überlegen, diesen Pfad zu verlassen, so rate ich dringend, auf jeden Fall eine genaue fachärztliche Abklärung durchführen zu lassen. Dazu gehört eine Ultraschalluntersuchung mit einem hochfrequenten Schallkopf. Sofern Knoten mit einer Größe von 1 cm oder mehr festgestellt wurden, ist eine Schilddrüsenszintigraphie und bei Nachweis kalter Knoten eine Schilddrüsenfeinnadelpunktion durchzuführen.

Eine Knotenstruma, egal ob es sich um einen heißen oder kalten Knoten handelt, würde ich immer nach der bei uns üblichen Methode behandeln lassen. Handelt es sich hingegen um eine Funktionsstörung im Sinne einer Schilddrüsenüber- oder unterfunktion, bin ich durchaus offen für eine Therapie nach der Traditionellen Chinesischen Medizin (TCM), wobei eine fundierte Ausbildung und Erfahrung in diesen alternativen Methoden vorliegen sollte. Bei einer Hyperthyreose (Schilddrüsenüberfunktion) weise ich darauf hin, dass sich die Erkrankung manchmal ohne Vorzeichen akut verschlechtern kann bis zu einer sogenannten thyreotoxischen Krise, einer unter Umständen lebensbedrohliche Situation. Ich bin mir nicht sicher, ob die TCM dem gewachsen ist.

Einer meiner Oberärzte in der Augsburger Klinik erzählte mir von einem dramatischen Fall – ein Beispiel, das zur Vorsicht mahnt: Bei der Freundin eines Professors der Medizinischen Klinik des Klinikums rechts der Isar wurde an einem Freitag die Diagnose einer Schilddrüsenüberfunktion gestellt. Es wurde nicht gleich mit der Behandlung begonnen, und die Betroffene verstarb in der thyreotoxischen Krise. Diese negative Entwicklung eines in seiner potenziellen Gefährlichkeit nicht zu unterschätzenden Krankheitsbilds hat mein Handeln während meiner gesamten Berufslaufbahn entscheidend geprägt.

Ergänzende Therapien

Anders sieht es mit Methoden aus, die den Stress mindern und die mentale Gesundheit unterstützen. Diese können als ergänzende Therapien sehr hilfreich sein.

Meditation und endokrine Stabilität

Mit Meditation, der Gesundheit des Hormonsystems und dem Wohlbefinden befasst sich ein interdisziplinärer sportwissenschaftlich-psychiatrischer Beitrag.[94]

Meditation ist ein beliebtes Verfahren, das helfen kann, Stress zu verringern und das allgemeine Wohlbefinden und die Gesundheit zu stabilisieren. Dabei spielen verschiedene endokrine Systeme eine Rolle, unter anderem die beiden wichtigen Achsen Hypothalamus-Hypophyse-Nebennierenrinde und Hypothalamus-Hypophyse-Schilddrüse. Diese Systeme sind entscheidend für die Regulierung des Energiehaushalts im Körper. Obwohl es noch nicht viele Forschungsergebnisse gibt, wird angenommen, dass die Veränderungen in diesen Hormonsystemen während der Meditation mit einer Verbesserung der mentalen Gesundheit einhergehen. In den wenigen Studien, die vorliegen, sind die Meditationstechniken, die zum Einsatz kamen, nicht standardisiert, was die Interpretation der Ergebnisse erschwert. Hier ist noch Bedarf für qualitativ hochwertige Studien.

Regelmäßige Meditation, fest in den Tagesablauf eingebaut, fördert mit ziemlicher Sicherheit die Resilienz und die Widerstandsfähigkeit gegenüber stressenden Umwelteinflüssen. Wer meditiert, ist insgesamt gesünder, hat eine bessere Lebensqualität und möglicherweise auch eine längere Lebenserwartung.

Yoga als Hilfe in den Wechseljahren

Aus Indien kommt ein Artikel, der sich damit befasst, welche Wirkung Yoga bei Frauen in den Wechseljahren hat.[95] Das Resümee: Es gibt immer mehr Belege dafür, dass selbst eine kurzfristige Yogapraxis sowohl die psychologischen als auch die physiologischen Risikofaktoren für Herz-Kreislauf-Erkrankungen verringern kann und dass Yoga bei der Behandlung von Wechseljahrbeschwerden wirksam ist.

Über die Wechseljahre (Seite 128) und was diese hormonellen Veränderungen für Frauen mit einer Erkrankung der Schilddrüse bedeuten, haben wir bereits gesprochen. Ziel ist es, diese Phase, die sich über mehrere Jahre erstreckt, gesund und mit Wohlbefinden zu durchleben – über die Hormonersatztherapie hinaus. Zu bedenken sind auch die bekannten Risiken der Hormonersatztherapie mit Östrogenen. Hier bietet sich Yoga als alternative therapeutische Möglichkeit ohne ernsthafte Nebenwirkungen an. Yoga-Praktiken zielen darauf ab, Körper, Geist und Seele in Einheit zu bringen und so das Alltagsleben harmonisch gestalten zu können.

Wie bereits mehrmals erwähnt, ist Stressreduktion ein wichtiger Aspekt bei der Behandlung einer Schilddrüsenerkrankung. Daher ist Yoga nicht nur ideal, um Wechseljahrbeschwerden zu lindern, es unterstützt auch die endokrine Balance. Zwar ist der exakte Wirkungsmechanismus der verschiedenen Yoga-Techniken nicht bekannt, aber es ist davon auszugehen, dass die neuronalen und neurohumoralen Netzwerke über den Parasympathikus positiv beeinflusst werden.

Meditatives Gebet

Auch in der westlichen Hemisphäre gibt es Möglichkeiten der Stressbewältigung und der psychophysischen Harmonisierung. Im Mittleren Westen der USA wurde eine Studie mit 33 Frauen aus einer katholischen Schwesterngemeinschaft durchgeführt. Es zeigte sich, dass während eines meditativen Gebetes die im EEG registrierte Alphawellen-Aktivität im Frontallappen, dem Sitz der

Persönlichkeit und der höheren Ich-Funktionen, zunahm.[96]

Resümee

Der Blick über den Gartenzaun lohnt sich! Andere Kulturkreise mit teilweise jahrtausendealter Erfahrung verfügen über einen profunden Erfahrungsschatz, der bei genauerer Nachforschung manche verborgene Perle bereithält. Alternativmedizinische Methoden können eine wertvolle Ergänzung unserer westlichen Schulmedizin sein, vor allem bei Funktionsstörungen ohne Nachweis von Knoten oder gar Verdacht auf Bösartigkeit. Allerdings genügt die Qualität der Studien nicht immer den strengen Anforderungen unseres westlichen Wissenschaftsbetriebs. Es geht auch um Therapiesicherheit und Vermeidung möglicher Schäden.

Wichtige Voraussetzungen für eine erfolgreiche Behandlung von Schilddrüsenerkrankungen ist in jedem Falle eine blitzsaubere, akribisch genaue Diagnostik, ein genaues Hinhören, wenn die Betroffenen ihre Beschwerden beschreiben, spezielle Fachkenntnisse und längere Erfahrung der Schilddrüsenexperten. Angesichts der verschlechterten Jodversorgung in letzter Zeit mit zunehmender Knotenhäufigkeit in der jüngeren Generation hat die Nuklearmedizin an Bedeutung gewonnen, insbesondere durch die verbesserten diagnostischen Möglichkeiten durch die MIBI-Szintigraphie und bei bösartigen Schilddrüsenerkrankungen durch die PET (Positronen-Emissions-Tomographie).

Yoga hilft dabei, Stress zu reduzieren und unterstützt die hormonelle Balance.

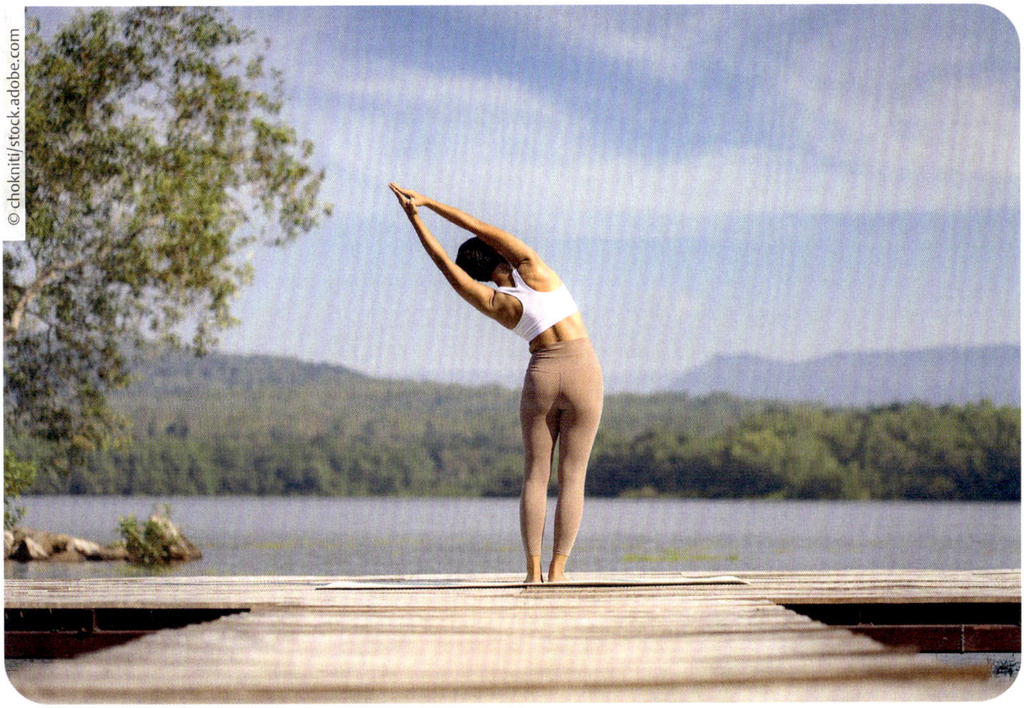

Nachwort

Zum Abschluss dieses Buches möchte ich Ihnen einen kleinen Überblick über die aktuellen Forschungsbemühungen geben.

Forschung für eine bessere Lebensqualität

Die Forschung kämpft weltweit an vielen Fronten, um die Lebensqualität von Schilddrüsenpatienten und -patientinnen zu verbessern. Dazu habe ich wieder in Pubmed recherchiert. Der Suchbegriff »thyroid research« (Schilddrüsenforschung) ergibt seit dem Jahr 2000 über 1000 Treffer. Allein im Jahr 2022 wurden 236 Arbeiten aufgenommen. 2023 war ein leichter Rückgang zu verzeichnen.

Auf Platz 1 der Liste erscheint eine systematische Übersichtsarbeit von der Universität Oldenburg zum Thema Lebensqualität von Schilddrüsenpatienten.[97]

In die Auswertung gingen nur Publikationen in deutscher oder englischer Sprache ein, in denen es um die Lebensqualität bei verschiedenen Schilddrüsenerkrankungen ging. Es wurden 64 Studien berücksichtigt, die über 16 Fragebögen berichteten: 4 Fragebögen behandelten gutartige Schilddrüsenerkrankungen, 6 beschäftigten sich mit bösartigen Schilddrüsenkrankheiten, weitere 6 mit der endokrinen Orbitopathie. Das Ergebnis: Es bestehe Einigkeit darin, dass die Funktionsstörungen der Schilddrüse den größten Einfluss auf die Lebensqualität der Betroffenen ausüben.

Damit kommt der medikamentösen Einstellung einer Über- oder Unterfunktion die höchste Priorität im ärztlichen Alltag zu. Dies entspricht auch meiner langjährigen Erfahrung. Die große Kunst ist es, durch Medikamente den natürlichen Ablauf möglichst 1:1 abzubilden. Von diesem Idealziel sind wir noch weit entfernt.

Greifbar nahe kommt diesem anzustrebenden Zustand die Vision, Patient*innen, denen die Schilddrüse chirurgisch entfernt wurde, wieder ein Organ zu geben, das die körpereigene Schilddrüsenhormonproduktion übernimmt, wie es eine chinesische Studie beschreibt.[98] Es gelang den Forscherinnen, mittels ausgeklügelter Verfahren menschliche

Schilddrüsenzellen, die von Föten aus legalen Schwangerschaftsabbrüchen gewonnen worden waren, auf Mäuse zu transplantieren. Die transplantierten Zellen behielten die Fähigkeit, Schilddrüsenhormone zu produzieren.

Es wird nicht mehr lange dauern, bis das, was im Tierversuch gelungen ist, auch bei Menschen, die ihre Schilddrüse verloren haben, eingesetzt werden kann. Allerdings dürften der Verwirklichung nicht nur medizinisch-biologische Hürden im Weg stehen, sondern mehr noch juristische und ethische Fragen, dazu kommen soziologische und individuell-psychologische Hemmnisse.

Die Schilddrüsenüberfunktion vom Typ Morbus Basedow ist häufig mit Entstellungen im Gesichtsbereich und Beeinträchtigung des Sehvermögens verbunden. Dies stellt eine echte therapeutische Herausforderung dar. Auch erfahrenen Augenchirurgen gelingt es in vielen Fällen nicht, das normale Aussehen voll wiederherzustellen. Es sind jedoch vielversprechende neue Medikamente in der Entwicklung, die das Potenzial haben, die Erfolge der Augenchirurgie deutlich zu verbessern.[99]

Bessere Diagnostik

In der Labormedizin ist man dabei, altersspezifische Referenzbereiche für wichtige Schilddrüsenlaborparameter zu entwickeln, was Voraussetzung für eine sichere Diagnostik und davon abgeleitete zielgerichtete therapeutische Maßnahmen ist.[100]

Künstliche Intelligenz soll die menschliche diagnostische Kompetenz im Bereich der Schilddrüsensonographie unterstützen. So wurde versucht, die Vielfalt möglicher sonographischer Befunde in ein Schema zu zwingen, das größtmögliche Sicherheit in der Unterscheidung gutartiger von bösartigen Krankheiten der Schilddrüse bietet und eine Entscheidungshilfe zum weiteren Vorgehen liefert. Das Ergebnis ist ein Entscheidungsbaum mit dem Namen TIRADS, kurz für: Thyroid Imaging Reporting and Data System. Ich habe während meiner aktiven Zeit allerdings nur einen Kollegen kennengelernt, der es verstand, dieses Schema mit hoher Sicherheit anzuwenden. Es gibt schließlich eine Vielzahl von Kriterien zu berücksichtigen, um letztlich die Aussage treffen zu können: gutartig oder nicht gutartig.

Bei der Szintigraphie sieht das schon anders aus. Für vielversprechend halte ich aktuelle Ergebnisse der nuklearmedizinischen Verfahren mit dem konsequenten Einsatz der MIBI-Szintigraphie, wo es immer nur um ein Kriterium geht: szintigraphisch kalt oder nicht kalt? MIBI-positv oder MIBI-negativ? Diese Vorgehensweise lässt sich leichter standardisieren als die sehr viel kompliziertere Sonographie.

Forschungen rund um die Schilddrüse

Nachstehend präsentiere ich Ihnen, wie vielfältig die derzeitigen Forschungsaktivitäten in Bezug auf die Schilddrüse sind.

Themen der Forschung über Schilddrüsenerkrankungen sind unter anderem die Grundlagenforschung über Autoimmunität, Epigenetik, exogene Faktoren wie Ernährung, Lifestyle und Umwelteinflüsse, das Mikrobiom des Darmes und die Resorption von Schilddrüsenhormonen.

In verschiedenen Ländern wird auch die Wirkung von Pflanzenbestandteilen auf den Schilddrüsenstoffwechsel untersucht; es wird an ganzheitlichen Konzepten gearbeitet, und man untersucht die Wirksamkeit einer flächendeckenden Optimierung der Jodzufuhr.

Auch wird der Einfluss der Ernährung sowie von toxischen Substanzen auf die Schilddrüse erforscht.

Die Verbesserung der Techniken in der Schilddrüsenchirurgie ist ein großes Thema, z. B. geht es um neuartige Nahtmaterialien oder das Bestreben, die Gefahr der Verletzung des Stimmbandnerven zu verringern. In der Chirurgie wird auch an der Entwicklung verschiedener endoskopischer Zugangswege gearbeitet, um äußerlich sichtbare Narben nach Möglichkeit zu vermeiden.

Die molekulare Pathogenese von Schilddrüsenkarzinomen wird erforscht, um neue Therapien zu entwickeln. Die Ergebnisse dieser Forschungsrichtung haben bereits zu einer höheren Lebenserwartung bei fortgeschrittenen Schilddrüsenkarzinomen geführt.

Es hatte sich gezeigt und die alltägliche Erfahrung in der Schilddrüsensprechstunde lehrt es, dass für viele Betroffene die optimale Aufnahme der konventionellen Schilddrüsenhormone schwierig ist. Seit kurzem gibt es ein Medikament (Tirosint), welches den Wirkstoff in flüssiger Form in einer Weichgelatinekapsel enthält. Man verspricht sich dadurch eine bessere Aufnahme der Wirkstoffe und eine stabilere Einstellung des Schilddrüsenstoffwechsels. Es wird sich zeigen, ob dieses Präparat sich auf breiter Front durchsetzen wird. Leider ist es für Kassenpatienten mit einer nicht unerheblichen Zuzahlung verbunden.

Schilddrüsenhormone sind stark hydrophob, sie sind schlecht wasserlöslich. Die Forschung der letzten Jahrzehnte hat spezifische Transportmoleküle entdeckt, die die Aufnahme von Schilddrüsenhormonen in die Zelle vermitteln. Hier ist in der Zukunft mit einer Verbesserung der Resorption und damit der Bioverfügbarkeit der Schilddrüsenhormone zu rechnen.

Es wird daran gearbeitet, maßgeschneiderte Therapien zu entwickeln für Patienten, die trotz adäquater Einstellung der Schilddrüsenmedikation weiterhin Beschwerden haben. Bei den meisten Patienten kommt es unter T4-Medikation zu einer Normalisierung von TSH. Bei ungefähr 15 % der Therapierten ist T3 erniedrigt. Die Erklärung könnte sein, dass bei einer Reihe von Patienten die genetische oder immunologische Ausstattung unterschiedlich ist. Auch könnten Begleiterkrankungen eine Rolle spielen.

Eine im Prinzip obsolete Therapie, die Verwendung von getrockneten Schilddrüsenextrakten, kommt wieder ins Spiel in Form von Thyreogland. Auch wird überlegt, der Kombinationstherapie aus T4 und T3 einen festen Platz im Therapiekonzept einzuräumen.

Zusammenfassend stelle ich fest, dass sich in den letzten Jahren die Diagnostik und auch die Therapie der Schilddrüsenerkrankungen dramatisch verbessert hat. Dennoch ist noch einiges zu leisten, damit Schilddrüsenpatienten sich so fühlen wie Schilddrüsengesunde.

Ich hoffe, dass ich mit meinem Buch dazu beigetragen habe, dass Sie besser verstehen, was in Ihrer Schilddrüse vorgeht und was Sie selbst zur Verbesserung Ihrer Lebensqualität tun können.

Ihr
Dr. Wolfgang Braun,
Facharzt für Nuklearmedizin

Literatur

1 Ahn C et al. Endocrine-Disrupting Chemicals and Disease Endpoints. *Int J Mol Sci*. 2023;24(6):5342. Published 2023 Mar 10. www.doi.org/10.3390/ijms24065342.

2 Arbeitskreis Jodmangel. Zugriff am 05.03.2025 unter jodmangel.de.

3 Deutsche Gesellschaft für Ernährung e.V. (DGE), »Referenzwert Jod«. Zugriff am 05.03.2025 unter www.dge.de/wissenschaft/referenzwerte/jod/?L=0.

4 Kjellerup CR et al. Characteristics of patients with subacute thyroiditis. *Dan Med J*. 2023;70(11):A05230318. Published 2023 Oct 24.

5 Mundy-Baird G et al. De Quervain subacute thyroiditis. *CMAJ*. 2021;193(26):E1007. www.doi.org/10.1503/cmaj.202787.

6 Rizzo FL et al. Tiroiditis No-Autoinmunes. *Medicina (Buenos Aires)* 2014;74:481–492.

7 Schweizer R et al. Prevalence and incidence of endocrine disorders in children: results of a survey in Baden-Wuerttemberg and Bavaria (EndoPrIn BB) 2000–2001. *Klin Padiatr*. 2010;222(2):67–72. www.doi.org/10.1055/s-0029-1241868.

8 Schenke SA et al. Verteilung der szintigraphischen Funktionalität von hypofunktionellen und hyperfunktionellen Schilddrüsenknoten in Deutschland. *Nuklearmedizin* 2022;61(05):376–384.

9 Schenke SA et al. Diagnostic Performance of ^{99m}Tc-Methoxy-Isobuty-Isonitrile (MIBI) for Risk Stratification of Hypofunctioning Thyroid Nodules: A European Multicenter Study. *Diagnostics (Basel)*. 2022;12(6):1358. Published 2022 May 31. www.doi.org/10.3390/diagnostics12061358.

10 Grani G et al. Contemporary Thyroid Nodule Evaluation and Management. *J Clin Endocrinol Metab*. 2020;105(9):2869–2883. www.doi.org/10.1210/clinem/dgaa322.

11 Yucel S et al. Diagnostic Performance of Thyroid Nodule Risk Stratification Systems. *Ultrasound Q*. 2023;39(4):206–211. Published 2023 Dec 1. www.doi.org/10.1097/RUQ.0000000000000653.

12 Farren J et al. The psychological impact of early pregnancy loss. *Hum Reprod Update*. 2018;24(6):731–749. www.doi.org/10.1093/humupd/dmy025

13 Endres D et al. Autoimmune encephalitis as a differential diagnosis of schizophreniform psychosis: clinical symptomatology, pathophysiology, diagnostic approach, and therapeutic considerations. *Eur Arch Psychiatry Clin Neurosci*. 2020;270(7):803–818. www.doi.org/10.1007/s00406-020-01113-2.

14 Pelizzo MR et al. Medullary thyroid carcinoma. *Expert Rev Anticancer Ther*. 2023;23(9):943–957. www.doi.org/10.1080/14737140.2023.2247566.

15 Gabrielson AT et al. The Impact of Thyroid Disease on Sexual Dysfunction in Men and Women. *Sex Med Rev*. 2019;7(1):57–70. www.doi.org/10.1016/j.sxmr.2018.05.002.

16 Carosa E et al. Management of Endocrine Disease: Female Sexual Dysfunction for the Endocrinologist. *Eur J Endocrinol*. 2020;182(6):R101. www.doi.org/10.1530/EJE-19-0903.

17 de Jonge FA et al. Technetium, the missing element. *Eur J Nucl Med*. 1996;23(3):336–344. www.doi.org/10.1007/BF00837634.

18 Harper P et al. The use of Tc-99m as a Clinical Scanning Agent for Thyroid, Liver and Brain. *Medical Radioisotope Scanning*. Vol. 2, Vienna, International Atomic Energy Agency, 1964, pp. 33–45.

19 Jähne J et al. Das »heiße« Schilddrüsenkarzinom mit einem kritischen Blick auf die Thermoablation. *Chirurg*. 2021;92:34–39. www.doi.org/10.1007/s00104-020-01287-4.

20 Hurtado-López LM et al. The Role of Tc-99 m-MIBI Scan in the Assessment of the Cystic Thyroid Nodule. *Nucl Med Mol Imaging*. 2021;55(4):181–185. www.doi.org/10.1007/s13139-021-00708-4.

21 Su X et al. Hyperlipidemia and hypothyroidism. *Clin Chim Acta*. 2022;527:61–70. www.doi.org/10.1016/j.cca. 2022.01.006.

22 Rayman M. Multiple nutritional factors and thyroid disease, with particular reference to autoimmune thyroid disease. *Proc Nutr Soc*. 2019;78(1):34–44. www.doi.org/10.1017/S0029665118001192.

23 von Sharma M et al. Anti-thyroid antibodies and the gonadotrophins profile (LH/FSH) in euthyroid polycystic ovarian syndrome women. *Acta Endocrinol (Buchar)*. 2022;18(1):79–85. www.doi.org/10.4183/aeb.2022.79.

24 Hasegawa Y et al. Effect of hypothyroidism and thyroid autoimmunity on the ovarian reserve: A systematic review and meta-analysis. *Reprod Med Biol*. 2021;21(1):e12427. Published 2021 Dec 7. www.doi.org/10.1002/rmb2.12427.

25 Cai R et al. Association between thyroid function and serum cortisol in cortisol-producing adenoma patients. *Endocrine*. 2020;69(1):196–203. www.doi.org/10.1007/s12020-020-02278-5.

26 Mokrani MC et al. Are the thyroid and adrenal system alterations linked in depression?. *Psychoneuroendocrinology*. 2020;122:104831. www.doi.org/10.1016/j.psyneuen.2020.104831.

27 Bunevicius A et al. Fatigue in patients with coronary artery disease: association with thyroid axis hormones and cortisol. *Psychosom Med*. 2012;74(8):848–853. www.doi.org/10.1097/PSY.0b013e318268e7f0.

28 Lukinovic J et al. Overview of Thyroid Surgery Complications. *Acta Clin Croat*. 2020;59(Suppl 1):81–86. www.doi.org/10.20471/acc.2020.59.s1.10.

29 Grünwald F et al. Radiofrequency ablation of benign thyroid nodules. *Laryngorhinootologie*. 2022;101(7):569–573. www.doi.org/10.1055/a-1057-3222.

30 Liu H et al. Levothyroxine: Conventional and Novel Drug Delivery Formulations. *Endocr Rev*. 2023;44(3):393–416. www.doi.org/10.1210/endrev/bnac030.

31 Gatta E et al. Interference or Noninterference Between Soy and Levothyroxine: That Is the Question. A Narrative Review of Literature. *Endocr Pract*. 2023;29(11):897–901. www.doi.org/10.1016/j.eprac.2023.08.009; Liu H et al. Levothyroxine: Conventional and Novel Drug Delivery Formulations. *Endocr Rev*. 2023;44(3):393–416. www.doi.org/10.1210/endrev/bnac030.

32 Gatta E et al. Liquid levothyroxine formulations in patients taking drugs interfering with L-T4 absorption. *Front Endocrinol (Lausanne)*. 2022;13:1080108. Published 2022 Dec 6. www.doi.org/10.3389/fendo.2022.1080108.

33 Skelin M et al. Factors Affecting Gastrointestinal Absorption of Levothyroxine: A Review. *Clin Ther*. 2017;39(2):378–403. www.doi.org/10.1016/j.clinthera.2017.01.005.

34 Bauer M et al. Thyroid hormones, serotonin and mood: of synergy and significance in the adult brain. *Mol Psychiatry*. 2002;7(2):140–156. www.doi.org/10.1038/sj.mp.4000963.

35 Chiera M et al. Hyperthyroidism and depression: a clinical case of atypical thyrotoxicosis manifestation. *Int Clin Psychopharmacol*. 2023;38(4):269–272. www.doi.org/10.1097/YIC.0000000000000438.

36 Wilson IC et al. Psychological and thyroid-stimulating hormone changes after thyrotropin-releasing hormone in normal women: antagonism by pretreatment with thyroid hormones. *Psychiatry Res*. 1980;2(2):211–222. www.doi.org/10.1016/0165-1781(80)90079-7.

37 Glover V . Do biochemical factors play a part in postnatal depression?. *Prog Neuropsychopharmacol Biol Psychiatry*. 1992;16(5):605–615. www.doi.org/10.1016/0278-5846(92)90018-a.

38 Bauer M. et al. Thyroid hormone, neural tissue and mood modulation. *World J Biol Psychiatry*. 2001;2(2):59–69. www.doi.org/10.3109/15622970109027495.

39 Pedersen C.A. Postpartum mood and anxiety disorders: a guide for the nonpsychiatric clinician with an aside on thyroid associations with postpartum mood. *Thyroid*. 1999;9(7):691–697. www.doi.org/10.1089/thy.1999.9.691.

40 Bunevicius R et al. Mood and thyroid immunity assessed by ultrasonographic imaging in a primary health care. *J Affect Disord*. 2007 Jan;97(1–3):85–90. www.doi.org/10.1016/j.jad.2006.05.029.

41 Carta M.G. et al. The link between thyroid autoimmunity (antithyroid peroxidase autoantibodies) with anxiety and mood disorders in the community: a field of interest for public health in the future. *BMC Psychiatry*. 2004;4:25. Published 2004 Aug 18. www.doi.org/10.1186/1471-244X-4-25.

42 Peng Z. et al. Investigating the shared genetic architecture between hypothyroidism and rheumatoid arthritis. *Front Immunol*. 2024;14:1286491. Published 2024 Jan 25. www.doi.org/10.3389/fimmu.2023.1286491.

43 Chuang S.H. et al. Association between adhesive capsulitis and thyroid disease: a meta-analysis. *J Shoulder Elbow Surg*. 2023;32(6):1314–1322. www.doi.org/10.1016/j.jse.2023.01.033.

44 Xiong B et al. Causal relationship between thyroid dysfunction and hallux valgus: A two-sample Mendelian randomization study. *Front Endocrinol (Lausanne)*. 2023;14:1115834. Published 2023 Mar 8. www.doi.org/10.3389/fendo.2023.1115834.

45 Capobianco D.J. Hyperthyroidism and periodic paralysis. *J Fla Med Assoc*. 1990;77(10):884–888.

46 Carette S.et al. Fibrositis and primary hypothyroidism. *J Rheumatol*. 1988;15(9):1418–1421.

47 Tagoe E. C. Rheumatic symptoms in autoimmune thyroiditis. *Curr Rheumatol Rep*. 2015;17(2):5. www.doi.org/10.1007/s11926-014-0479-7.

48 Sinaii N. et al. High rates of autoimmune and endocrine disorders, fibromyalgia, chronic fatigue syndrome and atopic diseases among women with endometriosis: a survey analysis. *Hum Reprod*. 2002;17(10):2715–2724. www.doi.org/10.1093/humrep/17.10.2715.

49 Aghajanova L. et al. Receptors for thyroid-stimulating hormone and thyroid hormones in human ovarian tissue. *Reprod Biomed Online*. 2009;18(3):337–347. www.doi.org/10.1016/s1472-6483(10)60091-00.

50 Tschudin S. A global view on premenstrual syndrome. *Arch Womens Ment Health*. 2022;25(6):1007. www.doi.org/10.1007/s00737-022-01270-4.

51 Tiranini L. et al. Recent advances in understanding/management of premenstrual dysphoric disorder/premenstrual syndrome. *Fac Rev*. 2022;11:11. Published 2022 Apr 28. www.doi.org/10.12703/r/11-11.

52 Semiz G.G. et al. Menstrual Cycle Characteristics in Women With and Without Thyroid Disease. *Cureus*.

2024;16(6):e62724. Published 2024 Jun 19. www.doi.org/10.7759/cureus.62724.

53 Kirkegaard S. et al. Endometriosis, polycystic ovary syndrome, and the thyroid: a review. *Endocr Connect*. 2024;13(2):e230431. Published 2024 Jan 16. www.doi.org/10.1530/EC-23-0431.

54 Bahrami A et al. High dose vitamin D supplementation can improve menstrual problems, dysmenorrhea, and premenstrual syndrome in adolescents. *Gynecol Endocrinol*. 2018;34(8):659–663. www.doi.org/10.1080/09513590.2017.1423466.

55 Krassas GE et al. Thyroid function and human reproductive health. *Endocr Rev*. 2010;31(5):702–755. www.doi.org/10.1210/er.2009-0041.

56 Hubalewska-Dydejczyk A. et al. Pregnancy, thyroid, and the potential use of selenium. *Hormones (Athens)*. 2020;19(1):47–53. www.doi.org/10.1007/s42000-019-00144-2.

57 Springer D et al. Thyroid in pregnancy: From physiology to screening. *Crit Rev Clin Lab Sci*. 2017;54(2):102–116. www.doi.org/10.1080/10408363.2016.1269309.

58 Maciel LM et al. Thyroid and pregnancy. *Arq Bras Endocrinol Metabol*. 2008;52(7):1084–1095. www.doi.org/10.1590/s0004-27302008000700004.

59 Lee SY et al. Associations Between Maternal Thyroid Function in Pregnancy and Obstetric and Perinatal Outcomes. *J Clin Endocrinol Metab*. 2020;105(5):e2015-e2023. www.doi.org/10.1210/clinem/dgz275.

60 Yoshihara H et al. Levothyroxine and subclinical hypothyroidism in patients with recurrent pregnancy loss. *Am J Reprod Immunol*. 2021;85(3):e13341. www.doi.org/10.1111/aji.113341.

61 Henshaw E.J. Breastfeeding and Postpartum Depression: A Review of Relationships and Potential Mechanisms. *Curr Psychiatry Rep*. 2023;25(12):803–808. www.doi.org/10.1007/s11920-023-01471-3.

62 Amino N et al. Thyroid dysfunction following pregnancy and implications for breastfeeding. *Best Pract Res Clin Endocrinol Metab*. 2020;34(4):101438. www.doi.org/10.1016/j.beem.2020.101438.

63 Victora CG et al. Breastfeeding in the 21st century: epidemiology, mechanisms, and lifelong effect. *Lancet*. 2016;387(10017):475–490. www.doi.org/10.1016/S0140-6736(15)01024-7.

64 Azizi F. et al. Breastfeeding and maternal and infant iodine nutrition. *Clin Endocrinol (Oxf)*. 2009;70(5):803–809. www.doi.org/10.1111/j.1365-2265.2008.03442.x.

65 Opazo M.C. Thyroid Gene Mutations in Pregnant and Breastfeeding Women Diagnosed With Transient Congenital Hypothyroidism: Implications for the Offspring's Health. *Front Endocrinol (Lausanne)*. 2021;12:679002. Published 2021 Oct 14. www.doi.org/10.3389/fendo.2021.679002.

66 Glatstein MM et al. Use of hypoglycemic drugs during lactation. *Can Fam Physician*. 2009;55(4):371–373.

67 Wang J et al. Epigenetic regulation in premature ovarian failure: A literature review. *Front Physiol*. 2023;13:998424. Published 2023 Jan 4. www.doi.org/10.3389/fphys.2022.998424.

68 Li M et al. The global prevalence of premature ovarian insufficiency: a systematic review and meta-analysis. *Climacteric*. 2023;26(2):95–102. www.doi.org/10.1080/13697137.2022.2153033.

69 Silvén H et al. Incidence and familial risk of premature ovarian insufficiency in the Finnish female population. *Hum Reprod*. 2022;37(5):1030–1036. www.doi.org/10.1093/humrep/deac014.

70 Shlomo M et al. Williams' Textbook of Endocrinology, 14th edition, S. 522. Elsevier, Philadelphia 2023.

71 Capriello S. et al. The relationship between thyroid disorders and vitamin A.: A narrative minireview. *Front Endocrinol (Lausanne)*. 2022;13:968215. Published 2022 Oct 11. www.doi.org/10.3389/fendo.2022.968215.

72 Fernandez V et al. Thyroid hormone-induced oxidative stress in rodents and humans: a comparative view and relation to redox regulation of gene expression. *Comp Biochem Physiol C Toxicol Pharmacol*. 2006;142(3–4):231–239. www.doi.org/10.1016/j.cbpc.2005.10.007.

73 Mutaku JF et al. Antigoitrogenic effect of combined supplementation with dl-alpha-tocopherol, ascorbic acid and beta-carotene and of dl-alpha-tocopherol alone in the rat. *J Endocrinol*. 1998;156(3):551–561. www.doi.org/10.1677/joe.0.1560551.

74 Aghayeva S et al. The Role of Thyroid Hormones, Vitamins, and Microelements in Female Infertility. *Rev Bras Ginecol Obstet*. 2023;45(11):e683-e688. www.doi.org/10.1055/s-0043-1772478

75 Stumpf F. et al. Inflammation and Nutrition: Friend or Foe?. *Nutrients*. 2023;15(5):1159. Published 2023 Feb 25. www.doi.org/10.3390/nu15051159.

76 Rayman MP. Multiple nutritional factors and thyroid disease, with particular reference to autoimmune thyroid disease. *Proc Nutr Soc*. 2019;78(1):34–44. www.doi.org/10.1017/S0029665118001192.

77 Knezevic J. et al. Thyroid-Gut-Axis: How Does the Microbiota Influence Thyroid Function?. *Nutrients*. 2020;12(6):1769. Published 2020 Jun 12. www.doi.org/10.3390/nu12061769.

78 Virili C et al. Gut microbiome and thyroid autoimmunity. *Best Pract Res Clin Endocrinol Metab*. 2021;35(3):101506. www.doi.org/10.1016/j.beem.2021.101506.

79 Gong B et al. Association Between Gut Microbiota and Autoimmune Thyroid Disease: A Systematic Review and Meta-Analysis. *Front Endocrinol (Lausanne)*. 2021;12:774362. Published 2021 Nov 17. www.doi.org/10.3389/fendo.2021.774362.

80 Fu J et al. Association Between Body Mass Index and Thyroid Function in Euthyroid Chinese Adults. *Med Sci Monit*. 2021;27:e930865. Published 2021 Mar 19. www.doi.org/10.12659/MSM.930865.

81 Karakatsoulis GN et al. Subclinical thyroid dysfunction and major depressive disorder. *Hormones (Athens)*. 2021;20(4):613–621. www.doi.org/10.1007/s42000-021-00312-3.

82 Park E et al. Altered mental status and endocrine diseases. *Emerg Med Clin North Am*. 2014;32(2):367–378. www.doi.org/10.1016/j.emc.2013.12.007

83 Zhu Q et al. Prevalence and clinical correlates of thyroid dysfunction in first-episode and drug-naïve major depressive disorder patients with metabolic syndrome. *J Affect Disord*. 2023;341:35–41. www.doi.org/10.1016/j.jad.2023.08.103.

84 Roa Dueñas OH et al. The Cross-sectional and Longitudinal Association Between Thyroid Function and Depression: A Population-Based Study. *J Clin Endocrinol Metab*. 2024;109(5):e1389-e1399. www.doi.org/10.1210/clinem/dgad620

85 Kollerits E et al. Quality of life, social support, and adherence in female patients with thyroid disorders. *BMC Womens Health*. 2023;23(1):567. www.doi.org/10.1186/s12905-023-02718-0.

86 Helgeson VS. Social support and quality of life. *Qual Life Res*. 2003;12 Suppl 1:25–31. www.doi.org/10.1023/a:1023509117524; Triana, R., Keliat, B. A., & Sulistiowati, N. M. D. (2019). The relationship between self-esteem, family relationships and social support as the protective factors and adolescent mental health. *Humanities & Social Sciences Reviews*. 2019;7(1);41–47. www.doi.org/10.18510/hssr.2019.715.

87 Luo J et al. Herbal medicine for Hashimoto's thyroiditis: A systematic review and network meta-analysis. *J Ethnopharmacol*. 2024;323:117663. www.doi.org/10.1016/j.jep.2023.117663.

88 Wiciński M et al. Can Ashwagandha Benefit the Endocrine System? – A Review. *Int J Mol Sci*. 2023;24(22):16513. Published 2023 Nov 20. www.doi.org/10.3390/ijms242216513.

89 Farhangi MA et al. The effects of Nigella sativa on thyroid function, serum Vascular Endothelial Growth Factor (VEGF) – 1, Nesfatin-1 and anthropometric features in patients with Hashimoto's thyroiditis: a randomized controlled trial. *BMC Complement Altern Med*. 2016;16(1):471. Published 2016 Nov 16. www.doi.org/10.1186/s12906-016-1432-2.

90 Korbozova NK et al. Antihypothyroid Effect of Salidroside. *Molecules*. 2022;27(21):7487. Published 2022 Nov 2. www.doi.org/10.3390/molecules27217487.

91 Pang KL et al. Thyroid-Modulating Activities of Olive and Its Polyphenols: A Systematic Review. *Nutrients*. 2021;13(2):529. Published 2021 Feb 6. www.doi.org/10.3390/nu13020529.

92 Alahmadi AA et al. Both *Matricaria chamomilla* and Metformin Extract Improved the Function and Histological Structure of Thyroid Gland in Polycystic Ovary Syndrome Rats through Antioxidant Mechanism. *Biomolecules*. 2020;10(1):88. Published 2020 Jan 5. www.doi.org/10.3390/biom10010088.

93 Cheng FK. An overview of the contribution of acupuncture to thyroid disorders. *J Integr Med*. 2018;16(6):375–383. www.doi.org/10.1016/j.joim.2018.09.002.

94 Pascoe MC, Thompson DR, Ski CF. Meditation and Endocrine Health and Wellbeing. *Trends Endocrinol Metab*. 2020;31(7):469–477. www.doi.org/10.1016/j.tem.2020.01.012.

95 Vaze N et al. Yoga and menopausal transition. *J Midlife Health*. 2010;1(2):56–58. www.doi.org/10.4103/0976-7800.76212.

96 Barcelona J et al. Frontal alpha asymmetry during prayerful and resting states: An EEG study in Catholic sisters. *Int J Psychophysiol*. 2020;155:9–15. www.doi.org/10.1016/j.ijpsycho.2020.04.019.

97 Uslar V et al. Thyroid disease-specific quality of life questionnaires – A systematic review. *Endocrinol Diabetes Metab*. 2022;5(5):e357. www.doi.org/10.1002/edm2.357.

98 Liang J et al. Modeling Human Thyroid Development by Fetal Tissue-Derived Organoid Culture. *Adv Sci (Weinh)*. 2022;9(9):e2105568. www.doi.org/10.1002/advs.202105568.

99 Taylor PN et al. New insights into the pathogenesis and nonsurgical management of Graves orbitopathy. *Nat Rev Endocrinol*. 2020;16(2):104–116. www.doi.org/10.1038/s41574-019-0305-4.

100 Taylor PN, Lansdown A, Witczak J, et al. Age-related variation in thyroid function – a narrative review highlighting important implications for research and clinical practice. *Thyroid Res*. 2023;16(1):7. Published 2023 Apr 3. www.doi.org/10.1186/s13044-023-00149-5.

Stichwortverzeichnis

Bildnachweis

S. 4+8: © Jo Panuwat D/stock.adobe.com
S. 4/5+86: © Siam/adobe.stock.com
S. 5+106: © InsideCreativeHouse/stock.adobe.com
S. 6: © Nicholas F/ peopleimages.com/ stock.adobe.com
S. 31: © amazing studio/stock.adobe.com
S. 51: © Rabizo Anatolii/stock.adobe.com
S. 62: © Max Tactic/stock.adobe.com
S. 134: © MyJuly/stock.adobe.com
S. 140: © Elena/stock.adobe.com
S. 152, 163: © A. Rogge & J. Jankovic/Thieme
S. 164: © lzf/stock. adobe.com
S. 180: © Victoria Kondysenko/stock.adobe.com
S. 183: © chokniti/stock.adobe.com

Bibliografische Information der Deutschen Nationalbibliothek
Die Deutsche Nationalbibliothek verzeichnet diese Publikation in der Deutschen Nationalbibliografie; detaillierte bibliografische Daten sind im Internet über dnb.d-nb.de abrufbar.

Programmplanung: Uta Spieldiener
Projektmanagement: Sabine Alvarado
Redaktion: Annette Gillich-Beltz
Bildredaktion: Marie Crämer
Umschlaggestaltung: © Thieme
Layout: CYCLUS · Visuelle Kommunikation, Stuttgart

Bildnachweis:
Fotos im Innenteil: siehe S. 193
Covermotiv und Bild S. 3: © fidaolga/stock.adobe.com
Autorenfoto: © Fotostudio Lenthe Solln
Zeichnungen: Christine Lackner, Ittlingen
Die abgebildeten Personen haben in keiner Weise etwas mit dem Thema zu tun.

1. Auflage 2025

TRIAS Verlag in Georg Thieme Verlag KG
Oswald-Hesse-Straße 50, 70469 Stuttgart

Satz und Repro: Fotosatz Buck, Kumhausen
Druck: Westermann Druck Zwickau GmbH, Zwickau

Gedruckt auf chlorfrei gebleichtem Papier
Printed in Germany

ISBN 978-3-432-11989-2
eISBN (ePub) 978-3-432-11990-8

1 2 3 4 5 6

MIX
Papier | Fördert gute Waldnutzung
FSC
www.fsc.org
FSC® C110508

Wo datenschutzrechtlich erforderlich, wurden die Namen und weitere Daten von Personen redaktionell verändert (Tarnnamen). Dies ist grundsätzlich der Fall bei Patient*innen, ihren Angehörigen und Freund*innen, z. T. auch bei weiteren Personen, die z. B. in die Behandlung von Patient*innen eingebunden sind.

Thieme Publikationen streben nach einer fachlich korrekten und unmissverständlichen Sprache. Dabei lehnt Thieme jeden Sprachgebrauch ab, der Menschen beleidigt oder diskriminiert, beispielsweise aufgrund einer Herkunft, Behinderung oder eines Geschlechts. Thieme wendet sich zudem gleichermaßen an Menschen jeder Geschlechtsidentität. Die Thieme Rechtschreibkonvention nennt Autor*innen mittlerweile konkrete Beispiele, wie sie alle Lesenden gleichberechtigt ansprechen können. Die Ansprache aller Menschen ist ausdrücklich auch dort intendiert, wo im Text (etwa aus Gründen der Leseleichtigkeit, des Text-Umfangs oder des situativen Stil-Empfindens) z. B. nur ein generisches Maskulinum verwendet wird.

Unsere Umwelt ist uns wichtig!
Papier aus nachhaltigen und kontrollierten Quellen
Druck in Deutschland mit kurzen Lieferwegen
Druckereien mit hohen Ansprüchen an Ökologie

TRIAS, einer der führenden Ratgeberverlage im Bereich Gesundheit, gehört zur Thieme Gruppe, marktführender Anbieter medizinischer Fachinformationen und Services. Anspruch der Thieme Gruppe ist es, den im Gesundheitswesen tätigen Berufsgruppen sowie allen an Gesundheit Interessierten genau die Informationen und Angebote bereitzustellen, die sie in einer bestimmten Arbeitssituation oder Lebensphase benötigen. Durch die hohe Qualität und zielgruppenspezifische Relevanz der angebotenen Leistungen bereitet Thieme den Weg für eine bessere Medizin und mehr Gesundheit im Leben.

Thieme

Wir haben YOGA

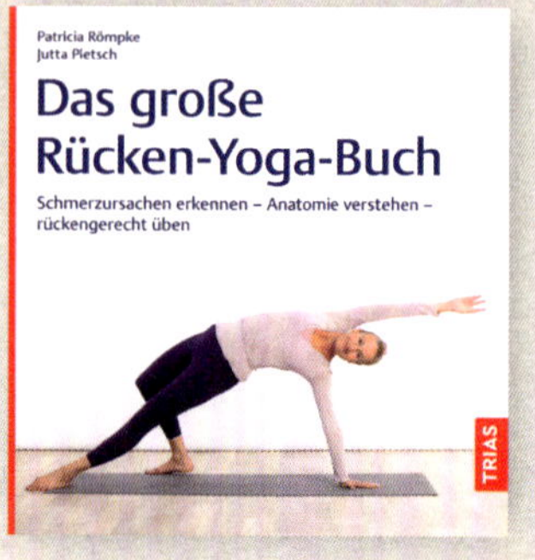

Patricia Römpke
Das große Rücken-Yoga-Buch

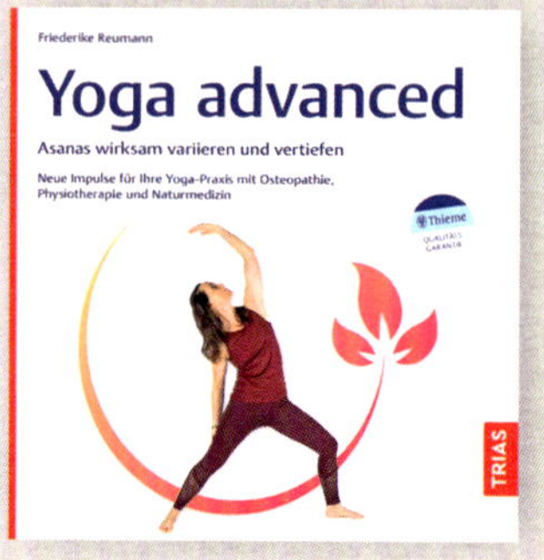

Friederike Reumann
Yoga Advanced

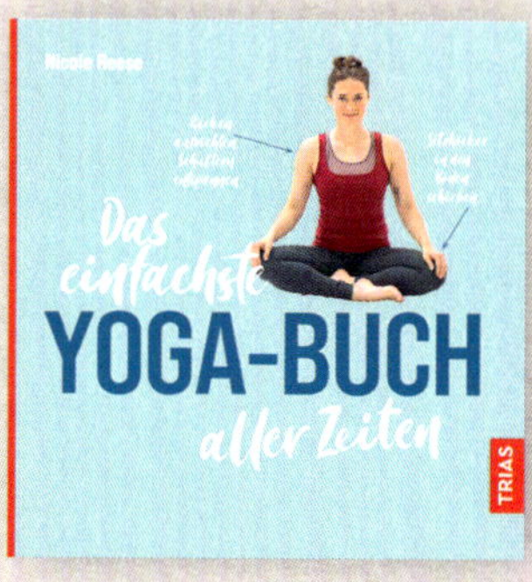

Nicole Reese
Das einfachste Yoga-Buch aller Zeiten

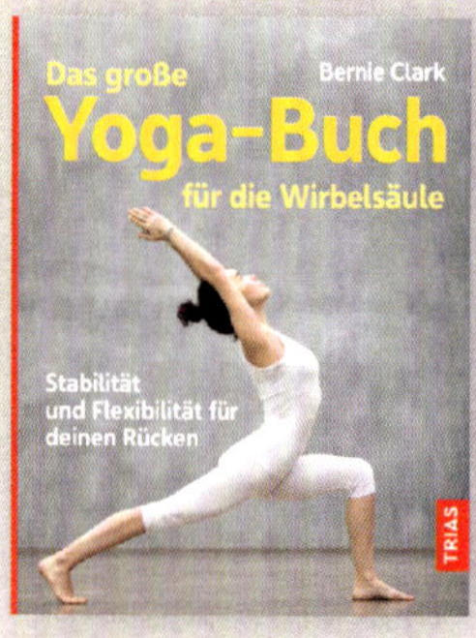

Bernie Clark
Das große Yoga-Buch
für die Wirbelsäule

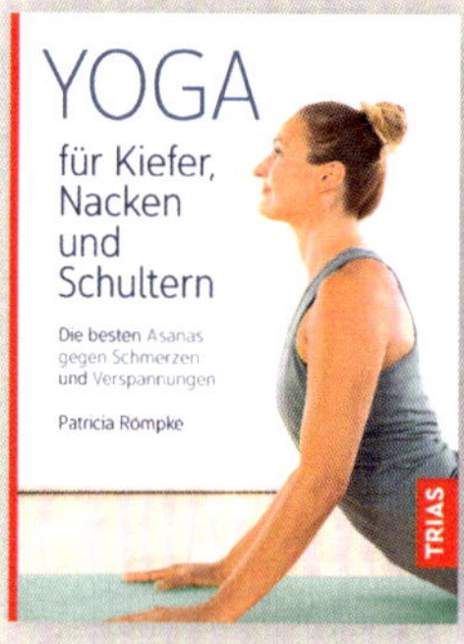

Patricia Römpke
Yoga für Kiefer, Nacken
und Schulter

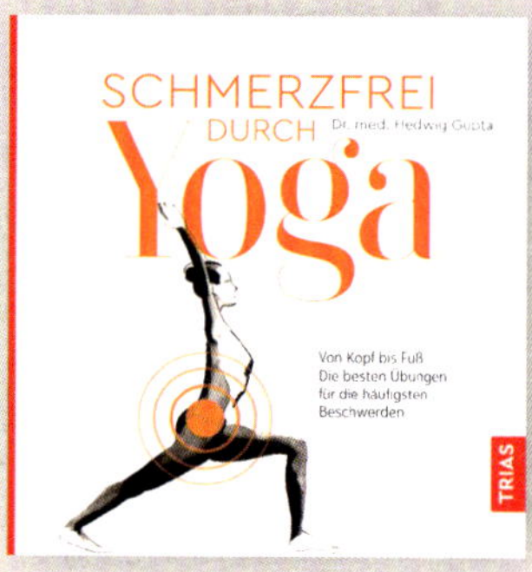

Hedwig Gupta
Schmerzfrei durch Yoga

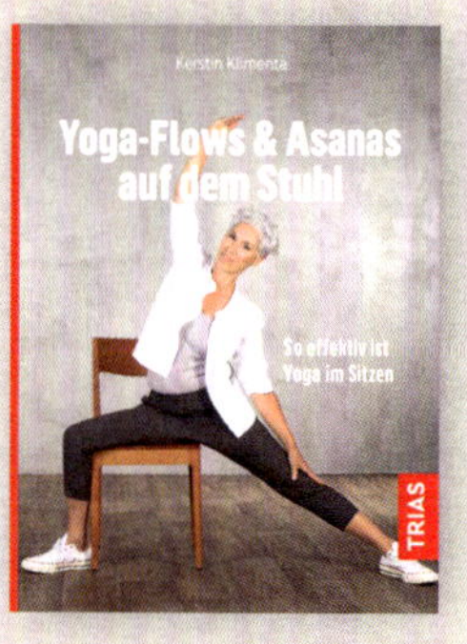

Kerstin Klimenta
Yoga–Flows & Asanas auf dem Stuhl

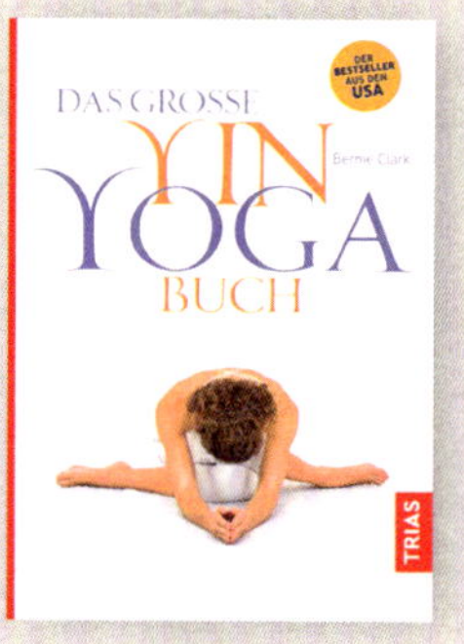

Bernie Clark
Das große Yin-Yoga-Buch

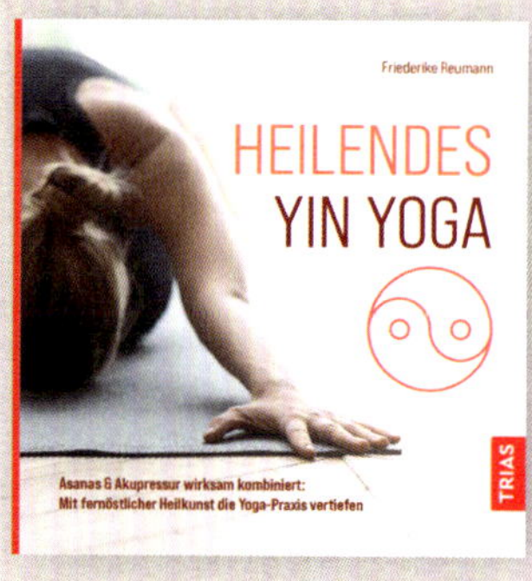

Bernie Clark
Das große Yin-Yoga-Buch

Mehr zum Thema „Yoga“
finden Sie hier
trias-verlag.de/yoga

TRIAS